S. Roters · G. K. Krieglstein
Atlas der Ultraschall-Biomikroskopie

Springer-Verlag Berlin Heidelberg GmbH

Sigrid Roters
Günter K. Krieglstein

Atlas der Ultraschall-Biomikroskopie

Mit 589 Abbildungen, teilweise farbig

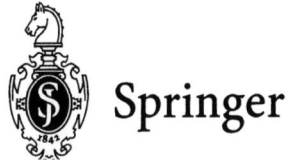
Springer

Dr. med. Sigrid Roters
Prof. Dr. med. Günter K. Krieglstein

Zentrum für Augenheilkunde, Universität Köln
Joseph-Stelzmann-Straße 9, 50931 Köln

Die Deutsche Bibliothek - CIP-Einheitsaufnahme
Roters, Sigrid: Atlas der Ultraschall-Biomikroskopie / Sigrid Roters ; G. K. Krieglstein. -
Berlin ; Heidelberg ; New York ; Barcelona ; Hongkong ; London ; Mailand ; Paris ;
Singapur ; Tokio : Springer, 2001
ISBN 978-3-642-63144-3   ISBN 978-3-642-56907-4 (eBook)
DOI 10.1007/978-3-642-56907-4

Dieses Werk ist urheberrechtlich geschützt. Die dadurch begründeten Rechte, insbesondere die der Übersetzung, des Nachdrucks, des Vortrags, der Entnahme von Abbildungen und Tabellen, der Funksendung, der Mikroverfilmung oder der Vervielfältigung auf anderen Wegen und der Speicherung in Datenverarbeitungsanlagen, bleiben bei nur auszugsweiser Verwertung vorbehalten. Eine Vervielfältigung dieses Werkes oder von Teilen dieses Werkes ist auch im Einzelfall nur in den Grenzen der gesetzlichen Bestimmungen des Urheberrechtsgesetzes der Bundesrepublik Deutschland vom 9. September 1965 in der jeweils gültigen Fassung zulässig. Sie ist grundsätzlich vergütungspflichtig. Zuwiderhandlungen unterliegen den Strafbestimmungen des Urheberrechtsgesetzes.

© Springer-Verlag Berlin Heidelberg 2001
Ursprünglich erschienen bei Springer-Verlag Berlin Heidelberg New York 2001
Softcover reprint of the hardcover 1st edition 2001
Die Wiedergabe von Gebrauchsnamen, Handelsnamen, Warenbezeichnungen usw. in diesem Werk berechtigt auch ohne besondere Kennzeichnung nicht zu der Annahme, daß solche Namen im Sinne der Warenzeichen- und Markenschutz-Gesetzgebung als frei zu betrachten wären und daher von jedermann benutzt werden dürften.

Produkthaftung: Für Angaben über Dosierungsanweisungen und Applikationsformen kann vom Verlag keine Gewähr übernommen werden. Derartige Angaben müssen vom jeweiligen Anwender im Einzelfall anhand anderer Literaturstellen auf ihre Richtigkeit überprüft werden.

Umschlaggestaltung: Frido Steinen-Broo, Pau, Spanien
DTP-Herstellung im Springer-Verlag, Heidelberg
SPIN: 10726462   24/3130 ih - 5 4 3 2 1 0

Vorwort

Die Entwicklung der bildgebenden Verfahren in der Augenheilkunde hat in den letzten 10 Jahren enorme Fortschritte gemacht. Dabei hat die Ultraschallbiomikroskopie das Verständnis des vorderen Augenabschnittes sehr verbessert. Die Möglichkeit der hochauflösenden In-vivo-Untersuchung ermöglicht ein grundlegendes (patho-) physiologisches Verständnis. Die Informationen, die mit dieser Technik gewonnen werden, haben unsere Kenntnis der pathophysiologischen Grundlagen z.B. des Engwinkelglaukoms, des malignen Glaukoms, des Pigmentglaukoms und anderer Störungen des Vorderabschnittes revolutioniert. Die Möglichkeit, zwischen zystischen und soliden Veränderungen unterscheiden zu können und damit die Tumordiagnostik und die Verlaufskontrolle unter Therapie zu verbessern, sind nicht mehr wegzudenken. Erstmalig werden die Strukturen der Hinterkammer, die bislang der biomikroskopischen Untersuchung verborgen waren, mit einbezogen. Die Relation der Gewebe zueinander und ihre Architektur kann mit der Ultraschallbiomikroskopie untersucht und dokumentiert werden. Die Entwicklung der quantitativen Bildanalyse bietet Information über die Anordnung der Strukturen unter verschiedenen physiologischen Anforderungen und im Erkrankungsfall.
Das Konzept dieses Buches ist es, die Grundzüge der Methode mit der ganzen Breite der physiologischen Variationen und pathologischen Störungen darzustellen und einen Überblick über die möglichen Befunde zu geben. Es soll durch Hinweis auf mögliche Fehlerquellen Ratschläge für den Untersucher geben. Der Betrachter solcher Ultraschallbilder wird in der Erkennung der anatomischen Strukturen und pathologischer Bilder unterstützt. Auch der nicht selbst mit dem Ultraschallbiomikroskop (UBM) untersuchende Augenarzt soll durch diesen Atlas in seinem anatomischen und pathophysiologischen Verständnis gefördert werden.
Das Aufzeigen von besonderen Befunden durch die Ultraschallbilder allein vermittelt manchmal nicht die ganze Information, die man während der Untersuchung gewinnt. Mit wachsender Ultraschallerfahrung bekommt der Untersucher oft die Fähigkeit, während des Schallvorgangs mit der Bewegung des Schallkopfes die auf dem Bildschirm verfolgten Strukturen zu einem Gesamtbild zusammenzusetzen. Aus der Summe der zweidimensionalen Bilder entsteht ein virtuelles dreidimensionales Bild mit einer entsprechend sichereren Orientierung und besseren Kenntnis über die wahre Dimension ei-

ner pathologischen Struktur. Leider lässt sich dieser dreidimensionale Eindruck (noch) nicht vermitteln. Erste viel versprechende Computer-gesteuerte Geräte werden derzeit entwickelt. Die Aussagekraft der ausgedruckten Bilder ist aber immer noch durch die zweidimensionale Darstellung begrenzt.

Diesem Atlas liegt die Hilfe vieler Mitarbeiterinnen und Mitarbeiter zugrunde. Die ersten Untersuchungsbefunde und damit die Basis der Methodik wurden von Dr. Helmut F. Machemer erhoben. Seine Daten und Befunde sind zum Teil in diesem Atlas enthalten. Bei den Ultraschalluntersuchungen waren Dr. Sabin Aisenbrey, Dr. Bert F. Engels, Dr. Peter Szurman und Dr. Jannis Theophylaktopoulos beteiligt. Die histologischen Dias wurden von Frau Heimke Bücken und Dr. Jochen Fries hergestellt. Ihnen allen sei an dieser Stelle sehr gedankt. Besonders wertvoll war die engagierte Hilfe von Frau Irene Söntgen für die Anfertigung der Abbildungen und von Gerhard Welsandt für die Skizzen. Ebenso wichtig waren die kritischen und konstruktiven Hinweise bei der Durchsicht des Manuskripts, die von Dr. Antje Neugebauer, Dr. Herbert Kühner, Dr. Arno Hueber und Dr. Peter Szurman stammen.

Der Leser sei gebeten, Fehler, Ungenauigkeiten oder auch didaktisch schwer verständliche Abschnitte des Buches mitzuteilen. Dabei sei die Klärung der gebräuchlichen Abkürzung UBM jetzt schon gestattet. Diese Abkürzung gilt für das Ultraschallgerät selbst, sodass man von dem UBM (Ultraschallbiomikroskop) spricht; die Untersuchung, also die Ultraschallbiomikroskopie, wird hier nicht abgekürzt.

Köln, Juli 2000   Sigrid Roters · Günter K. Krieglstein

Inhaltsverzeichnis

1	**Grundlagen**	1
1.1	Physikalische Grundlagen	1
1.1.1	Voraussetzungen für die Hochfrequenz-Ultraschall-Bildgebung	2
1.1.2	Auflösungsvermögen und Eindringtiefe	3
1.1.3	Praktische Anwendung der UBM-Technologie	6
1.1.4	Untersuchungstechnik	9
1.1.5	Fehlermöglichkeiten	12
1.2	Der echographische Normalbefund	17
1.3	Akkommodation	22
1.4	Lichtreaktion	24
	Literatur	24
2	**Strukturelle Befunde**	27
2.1	Okuläre Adnexe	27
2.1.1	Lider	27
2.1.2	Tränenwege	30
2.1.3	A. temporalis superficialis	31
2.2	Sklera	34
2.2.1	Episkleritis	35
2.2.2	Diffuse Skleritis	37
2.2.3	Noduläre Skleritis	37
2.2.4	Nekrotisierende Skleritis	38
2.3	Bindehaut	39
2.3.1	Bindehautzysten	41
2.3.2	Bindehauttumore	42
2.4	Hornhaut	47
2.5	Iris	52
2.5.1	Iriszysten	56
2.5.2	Irisnävi	57
2.5.3	Andere benigne Iristumore	65
2.5.4	Maligne Iristumore	66

2.6	Linse	69
2.7	Ziliarkörper und Kammerwinkel	70
2.7.1	Ziliarkörperzysten	71
2.7.2	Benigne Ziliarkörpertumore	74
2.7.3	Ziliarkörpermalignome	74
2.8	Netzhaut-Glaskörper-Peripherie	80
	Literatur	86

3 Spezielle Erkrankungen ... 89

3.1	Die Kammerwinkel- und Ziliarkörperstrukturen bei verschiedenen Glaukomformen	89
3.1.1	Sonographische Gonioskopie	90
3.1.2	Pupillarblockglaukom	93
3.1.3	Ziliarblockglaukom (malignes Glaukom)	100
3.1.4	Plateau-Iris-Syndrom	106
3.1.5	Sekundäres Winkelblockglaukom ohne Ziliarblock- oder Pupillarblockmechanismus	109
3.1.6	Pigmentdispersion	109
3.1.7	Kindliche Glaukomformen	111
3.2	Uveitis	115
3.3	Uveales Effusionssyndrom	118
3.4	Trauma	119
3.4.1	Veränderungen durch stumpfe Verletzungen	120
3.4.2	Fremdkörper	126
	Literatur	128

4 Postoperative Diagnostik ... 131

4.1	Tumornachsorge	133
4.2	Hypotoniediagnostik	142
4.3	Implantate	147
4.3.1	Intraokularlinsen	147
4.3.2	Supraziliares Drainageröhrchen	152
4.4	Hornhautchirurgie	154
4.5	Zustand nach Glaukomchirurgie	157
4.5.1	Viskokanalostomie	160
4.5.2	Trabekulektomie	162
4.6	Vitrektomie	167
	Literatur	170

Sachverzeichnis ... 173

1 Grundlagen

1.1 Physikalische Grundlagen

Der Gebrauch des Ultraschall-B-Bild-Verfahrens in der Augenheilkunde hat sich in den letzten 30 Jahren sehr bewährt. Das generelle Prinzip der Bilderstellung mit Ultraschall basiert auf der Entwicklung des Unterwassersonars in der Schifffahrt. Ein sog. piezoelektrischer Kristall, d. h. ein durch elektrische Stimulation verformbarer Kristall im Schallkopf, generiert Ultraschallimpulse als Antwort auf kurze elektrische Stimulationen. Die Impulse breiten sich durch ein Ankoppelungsmedium mit der in der Umgebung geltenden Schallgeschwindigkeit aus und durchdringen die Gewebe des Auges. Sie haben – abhängig von der jeweiligen Gewebeart – unterschiedliche Ausbreitungsgeschwindigkeiten, wobei Luft die Schallwellen sehr schlecht und Wasser sehr gut leitet. Die Schallwellen werden an großen Grenzflächen reflektiert und gebeugt, an kleinen Grenzflächen gestreut. Der Anteil, der den Schallkopf wieder erreicht, wird zur Bildgebung verwendet. Diese Reflektion findet an jeder Grenzfläche mit einem akustischen Impedanzwechsel statt, z. B. zwischen Hornhaut und Kammerwasser. Je höher dieser Impedanzsprung ist, um so stärker ist das reflektierte Echo. Nur die Echos, die in Ausbreitungsrichtung zum Schallkopf zurückkehren, werden wieder in elektrische Signale umgesetzt und bilden so einen Ausschlag (Amplitude) oder einen sog. A-Scan (**Abb. 1**). Mit der Umwidmung dieser Amplituden in Helligkeitsunterschiede auf einen Videomonitor wird ein eindimensionales Linienbild erzeugt. Um ein zweidimensionales Bild (sog. B-Scan) zu erhalten müssen entweder mehrere Schallköpfe nebeneinander angeordnet sein oder der Schallkopf muss sich quer zur Ausbreitungsrichtung bewegen und dabei zeitlich und räumlich korrekt das Videosignal nebeneinander aufbauen. Dieser Bildaufbau kann 10- bis 20-mal pro Sekunde stattfinden und somit eine Echtzeitdarstellung ("real-time imaging") ermöglichen. Die Wellenlänge (zwischen 0,1 und 0,01 mm) und die Impulsdauer bestimmen die Ortsauflösung. Frequenzen zwischen 8 und 10 MHz haben sich zur Darstellung des Augapfels, besonders der Bulbushinterwand, bewährt [4].

Die unterschiedliche Streustrahlung im Ultraschall von Objekten, die gleich groß oder kleiner als die verwendete Wellenlänge sind, ist entscheidend für das jeweilige Reflexivitätsverhalten des untersuchten Gewebes. Kleinste Impedanzsprünge an Kapillaren, Zellen und Zellwänden reflektieren den Schall als Streustrahlung in alle Richtungen (**Abb. 2**). Obwohl der überwiegende Teil dieser Streustrahlung im umliegenden Gewebe absorbiert wird, gelangt ein Teil zum Schallkopf zurück und gibt dem jeweiligen Gewebe das typische "gefleckte" Aussehen. Der Anteil der Streustrahlung und damit das Aussehen ist charakteristisch für die jeweilige Gewebestruktur (**Abb. 3**;[31]).

Die untersuchten Gewebe werden nach ihrem Echoverhalten charakterisiert. Man spricht von echoreich, echoarm oder synonym von reflexreich, reflexarm oder auch hoch reflexiv und niedrig reflexiv, um das Echomuster zu beschreiben. Weiterhin wird aufgelockertes, unruhiges von homogenem, gleichmäßigem Echoverhalten unterschieden. Die Begrenzung eines Gewebes sollte stets Beachtung finden. Es werden glatte von unscharfen Grenzen unterschieden. Ein harter Reflex hat im Gegensatz zu einem weichen Reflex einen hohen Impedanzsprung an der Begrenzung.

Der Schallkopf benötigt ein sog. Ankoppelungsmedium, da die Luft ein schlechter Schallleiter

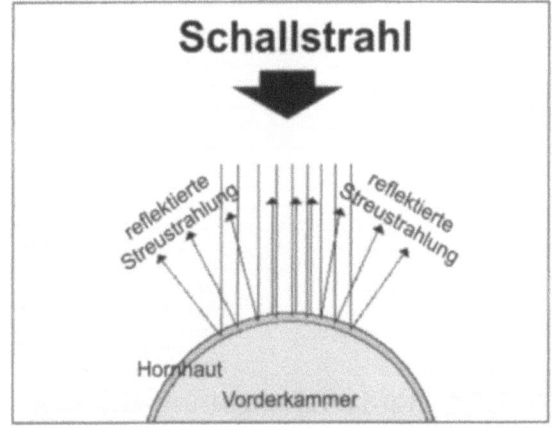

Abb. 1. Akustische Grenzflächen an der Hornhautoberfläche und Hornhautrückfläche im Schema. Die horizontalen Grenzflächen reflektieren senkrecht zum Schallkopf

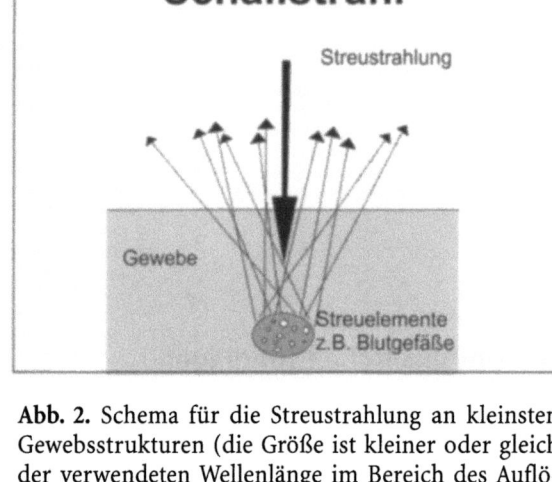

Abb. 2. Schema für die Streustrahlung an kleinsten Gewebsstrukturen (die Größe ist kleiner oder gleich der verwendeten Wellenlänge im Bereich des Auflösungsvermögens)

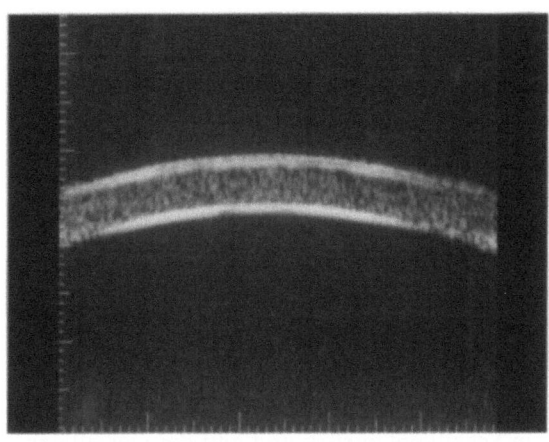

Abb. 3. UBM-Abbildung der Hornhaut. Die hellsten Signale werden durch die senkrecht reflektierenden Grenzflächen gebildet

ist. So werden z. B. Wasser oder Gel benutzt, um die Schallleitfähigkeit zu erhöhen und die Schallenergie verlustarm auf das untersuchte Gewebe zu übertragen.

Bei sehr hohen Impedanzsprüngen wird der Schallstrahl fast zu 100% reflektiert, sodass hinter dem Objekt ein Schallloch (sog. Schlagschatten) entsteht. Bei mit Flüssigkeit gefüllten Hohlräumen erfährt der Schallstrahl durch die gute Leitfähigkeit von Wasser eine Verstärkung mit verbesserter Sichtbarkeit der tiefer liegenden Strukturen, was besonders bei den flüssigkeitsgefüllten Abschnitten des Auges von Vorteil ist.

1.1.1 Voraussetzungen für die Hochfrequenz-Ultraschall-Bildgebung

Die Voraussetzungen für die Ultraschallbiomikroskopie, bei der mit sehr hohen Frequenzen von 40–100 MHz untersucht wird, sind die gleichen, wie für jedes Ultraschall-B-Bild-Gerät mit niedrigeren Frequenzen. Jede Frequenz hat ihre speziellen Indikationsstellungen, da das Auflösungsvermögen zu- und die Eindringtiefe mit steigender Frequenz abnimmt (**Abb. 4–6**).

Der 40- bis 100-MHz-Schallkopf bewegt sich in einer transversal pendelnden Bewegung über dem zu untersuchenden Gewebe (Ausschlag ca. 4–8 mm). Er sendet und empfängt 256 nebeneinander liegende Ultraschallsignale für ein komplettes B-Bild. Die empfangenen Signale werden in ein Hochfrequenz-Signal (HF-Signal) konvertiert und gelangen in einen Vorverstärker, der mit Hilfe einer elektronischen Schaltung (TGC – "time-gain control") die abgeschwächten Schallantworten aus den tiefer gelegenen Strukturen anhebt. So kann die Schallabschwächung mit zunehmender Gewebstiefe teilweise kompensiert werden. Ein Prozessor setzt das analoge Signal in ein digitales um und ein Konverter baut das Ultraschallbild auf einem Videomonitor mit einer Frequenz von 5–10 Bildern in der Sekunde auf. Nur die Echos, die 4 mm diesseits und jenseits des Fokusabstands (s. Abb. 8, 9) aufgenommen werden, werden für den Bildaufbau verwendet. Ein Computer steuert den Schall-

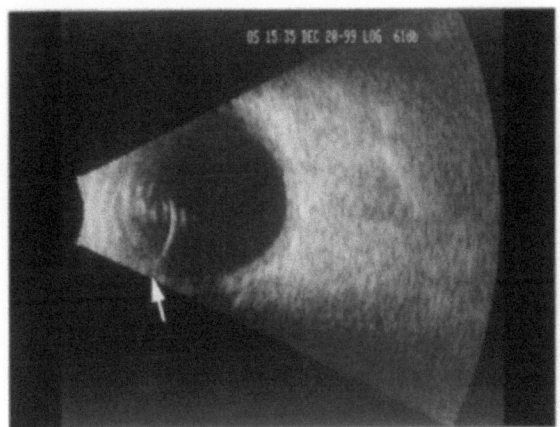

Abb. 4. Ultraschallbild mit einem 10-MHz-Schallkopf mit einer Abbildungstiefe von 45 mm. Er eignet sich besonders zur Darstellung der hinteren Bulbuswand und Orbita. *Der Pfeil* zeigt auf die Ziliarkörperregion; dort ist auch ein Linsenreflex sichtbar

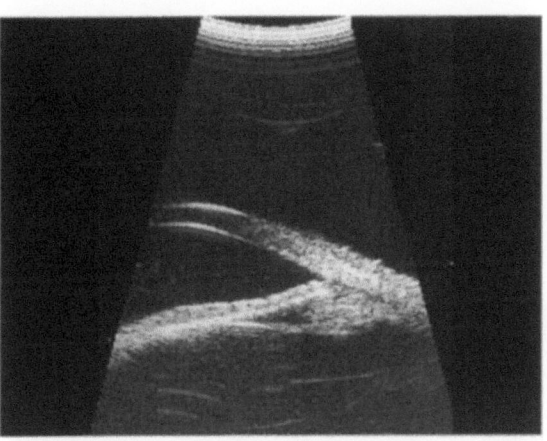

Abb. 5. Ultraschallbild mit einem 20-MHz-Schallkopf. Bei einer Eindringtiefe von etwa 10 mm lassen sich hiermit besonders gut Veränderungen im anterioren Glaskörperraum (z. B. Tumore) untersuchen

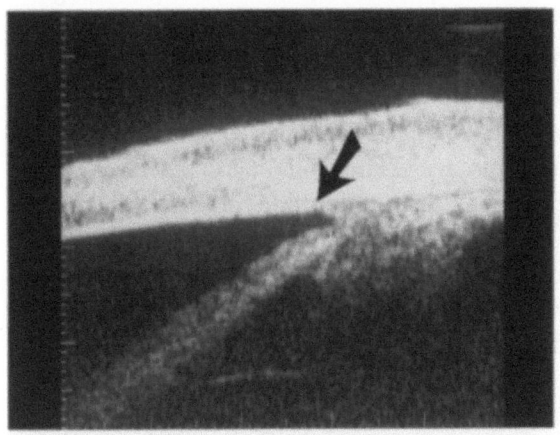

Abb. 6. Ultraschallbiomikroskopisches Bild mit einem 50-MHz-Schallkopf. Aufgrund der Eindringtiefe von 5 mm begrenzt sich die Untersuchung auf den anterioren Augenabschnitt. *Der Pfeil* weist auf den Skleralsporn

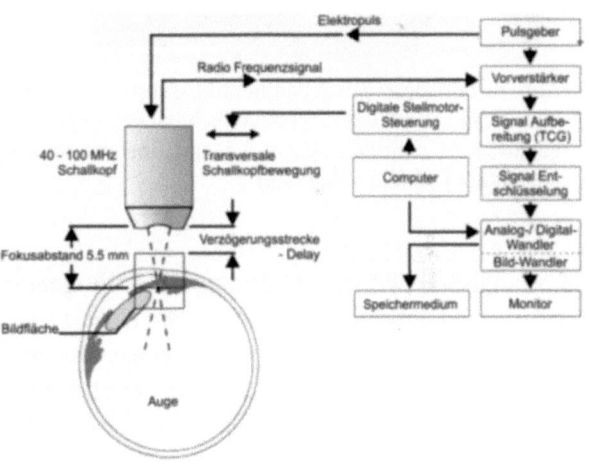

Abb. 7. Schematisches Diagramm eines Ultraschallbiomikroskops. (Nach Pavlin et al. [18])

kopfmotor mit dem piezoelektrischen Kristall und kontrolliert die Software-Funktionen. Eine Festplatte und ein Diskettenlaufwerk speichern die Patientendaten und Abbildungen (**Abb. 7**; [18]). Eine Speicherung im PCX-Format zur Weiterverarbeitung im einem bildverarbeitenden Programm ist ebenfalls möglich.

Die Bilder der Ultraschallbiomikroskopie werden auf einem hoch auflösenden 14-Zoll-Bildschirm dargestellt. Es können ein VCR-Videorecorder und ein Videoprinter angeschlossen werden.

1.1.2 Auflösungsvermögen und Eindringtiefe

Die UBM-Technologie basiert auf einem 40- bis 100-MHz-Schallkopf, der in einen Ultraschall-B-Scanner eingebettet ist. Konventioneller Ultraschall in der Augendiagnostik mit 8–10 MHz hat eine Auflösung von 0,5–0,6 mm bei einer Eindringtiefe von 30–40 mm. Pavlin und Mitarbeiter [17] und Sherar et al. [23] entwickelten die Technologie für die Ultraschallbiomikroskopie mit Frequenzen über 30 MHz. Sie wollten mit ei-

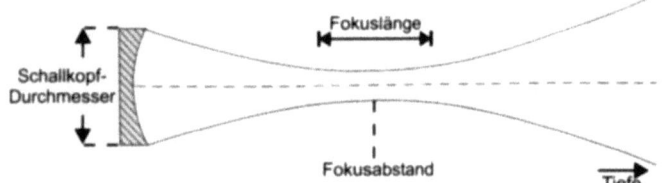

Abb. 8. Schema eines fokussierten Schallfelds. Merkmale der Fokussierung sind der Fokusabstand und die Fokuslänge

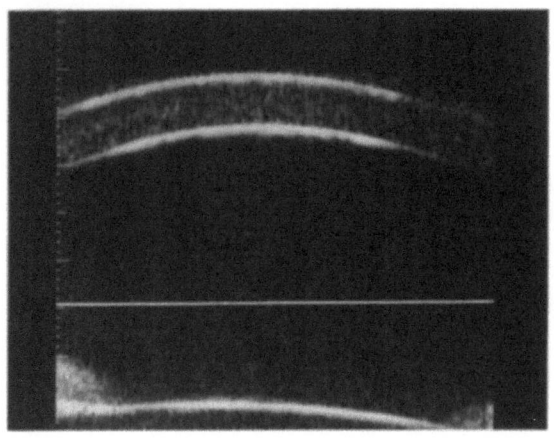

Abb. 9. Bild des Ultraschallbiomikroskops. Der Fokusabstand ist hier zur besseren Sichtbarkeit hervorgehoben. Er befindet sich in 5,5 mm Abstand vom Schallkopf (Schallquelle oben)

ner mikroskopischen Auflösung innerhalb einer begrenzten Reichweite arbeiten. Mit einer Frequenz von 50 MHz und entsprechender kurzer Impulsdauer lässt sich eine zehnfach höhere Auflösung als mit dem konventionellen Ultraschall erreichen. Dies bedeutet die derzeit höchste Ortsauflösung von 50 μm. Da alle Gewebe einen Schallwiderstand haben, der mit steigender Frequenz die Eindringtiefe herabsetzt, ist die Untersuchungstiefe bei 50 MHz auf ca. 5 mm begrenzt. Der Bereich, in dem die Ultraschallenergie genügend hoch ist, um ein Echosignal hervorzurufen, heißt Schallstrahl. Wie ein Lasergerät ist auch der Schallkopf eine kohärente Strahlenquelle, sodass zwischen einem Nahfeld und einem Fernfeld unterschieden werden muss. Mittels akustischer Linsen auf dem Schallkopf wird eine Fokussierung im Nahfeldbereich erzeugt. Dieser Fokus ist frequenzabhängig und bestimmt die laterale Auflösung (je höher die Frequenz, um so kleiner der Durchmesser des Schallfelds im Fokus). Daraus folgt, dass sowohl die laterale Auflösung als auch die Tiefenauflösung bei hohen Frequenzen zunehmen [10]. Charakterisiert wird die Fokussierung durch den Fokusabstand (**Abb. 9**) und die Fokuslänge. Die Fokuslänge entspricht dem Abstand von zwei Schallfeldern, die doppelt so groß sind wie der Fokusdurchmesser (**Abb. 8**). Der Bereich, in dem der Schallstrahl gut fokussiert ist, wird Feldtiefe genannt. Das interessierende Gewebe sollte daher möglichst innerhalb dieser Feldtiefe liegen.

Das kommerziell erhältliche UBM-Gerät (**Abb. 10**) arbeitet mit 50 MHz und ermöglicht damit ein physikalisches Auflösungsvermögen von seitlich 50 μm und axial 50 μm [11]. Die Eindringtiefe beträgt etwa 5–10 mm. Der Ultraschallkopf baut ein 5×5 mm großes Bild aus 256 vertikalen A-Scans mit einer Frequenz von 8 Bildern in der Sekunde auf. Jeder einzelne A-Scan zeichnet 1024 Bildpunkte in 256 möglichen Graustufen – für die verschiedenen Reflektionsamplituden – auf. Die Anzahl der Bildpunkte wird für den UBM-Monitor auf 864×432 Pixel reduziert [27].

Die quantitative Ultraschallbiomikroskopie erlaubt die Vermessung der anatomischen Strukturen und ihrer Anordnung im vorderen Augenabschnitt. Diese Vermessung gestattet wichtige Informationen über Engwinkelsituationen, dynamische Irisfunktionen und die Mechanismen der Akkommodation und Presbyopie.

Hierbei sollten die Raumbeleuchtung, die Fixation und der Akkommodationsaufwand konstant bleiben, da sie die Anatomie des vorderen Augensegments verändern können. Besonders bei der quantitativen Ultraschallbiomikroskopie ist das wichtig.

Das Auflösungsvermögen beschreibt die kleinste Distanz, mit der zwei kleine getrennte Objekte als getrennt voneinander erkannt werden. Es beschreibt auch das kleinste erkennbare Objekt im Schallstrahl. Die für die Messung zur Verfügung stehende Software kalkuliert die Strecke zwischen den 2 Messpunkten (Gates) anhand der Anzahl der Pixel entlang der Messstrecke und

1.1.2 Auflösungsvermögen und Eindringtiefe

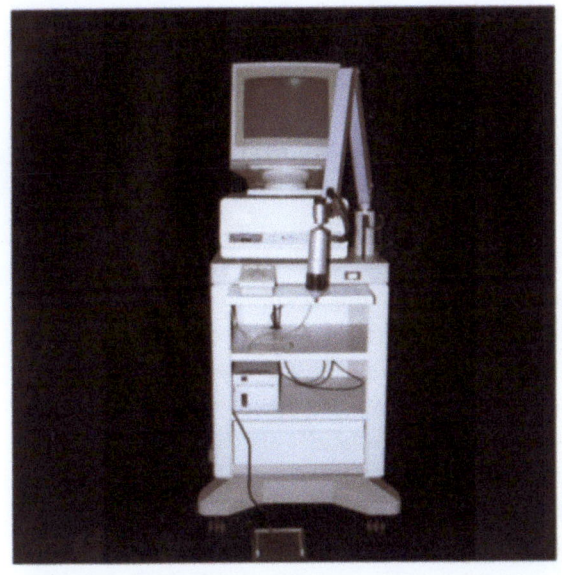

Abb. 10. Bei dem kommerziell erwerbbaren UBM-Gerät von Zeiss-Humphrey, System Model 840, ist der Schallkopf zur besseren Handhabung an einem schwenkbaren Gelenkarm montiert

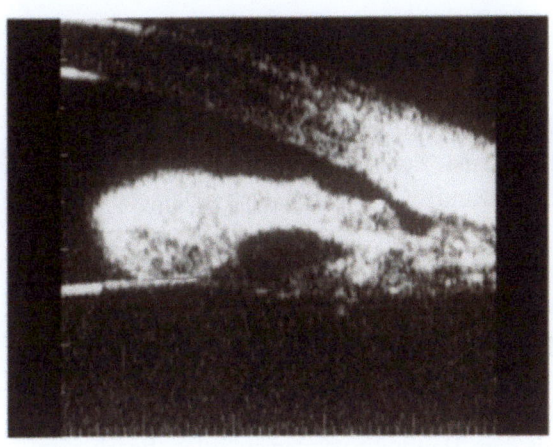

Abb. 11. Radiäres UBM-Bild eines malignen Irismelanoms vom gemischtzelligen Typ. Der Prozess besteht aus einer hochreflexiven oberen Schicht mit unregelmäßiger Oberfläche und einer mittelreflexiven unteren Schicht

verrechnet sie mit der Breite und der Höhe der einzelnen Bildpunkte. Das Auflösungsvermögen entspricht dem des Schallkopfs und wird mit 50 µm angegeben [11].

Die gute Übereinstimmung der UBM-Bilder mit histologischen Präparaten ist bewiesen (**Abb. 11, 12**; [20]). Maberly und Mitarbeiter [13] sowie Frieling u. Dembinski [7] weisen eine gute Übereinstimmung der Strecke vom Skleralsporn zu einer anterioren Begrenzung von Aderhauttumoren (bzw. der Ora serrata) im UBM-Bild und im histologischen Schnittbild nach. Die Oberfläche und die Form korrelieren gut mit der Histopathologie; das ultraschallbiomikroskopische Binnenecho entspricht der mikroskopischen Textur mit 6–8facher Vergrößerung.

Coleman und Mitarbeiter [5] entwickelten ihr eigenes UBM mit noch höherer Frequenz und Auflösung zur Hornhaut- [22, 25] und Irisoberflächenbetrachtung [33]. Sie entwickelten ebenso eine dreidimensionale Ultraschallabbildung [6, 26] mit Blutflussmessung im vorderen Augensegment [24]. Obwohl diese Technik sehr nützlich ist, gibt es bislang noch keine kommerzielle Version.

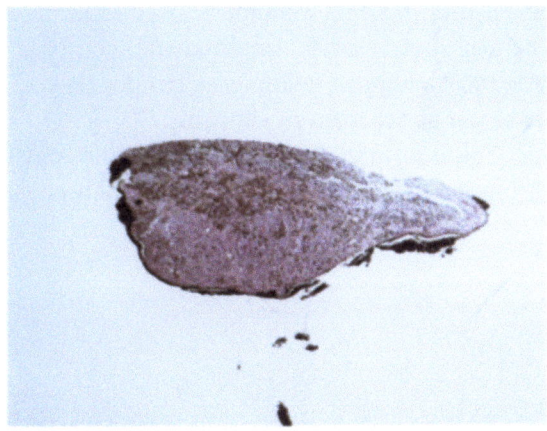

Abb. 12. Histologisches Präparat (radiär geschnitten) nach Irissektorresektion (HE-Färbung, Vergr. 10:1). Die hochreflexive Schichtung im UBM entspricht der Tumorzellinfiltration im mittleren bis vorderen Irisstroma, das an den dunkel pigmentierten Melanomzellen erkennbar ist

1.1.3 Praktische Anwendung der UBM-Technologie

Das Ultraschallbiomikroskop-System Model 840 der Firma Zeiss-Humphrey Instruments, Inc. (San Leandro, CA) hat eine graphische Bedieneroberfläche, die mit mehreren externen Kontrolleinheiten bedient werden kann. Ein Fußschalter aktiviert und stoppt den Schallkopf und speichert das gestoppte "eingefrorene" Bild. So hat man beide Hände für die Untersuchung frei. Nach der Untersuchung lassen sich die Bilder mit dem Handpult wieder aufrufen, bearbeiten, vermessen und ausdrucken.

Das aktuelle UBM-Bild befindet sich auf dem Bildschirm auf der linken Seite in einem quadratischen Format zusammen mit einer Millimeterskala (**Abb. 13**). Dadurch lässt sich der 5×5-mm-Bildausschnitt noch besser abschätzen. Die Menüleiste wird auf der rechten Seite eingeblendet. Eine weitere Funktion ist die Einblendung eines senkrechten A-Scans auf **Abb. 14** genau in Bildmitte. Über das Rädchen am Handpult lässt sich die Position im Bild verändern. Weiterhin erscheinen drei relative Amplitudenlinien (0%, 50%, 100%), um das Reflexverhalten des Gewebes besser einschätzen zu können.

Der Fokusabstand vom Schallkopf beträgt 5,5 mm und lässt sich im Schallbild wahlweise auch einblenden. Hier befindet sich die Zone der besten Auflösung. Darzustellende Strukturen sollten – wenn möglich – in dieser Zone abgebildet werden. Wo genau der Fokusabstand sich im Bild befindet, hängt von dem gewählten zeitlichen Sicherheitsabstand ab. Diese mit "Delay" bezeichnete Funktion ist eine Verzögerung des Ultraschallimpulses und des Schallwellenempfangs. Wenn erst ein Sekundenbruchteil später der Empfang gestartet wird, werden nur die aus den tieferen Gewebsschichten reflektierten Schallwellen empfangen. Die Höhe des eingestellten Delay entscheidet also letztlich über den erforderlichen Untersuchungsabstand. Die Einstellung des "Delay" auf 2,5 mm führt dazu, dass ein Bereich in 2,5 mm Schallkopfentfernung am oberen Bildrand dargestellt wird. Es befindet sich der im Fokus abgebildete Bereich – bei einem gegebenen Fokusabstand von 5,5 mm – im Bildausschnitt auf einem Skalenniveau von 3 mm.

Die eingeblendete Linie hilft bei der Einstellung (**Abb. 15**). Ist der Fokusabstand im unteren Bilddrittel gelegen, können auch tiefer gelegene Strukturen in der optimalen Auflösung abgebildet werden, obwohl die Hornhautkurvatur am oberen Bildrand weiterhin sichtbar bleibt. Kommt der Schallkopf der Augenoberfläche zu nah, ist ab einem Abstand von 2 mm zum Schallkopf ein Warnton zu hören und ein entsprechen-

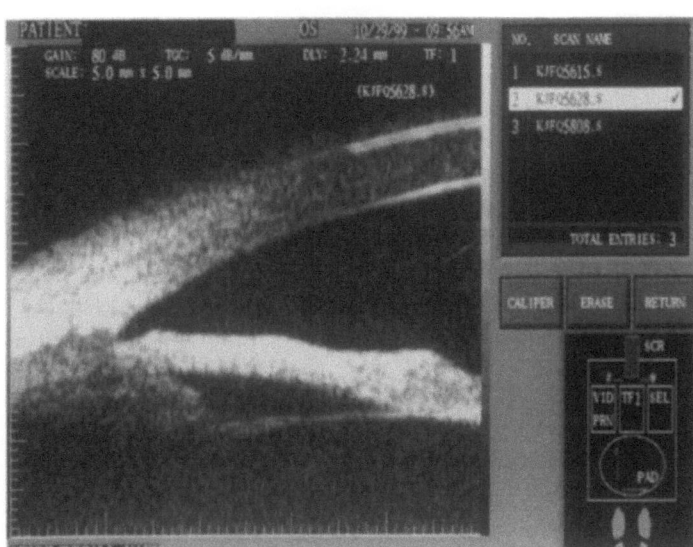

Abb. 13. Bildschirmansicht mit dem aktuellen UBM-Bildausschnitt links. Zusätzlich sind eine Millimeterskala und wahlweise der Fokusabstand eingeblendet. Weiterhin ist der Patientenname, die aktuelle Einstellung und auf der rechten Seite die Menüleiste mit den Tastenfunktionen des Handpultes abzulesen

1.1.3 Praktische Anwendung der UBM-Technologie | 7

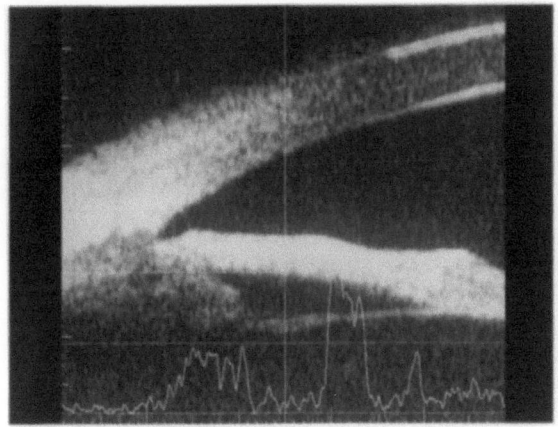

Abb. 14. UBM-Bildschirmansicht mit eingeblendetem A-Scan

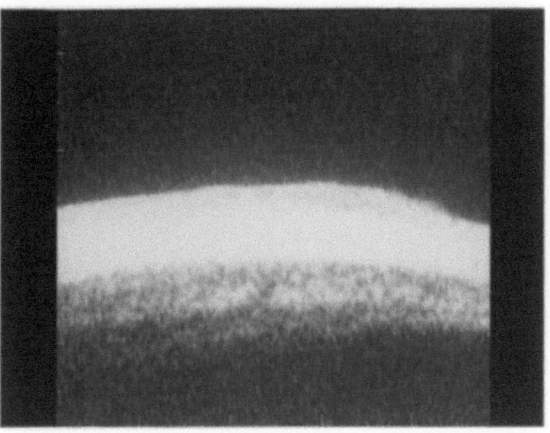

Abb. 16. Überstrahltes UBM-Bild. Keine Details der Sklera erkennbar. Hier sollte die Verstärkung heruntergeregelt werden

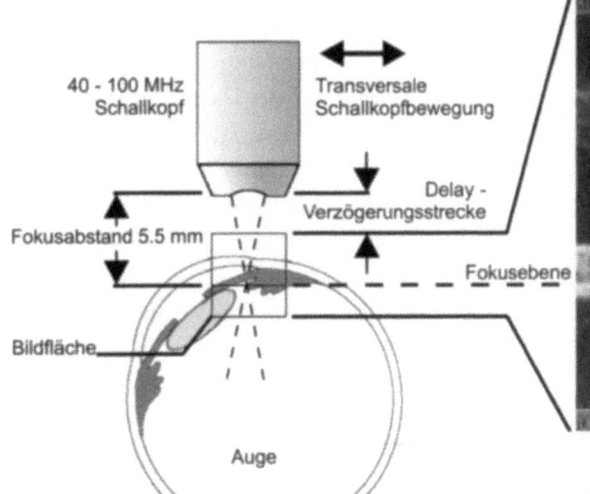

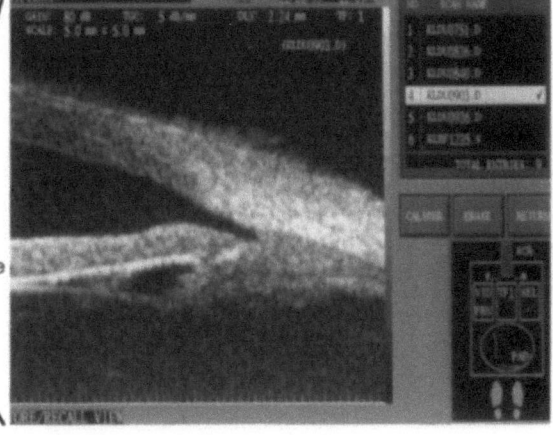

Abb. 15. Beziehung zwischen Delay, Fokusabstand, Schallkopf und deren Bildschirmdarstellung

des optisches Signal wird auf dem Bildschirm eingeblendet. Bei einem Abstand von 1 mm oder weniger wird der Lauf des Schallkopfs automatisch gestoppt.

Mit der "Gain-Funktion" kann die Verstärkung gewählt werden, die üblicherweise mit 80 dB eingestellt wird. Bei Überstrahlung des Bildes kann man sie während des Schallvorgangs herunterregeln (**Abb. 16;** s. auch S. 17).

Mit der Funktion "Time Gain Control" kann die Verstärkung der tiefen Ultraschallsignale verändert werden. Durch zunehmende Absorption der Schallwellen im Gewebe werden auch die Signale zunehmend abgeschwächt. Wir benutzen gemäß der Empfehlung von Pavlin und Mitarbeitern die Einstellung von 5 dB/mm.

Für eine nachträgliche Verstärkung oder Abschwächung der Ultraschallsignale verfügt das Gerät über sog. Transferfunktionen (**Abb. 17**). Hier können eine Kontrastverstärkung, eine Abschwächung, eine Unterdrückung der geringen Signale oder auch verschiedene Kombinationen davon gewählt werden (insgesamt 8 Optionen stehen zur Verfügung).

Für Vermessungen von intraokularen Strukturen oder Pathologien sind 2 Messpunkte (sog. Gates) verfügbar, die im Bild (auch nachträglich) bewegt werden können. Mit Hilfe von 3 Messpunkten können auch Winkel ausgemessen wer-

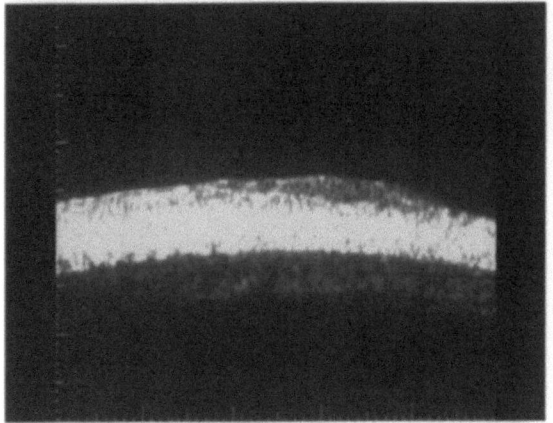

Abb. 17. Nachbearbeitetes UBM-Bild der Abb. 16. Diese Kontrastverstärkung hebt die 100%-Signale hervor und schwächt alle anderen ab. Die Sklera ist nicht mehr homogen hell, sondern mit Struktur dargestellt

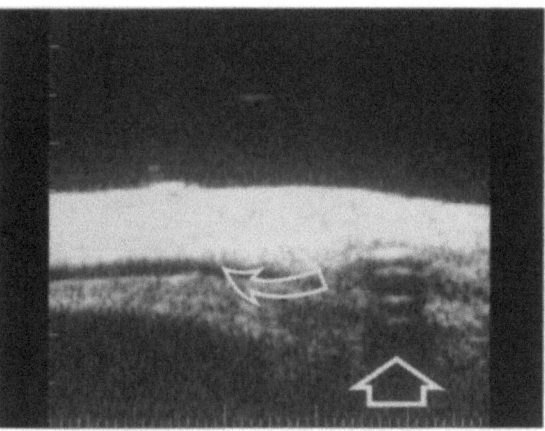

Abb. 18. Schallschatten im UBM *(gerader Pfeil)* durch implantiertes Fremdmaterial (hier: Silikonröhrchen). Nebenbefund: Aderhautdistanz infolge der Kammerwasserdrainage *(gebogener Pfeil)*

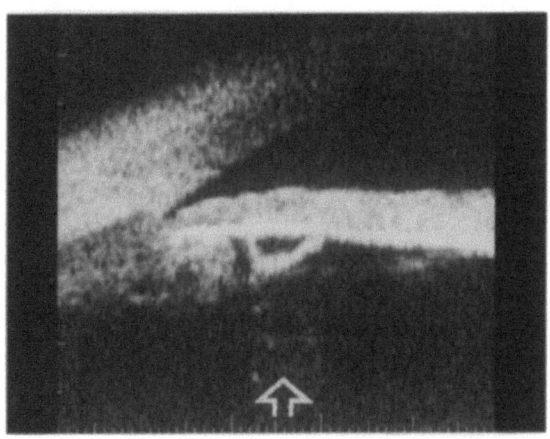

Abb. 19. Scheinbare Schallverstärkung im UBM durch Iriszyste. Dieses Phänomen wird durch die Wiederholungsechos überlagert *(Pfeil)* und ist im Auge gegen seine flüssigkeitsgefüllten Abschnitte nicht auslösbar

den. Für die Abstandsberechnung wird eine einheitliche Ultraschallgeschwindigkeit im Gewebe von 1532 m/s zugrunde gelegt. Die Übereinstimmung der gemessenen In-vivo-Länge verglichen mit Präparaten ist gegeben (s. Kap. 1.1.2), wenngleich die Ultraschallgeschwindigkeit gewebsabhängig unterschiedlich ist [30]. Für die Sklera ist sie am höchsten mit 1622 m/s, für Irisgewebe 1542 m/s und für Vorderkammer und Glaskörper gelten 1532 m/s. Wahrscheinlich spielt diese Variabilität für die kurzen Strecken eine eher geringe Rolle.

Wenn es bei starken Impedanzsprüngen zur nahezu 100%igen Reflektion des Schallstrahls kommt, findet sich in Schallstrahlrichtung eine echofreie Zone – der sog. Schallschatten. Er wirkt sich störend auf die Darstellung der tieferen Gewebsschichten aus, ist aber diagnostisch oft hilfreich, da Fremdmaterialien und Kalkeinlagerungen besser aufgefunden und identifiziert werden können. Flüssigkeitsgefüllte Hohlräume wirken schallverstärkend, da das Wasser eine gute Schallleitung ermöglicht (**Abb. 18, 19**). Für kleine intraokulare Zysten in den flüssigkeitsgefüllten Abschnitten des Auges ist dieses Phänomen unerheblich.

Mit dem UBM können zur qualitativen Beurteilung morphologischer Befunde auch durch unerfahrene Untersucher gute Untersuchungsergebnisse erzielt werden. Die Anfertigung von reproduzierbaren quantitativen Beurteilungen, also Vermessungen, sind dagegen sehr von der Untersuchungstechnik und der Erfahrung abhängig. Die Darstellung des vorderen Augenabschnitts und der Relation der Strukturen zueinander ist von der Schnittebene sowie jeder Art von Verkippung des Schallkopfs aus der Senkrechten und der Vorderkammertiefe abhängig (je tiefer, desto schlechter die Abbildung). Es ist durchaus schwierig bei einer Kontrolle exakt die gleiche Schnittebene und den gleichen Untersuchungswinkel im Abstand vom Limbus einzustellen. Hiermit sind viele Fehlermöglichkeiten gegeben, die die Interpretation der Ergebnisse beeinflussen können.

Die Frage nach einer möglichen Schädigung des untersuchten Gewebes durch Ultraschallenergie taucht mit der Anwendung so hochfrequenter Geräte auf. Es geht um eine mögliche thermische und mechanische Belastung, wenn die Schallenergie nicht reflektiert, gebeugt oder gestreut, sondern absorbiert wird. Die Beschallungszeit spielt dabei eine entscheidende Rolle, da es zur Summation von Schädigungseffekten im Gewebe kommen könnte. Das UBM erfüllt die Empfehlungen der Amerikanischen Vereinigung für Ultraschall in der Medizin (AIUM) und erreicht den zulässigen Maximalwert von 100 mW/cm^2 in allen beschallten Versuchsmedien bei weitem nicht.

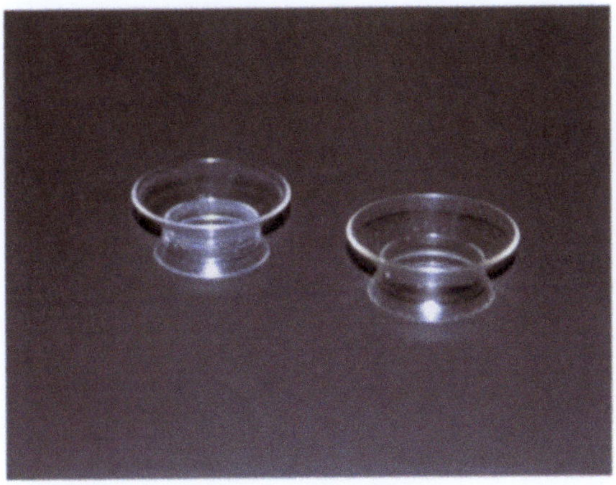

Abb. 20. UBM-Untersuchungstrichter

1.1.4 Untersuchungstechnik

Die Untersuchung mit dem Ultraschallbiomikroskop wird am liegenden Patienten durchgeführt. Zur erleichterten Handhabung befindet sich der Schallkopf an einem Gelenkarm (s. Abb. 10).

Eine rollbare Liege wird empfohlen, da der Gelenkarm nur eine eingeschränkte Reichweite hat und so Positionskorrekturen vorgenommen werden können, ohne das Ultraschallgerät bewegen zu müssen (und es möglicherweise über den Fußschalter schieben). Außerdem gestattet sie eine beidhändige Untersuchung, da die Liege auch nach Aufsetzen des Schallkopfs mit den Füßen oder Knien bewegt werden kann.

Da die Luftleitung für Ultraschall sehr schlecht ist, wird ein Kontaktmedium wie Wasser oder Gel benötigt. Pavlin und Mitarbeiter [19] haben spezielle Trichter entworfen, wie sie schon aus der Biometrie mit Vorlaufstrecke bekannt sind (**Abb. 20**; [16]). Diese sind extra flach mit breiter Öffnung gestaltet, damit der pendelnde Schallkopf möglichst nicht gegen den Rand schlägt. Sie sind durchsichtig, um den Schallkopf und das Auge von der Seite beobachten zu können.

Ein Lokalanästhetikum wird auf die Augenoberfläche getropft und der UBM-Trichter zwischen die Lider aufgesetzt. Der Schallkopf kann nicht direkt auf die Augenoberfläche aufgesetzt werden – er benötigt ein Ankoppelungsmedium. Hier eignet sich ein Methylzellulosegel (z. B. Methocel® 2%, Ciba Vision), mit dem der Trichter

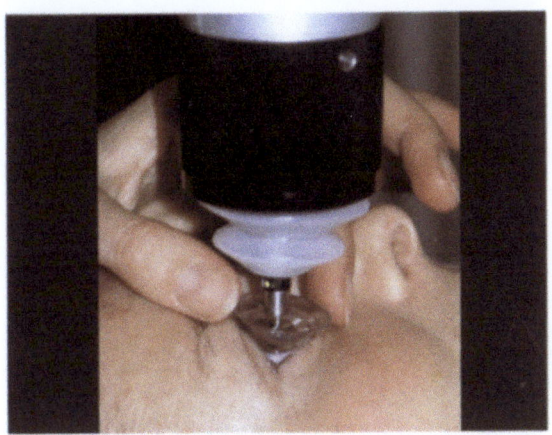

Abb. 21. Der UBM-Untersuchungstrichter auf der Augenoberfläche ist mit Ankoppelungsmedium gefüllt

möglichst ohne Luftblasen gefüllt wird (**Abb. 21**). Man kann den Trichter komplett mit Methylzellulose füllen oder auch zunächst nur eine Schicht von 1–2 mm und den Rest mit wässriger Flüssigkeit auffüllen [28]. Das Gel schützt vor schnellem Flüssigkeitsablauf aus dem Trichter.

Eine gewisse Kompression durch den Untersuchungstrichter, der verhindert, dass das Kontaktmedium abfließt, lässt sich nicht ausschließen. Für eine völlig andruckfreie Untersuchung eignet sich niedrig-viskoses Ultraschallgel. Die Verwendung solch eines Gels, das für Schleimhautkontakt geeignet ist und dennoch nicht verläuft, gestattet die auflagefreie Untersuchung. Lediglich das Eigengewicht des Gels belastet die Strukturen noch (**Abb. 22**).

Für eine optimale Ankoppelung ohne störende Luft empfiehlt es sich einen Tropfen Kontaktgel

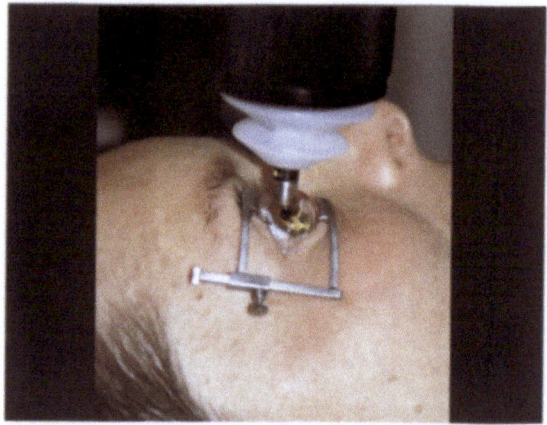

Abb. 22. Andruckfreie Untersuchung mit einem niedrig-viskösen Kontaktgel. Zur Verhinderung des Lidschlusses kann ein Lidsperrer verwendet werden

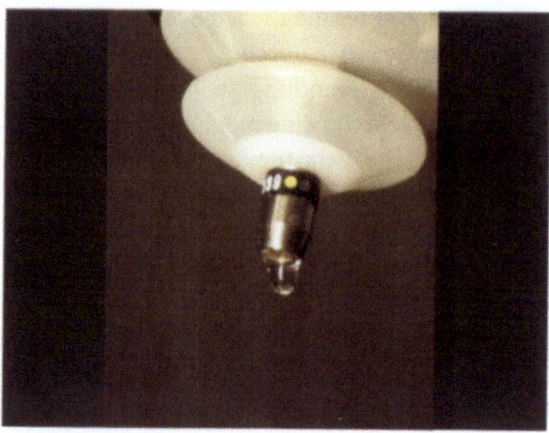

Abb. 23. Für eine luftfreie Ankoppelung sollte etwas Kontaktgel auch direkt an die konkave Schallkopfoberfläche gebracht werden

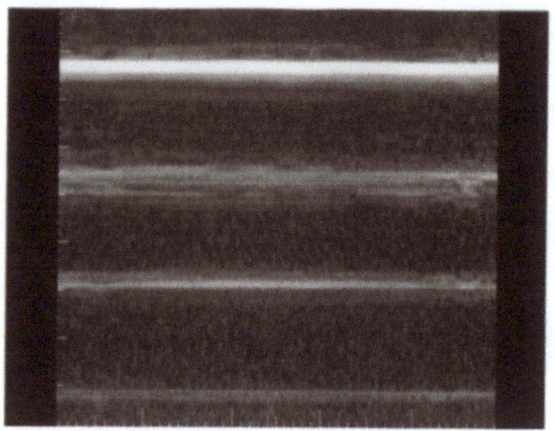

Abb. 24. Wiederholungsechos der Kontaktgeloberfläche bei luftfreier Ankoppelung

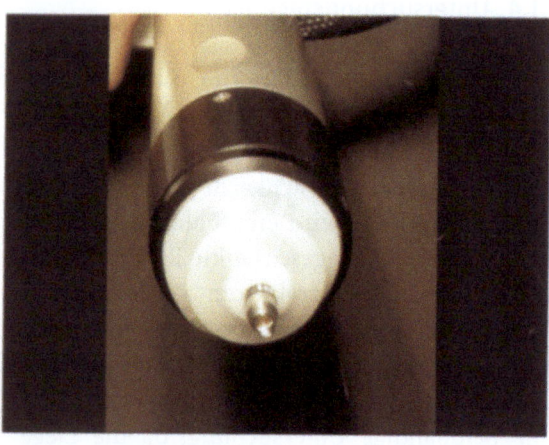

Abb. 25. UBM-Schallkopf mit dem großen Handstück und dem eigentlichen Schallkopf an der unteren Spitze, der im Betrieb eine pendelnde Bewegung ausführt (Motor im Handstück). Eine Kerbe am Handstück markiert die Bewegungsrichtung

direkt an die konkave Schallkopfoberfläche zu bringen (**Abb. 23**), bevor dieser in den Trichter getaucht wird.

Die luftfreie Ankoppelung ist bei Starten des Ultraschallkopfs durch die Wiederholungsechos (s. auch S. 13) der Kontaktgeloberfläche vor Eintauchen in den Trichter gut sichtbar (**Abb. 24**).

Die Darstellung der gewünschten Strukturen im UBM ist der konventionellen Ultraschall-B-Bild-Untersuchung sehr ähnlich. Es sind beides Real-time-Geräte, die dem Untersucher erlauben, die zweidimensionalen Schnittbilder mit der Bewegung des Schallkopfs simultan zu verfolgen. Dies ermöglicht, unter Bildschirmbeobachtung die Position so lange zu verändern, bis der entsprechende Befund optimal eingestellt ist.

Die UBM-Untersuchung unterscheidet sich von der konventionellen durch die Notwendigkeit der Immersion in ein Wasser- oder Gelmedium aufgrund der kurzen Untersuchungsdistanz und der pendelnden Schallkopfbewegung. Da der Schallkopf sich bewegt, kann er nicht einfach auf die Oberfläche aufgesetzt werden. Auch eine Membran für eine geschlossene Vorlaufstrecke kann nicht über den Schallkopf gebracht werden, da sie bei der hohen Frequenz zu viel Schallenergie absorbieren würde. Der Schallkopf befindet sich bei der Untersuchung sehr nahe an

1.1.4 Untersuchungstechnik

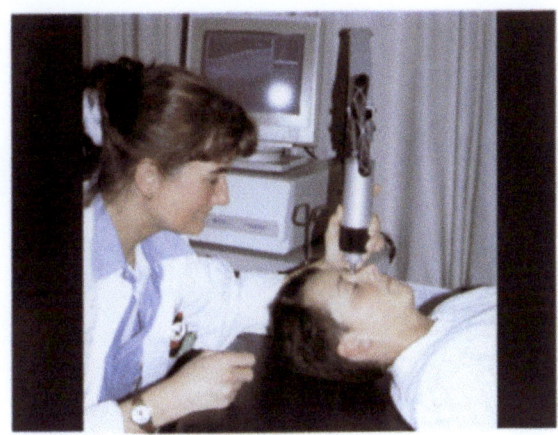

Abb. 26. Untersuchungsposition

der Augenoberfläche (ca. 2 mm). Dies erfordert eine ruhige Lage des Patienten und eine bequeme (sitzende) Position des Untersuchers (**Abb. 26**). Der Gelenkarm hilft den Schallkopf bewegungslos zu halten – die Hand sollte am Kopf des Patienten leicht abgestützt werden. Da die Strukturen im Einzelnen sehr klein sind, sind auch die notwendigen Bewegungen des Handstücks gering.

Die UBM-Untersuchung bei Kindern ist meist schwierig und sehr von der Mitarbeit abhängig. Sie ist u. U. nur in Vollnarkose möglich.

Am zylindrischen Handstück des Schallkopfs ist eine leichte Eindellung angebracht, um die Identifizierung der Bewegung des Schallkopfs zu ermöglichen (**Abb. 25**). Der Blick auf die Kerbe entspricht dem Blick auf das zweidimensionale Schnittbild, und zwar ist jetzt die linke Seite des Schallkopfs auch die linke Seite auf dem Monitorbild (**Abb. 27**). Die schallkopfnahen Strukturen werden im UBM-Bild oben abgebildet. Im Allgemeinen wird die zu untersuchende Struktur am besten im senkrechten Schnitt dargestellt. Es gilt das Prinzip, die jeweils pathologische Struktur in zwei zueinander senkrechten Schnittführungen zu untersuchen. Meist bieten sich die radiäre und die limbusparallele Darstellung an.

Das große Handstück mit dem Schallkopf ist durch den Hebelarm zwar gut gesichert, dadurch aber auch entsprechend unbeweglich. Es ist sinnvoll den zu untersuchenden Bereich durch Blickbewegungen seitens des Patienten in die Schallkopfnähe und in eine leicht untersuchbare Position zu bringen. Nur dadurch ist oft die gewünschte senkrechte Darstellung mit der größten Rate an senkrecht reflektierten Schallwellen zurück zum Schallkopf möglich und erlaubt die höchste Abbildungsqualität. Die Grenzflächen kommen hierbei am hellsten zur Darstellung.

Die von Tello und Kollegen [29] vorgeschlagene weiche hochhydrophile Kontaktlinse ist als Schutz vor akzidentellen Hornhautabrasionen durch einen Schallkopfkontakt bei einem geübten UBM-Anwender nicht nötig (**Abb. 28**). Dieses wurde durch Pavlin und Mitarbeiter [13] bestätigt, die ebenso feststellten, dass selbst eine hochhydrophile Kontaktlinse eine Schallabschwächung von 20–30% bewirkt. Der Schallkopf hat abgerundete Formen, einen festen Gelenkarm, der ihn hält, und überdies bieten der Sicherheitsabstand und der Sicherheitslaufstopp des Geräts einen Schutz vor ungewollter Verletzung.

Das UBM eignet sich auch für die Untersuchung von oberflächennahen Hautstrukturen. Es empfiehlt sich bei oft größerer Untersuchungsfläche die Verwendung eines niedrig-viskösen Ultraschallgels, um jenseits eines Trichterdurchmessers (18–24 mm) arbeiten zu können.

Die keratinisierte kutane Oberfläche wird vom Hochfrequenz-Ultraschall aber nicht so leicht durchdrungen wie die nichtkeratinisierte Bindehaut. Die Haarbälge stören die Abbildungen. Um Luftartefakte zu vermeiden, sollte ein wenig Ultraschallgel zunächst auf der Haut eingerieben werden, bevor mit mehr Gel die Vorlaufstrecke überbrückt wird (**Abb. 29**).

Dadurch werden neben dem vorderen Augensegment die Untersuchung der Lider, oberflächlicher Tumore, eines Tränendrüsenprolaps oder auch der A. temporalis superficialis innerhalb der 5-mm-Eindringtiefe möglich.

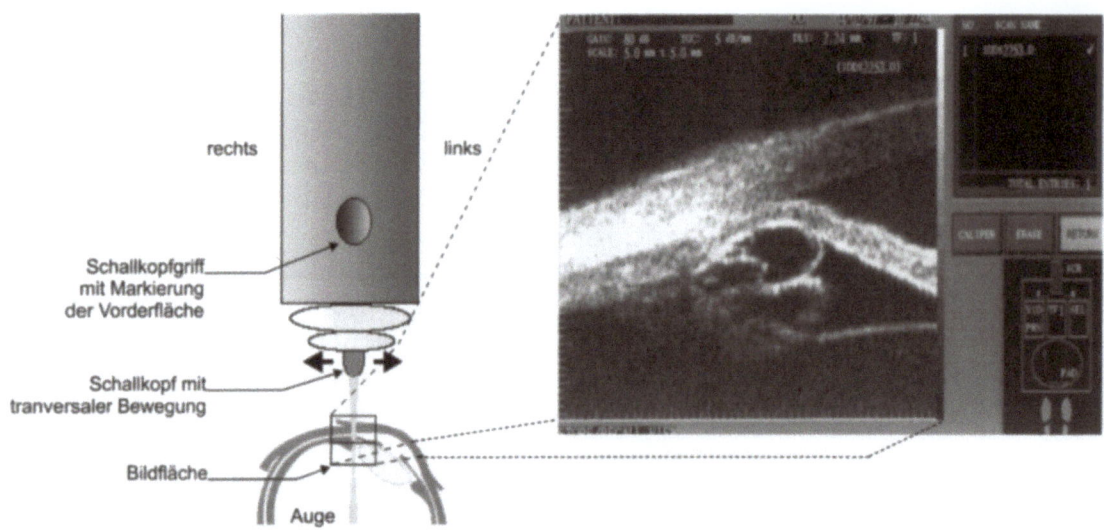

Abb. 27. Der Schallkopf baut das Bild durch eine Hin- und Herbewegung des longitudinalen A-Bilds als zweidimensionales B-Bild auf. Die Achse des B-Bilds ist auf dem Handstück mit einer Markierung versehen

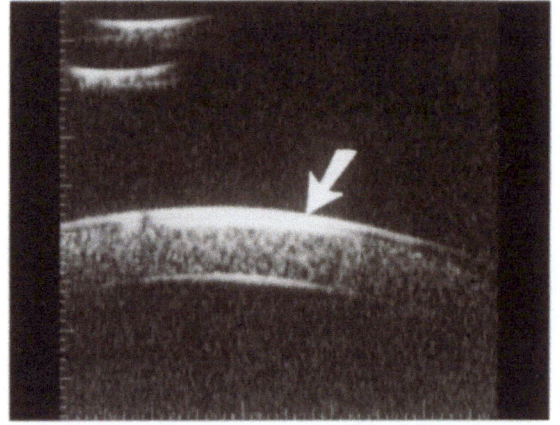

Abb. 28. Ultraschallbiomikroskopisches Bild mit einer weichen, hochhydrophilen Kontaktlinse *(Pfeil)* als Oberflächenschutz. Das Echomuster unter der Kontaktlinse ist durch Streustrahlung höher reflexiv (vgl. Abb. 9)

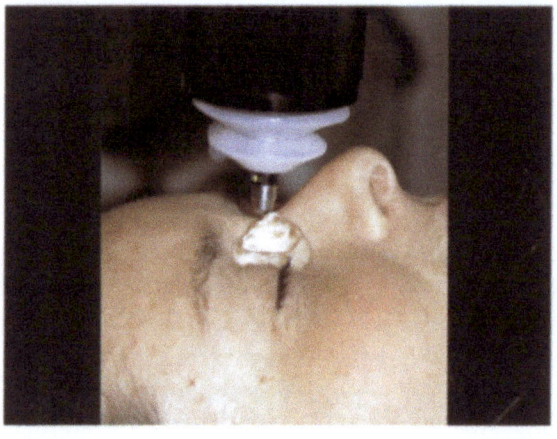

Abb. 29. Untersuchung der Haut mit niedrig-viskösem Ultraschallgel

1.1.5 Fehlermöglichkeiten

Es gibt viele Fehlermöglichkeiten, die zu nicht reproduzierbaren Messergebnissen und zu scheinbaren Strukturveränderungen führen. Der häufigste Fehler ist eine nicht optimale Ankoppelung des Untersuchungsmediums (**Abb. 30**). Die Abbildung wird dann reflexarm und verwaschen (**Abb. 31**). Auch wenn man sich vor Beginn der Untersuchung von der luftblasenfreien Ankoppelung überzeugt hat, können noch eingetrocknete Methylzellulosereste mit Lufteinlagerungen an der Schallkopfoberfläche zu einer artefiziellen Schallabschwächung führen. Eine ungehinderte Schallübertragung auf das zu untersuchende Gewebe ist entscheidend für die beste Abbildungsqualität.

Mit zunehmender Untersuchungsdauer schlägt das Ankoppelungsmedium buchstäblich Schaum (**Abb. 32**). Dies geschieht häufiger bei Verwendung von alleiniger Methylzellulose 1–2%, weniger bei einer Mischung mit wässriger Lösung. Diese Luftbläschen verursachen ebenfalls eine Schallabschwächung, wenn sie sich na-

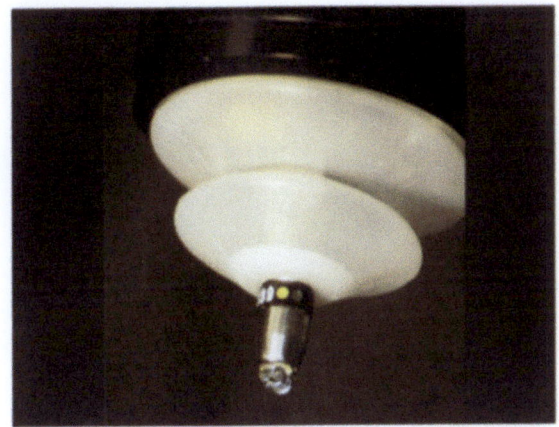

Abb. 30. Schlechte Ankoppelung des Untersuchungsmediums

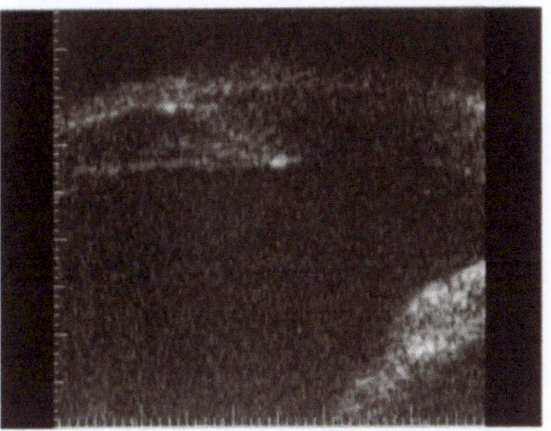

Abb. 31. Entsprechend schlechte UBM-Abbildungsqualität bei schlechter Ankoppelung des Untersuchungsmediums

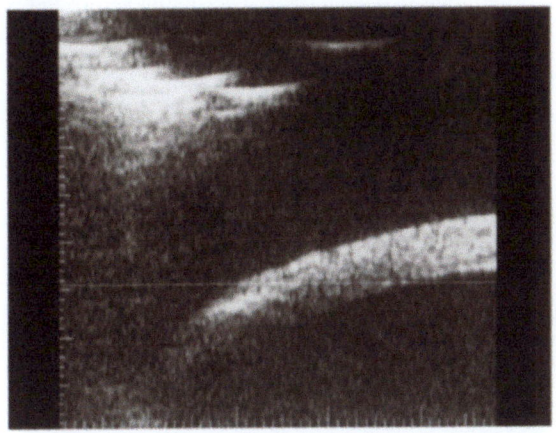

Abb. 32. Luftblasen im Untersuchungsmedium (links im UBM-Bild). Je näher sie am Schallkopf liegen, um so schwächer wird die tiefere Abbildung

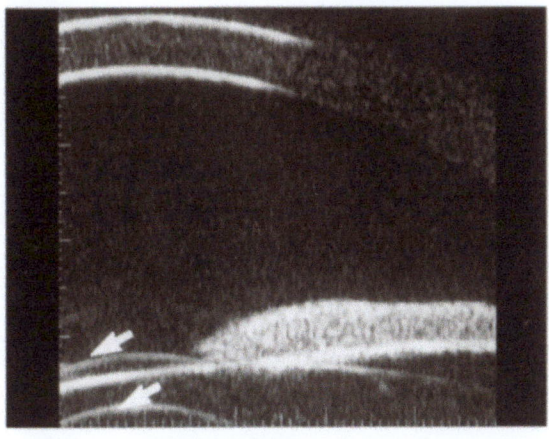

Abb. 33. Wiederholungsechos im UBM von Hornhautoberfläche und -rückfläche (*Pfeile*) genau im Niveau des Linsenechos

he am Schallkopf befinden. Je näher sie an das untersuchte Gewebe kommen und je größer sie sind, desto eher führen sie zu einer völligen Schallauslöschung (Schlagschatten).

Auch mit dem niedrig-viskösen Untersuchungsgel kann man schon vor Beginn der Untersuchung eine Luftschicht provozieren (s. Abb. 72). Die Hornhaut verursacht mit ihren beiden parallel verlaufenden Grenzflächen gelegentlich die Bildung von Wiederholungsechos. Dabei reflektiert der Schallstrahl innerhalb der Grenzflächen hin und her, bevor er auf die Sonde zurücktrifft. Die damit verbundene zeitliche Verschiebung kann der Geräterechner nicht erkennen und bildet am Monitor eine oder mehrere in der Tiefe liegende Linien ab, die einem virtuellen Bild der echten Grenzfläche entsprechen (**Abb. 33**). Sie liegen dann oft im Linsenniveau und können von der Linsenoberfläche nur schwer getrennt werden. Wiederholungsechos sind parallel zu der Oberfläche, die ihre Entstehung provoziert, und bilden sie exakt in der Tiefe nochmals ab. Wegen der Strahlendivergenz werden Objekte, die nahe am Schallkopf sind, mit einer stärkeren Krümmung abgebildet (s. Abb. 228).

Seitliche Verzerrungen entstehen durch eine Behinderung im Lauf des Schallkopfmotors (**Abb. 34**).

Durch die liegende Position des Patienten können sich die räumlichen Verhältnisse gegenüber

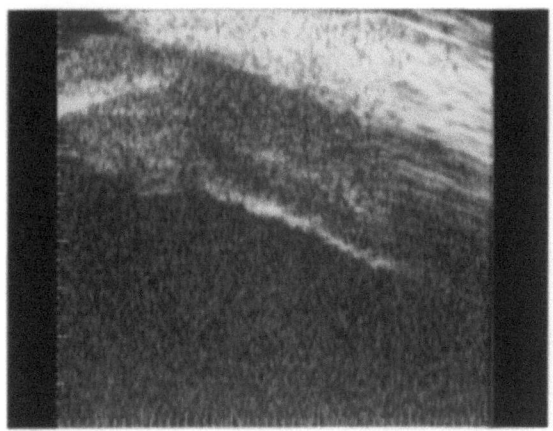

Abb. 34. Schlägt der Schallkopf an den seitlichen Untersuchungstrichterrand, können Verzerrungen im UBM-Bild sichtbar werden

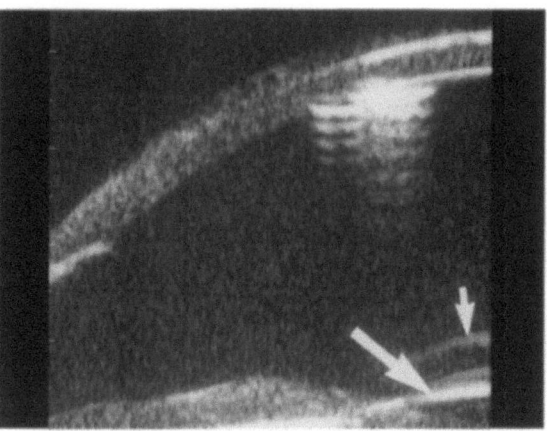

Abb. 35. Nach perforierender Verletzung und Primärversorgung mit Silikonöl zeigt das UBM-Bild des Vorderabschnitts frei schwimmendes Öl in liegender Position des Patienten jetzt am Endothel. Die Ölblase befindet sich genau im Pupillarniveau *(großer Pfeil)*. Dort befinden sich auch die Wiederholungsechos der Hornhaut *(kleiner Pfeil)*. Links im Bild ist die reflexreiche Narbe nach Hornhautparazentese sichtbar

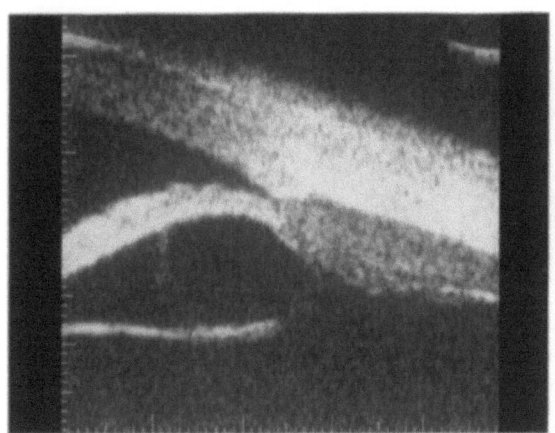

Abb. 36. UBM-Untersuchung bei peripherer Irisprominenz. Der Schallstrahl trifft die Ziliarkörperzyste nicht senkrecht. Sie kann nur erahnt werden, obwohl sie im Fokusabstand zu liegen kommt

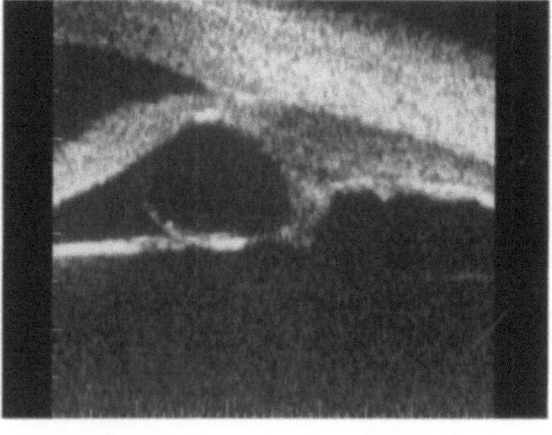

Abb. 37. Bei einem senkrecht auftreffenden UBM-Schallstrahl werden hier die horizontalen Strukturelemente der interessierenden Veränderung hochreflexiv abgebildet. Die Zyste kommt besser zur Darstellung

der Untersuchung am sitzenden Patienten, z. B. also gegenüber dem Spaltlampenbefund, ändern. Die Vorderkammertiefe kann gegenüber der sitzenden Position zunehmen und dislozierte intraokulare Kunstlinsen können sich weiter verlagern. Bei postoperativen Kontrollen kann plötzlich Silikonöl oder Gas am Hornhautendothel sichtbar werden und durch Schlagschatten und Wiederholungsechos die Diagnostik der tieferen Strukturen erschweren

(**Abb. 35**). Die Untersuchung im Sitzen (ähnlich dem konventionellen B-Bild) ist hier nicht möglich, weil das UBM mit dem Ankoppelungsmedium an die liegende Position gebunden ist.

Durch die Untersuchung mit dem Trichter können bei entsprechendem Auflagedruck und Blickbewegungen Bindehautaufwerfungen provoziert werden, die sich dann seitlich im Bild darstellen (s. **Abb. 481**).

1.1.5 Fehlermöglichkeiten

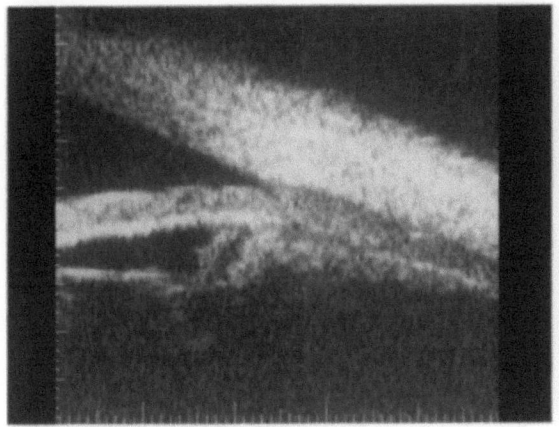

Abb. 38. Liegt die zu untersuchende Veränderung im peripheren Irisbereich, so ist ihre senkrecht zum Schallstrahl angeordnete Position im UBM entscheidend. Die ansteigende Hornhautkuppel muss dann schräg und damit reflexarm abgebildet werden. Die zusätzliche Verkippung bewirkt eine Unschärfe und Verbreiterung der oberflächlichen Skleragrenze

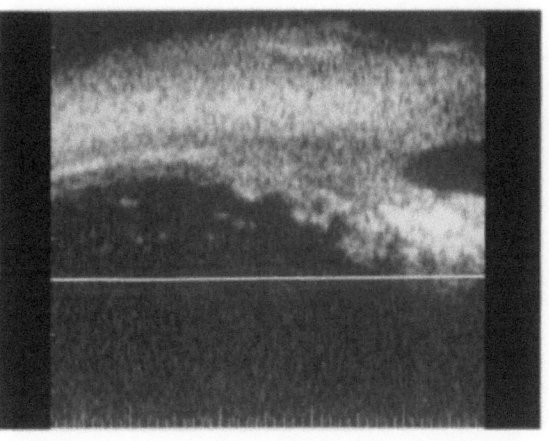

Abb. 39. Die dargestellten Gewebe liegen oberhalb des Fokusabstandes im UBM. Je weiter sie entfernt sind, um so unschärfer ist die Abbildung. Die Fokuslinie ist zur besseren Darstellung hervorgehoben. Einstellung: Delay: 2,24 mm, Fokusabstand: 3,26 mm

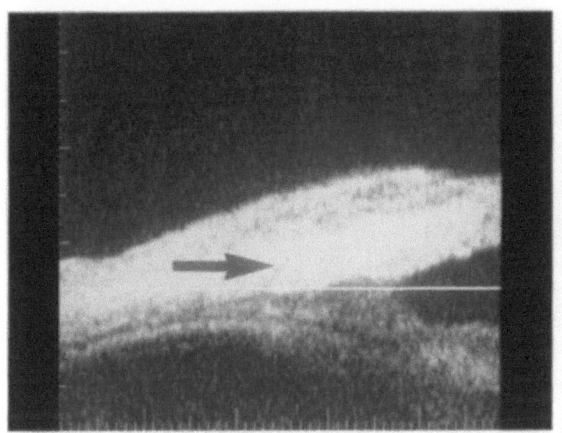

Abb. 40. Genau im UBM-Fokusabstand werden auch Details, wie ein Perforansgefäß *(Pfeil)*, sichtbar

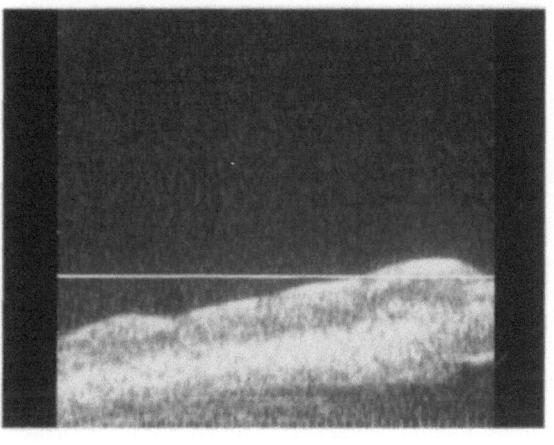

Abb. 41. Unterhalb des UBM-Fokusabstands nimmt die Abbildungsunschärfe wieder zu

Es kann nicht oft genug daran erinnert werden, wie wichtig ein senkrechtes Auftreffen des Schallstrahls auf die untersuchte Struktur ist (**Abb. 36, 37**). Entscheidend ist die Lokalisation der zu untersuchenden Veränderung. Falls diese im peripheren Irisbereich liegt, kann die darüber liegende Hornhaut dann nur schräg und damit reflexarm dargestellt werden (**Abb. 38**). Die entsprechende Pathologie sollte durch entgegengesetzte Blickbewegung nahe an den Schallkopf gebracht und im Fokusabstand abgebildet werden. Eine Untersuchung der nahe liegenden Strukturen ist wichtig, um die jeweilige (pathologische) Veränderung abzugrenzen und mögliche Infiltrationen nicht zu übersehen (s. Abb. 178–180).

Die Eintauchtiefe des Schallkopfs und damit die Anordnung der abgebildeten Strukturen mit jeweils unterschiedlicher Entfernung zum Fokusabstand ist entscheidend für die Darstellungsqualität (**Abb. 39–41**).

Wird der Schallkopf im Trichter zu oberflächlich gehalten oder ist der Fokusabstand am unteren Bildrand, können tiefer gelegene Pathologien nicht abgebildet werden. Ein Ziliarkörpermelanom könnte so übersehen werden (**Abb. 42, 43**).

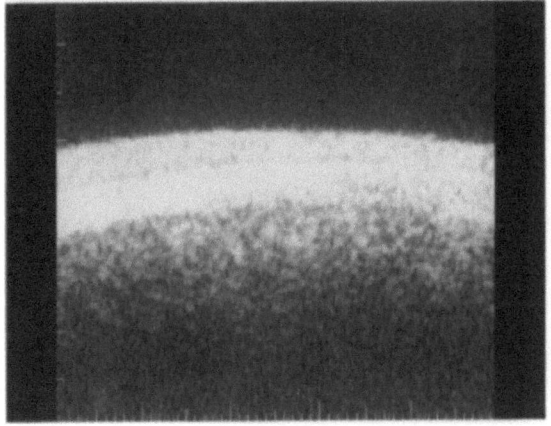

Abb. 42. Scheinbar unauffälliger Sklerabefund im UBM. Ungewöhnliche tiefer liegende mittelreflexive Struktur

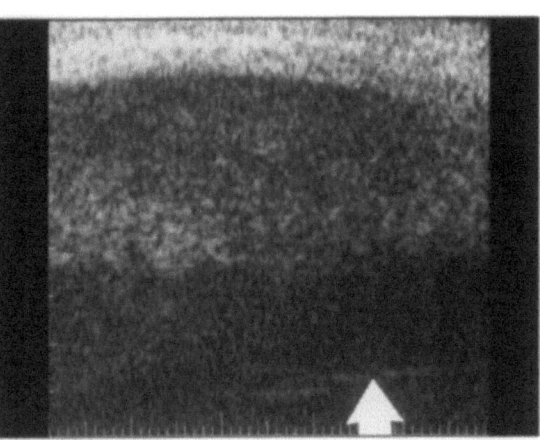

Abb. 43. Erst durch Absenken des UBM-Schallkopfs gelangen auch tiefere Strukturen in den Fokusabstand und der darunter liegende Ziliarkörpertumor wird sichtbar. Durch die enorme Schallabschwächung (Zellreichtum des Tumors) ist die tiefe Grenze nur sehr schwach darstellbar *(Pfeile)*

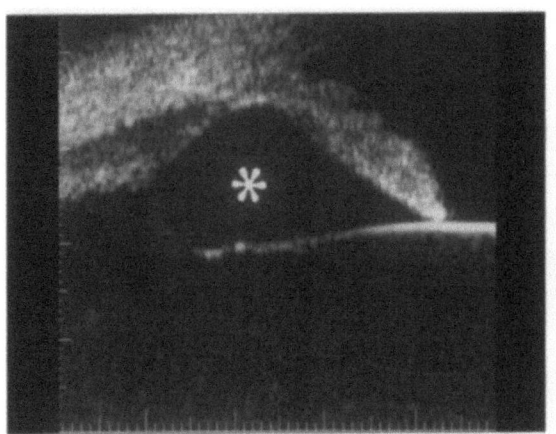

Abb. 44. Kammerwinkel bei 67 dB im UBM. Die Ursache der Irisvorwölbung *(Stern)* kann nicht erkannt werden

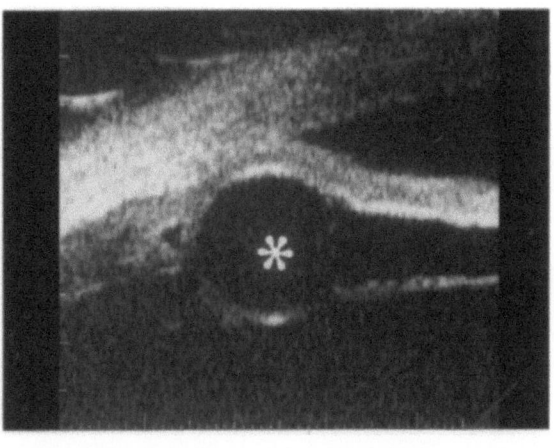

Abb. 45. Bei 80 dB ist die Iriszyste *(Stern)* im UBM deutlich zu sehen

Die Empfindlichkeit des Schallkopfs soll zur besseren Detaildarstellung bei überstrahltem Gewebe heruntergeregelt werden. Wird diese Einstellung bei Untersuchungen generell gewählt, können Strukturen verborgen bleiben (**Abb. 44, 45**). Die Untersuchung sollte daher erst bei 80 dB durchgeführt werden – bei Überstrahlung oder zur Diagnostik kann die Empfindlichkeit im Untersuchungsverlauf verändert werden (**Abb. 46, 47**).

Mit 8 Bildern pro Sekunde ist die Bildaufbaufrequenz eher niedrig und es fällt eine gewisse Unruhe in den Abbildungen bei laufendem Schallkopf auf. Kleine Fluktuationen und subtile Kontraktionen können übersehen und oft erst mit dem Vergleich von zwei angefertigten Ultraschallabbildungen deutlich werden.

In der Verlaufsbeurteilung sind Veränderungen, die sich auf kontraktilen Strukturen befinden (z. B. Irisnävi), schwierig. Die Pupillenweite ist – zwar innerhalb einer geringen Spanne – aber bei jeder Untersuchung unterschiedlich groß. So erscheint auch die Strukturveränderung in diesem Gewebe jedesmal in einer anderen Ausdehnung (**Abb. 48, 49**). Hier empfiehlt sich, die standardisierte Pupillenweite mit der Gabe von Pilocarpin

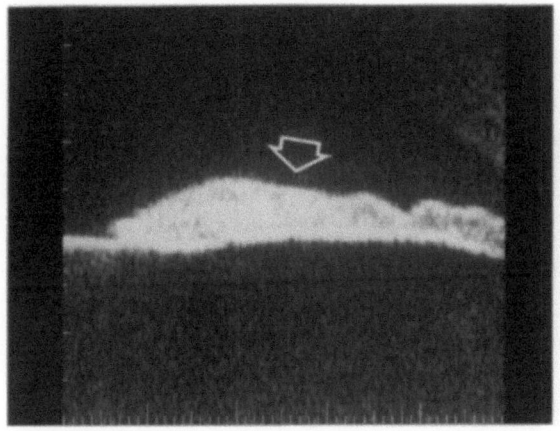

Abb. 46. Bei der Gewebsdiagnostik kann die Veränderung der Empfindlichkeit durchaus sinnvoll sein: Ein Irisnävus mit 80 dB zeigt eine hochreflexive Strukturierung *(Pfeil)* im UBM

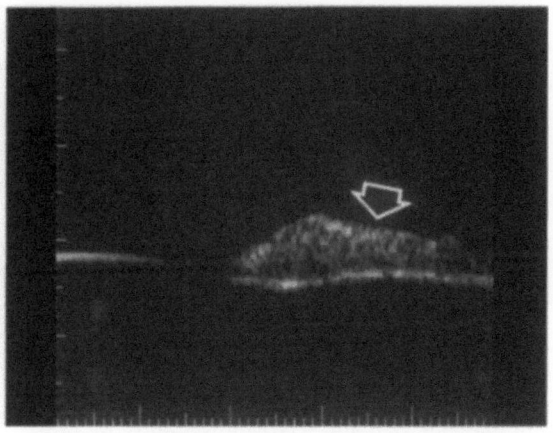

Abb. 47. Die Aufnahme mit 60 dB kann besser verdeutlichen, dass die Struktur im UBM eine Schichtung mit wechselnder Reflexivität aufweist *(Pfeil)*

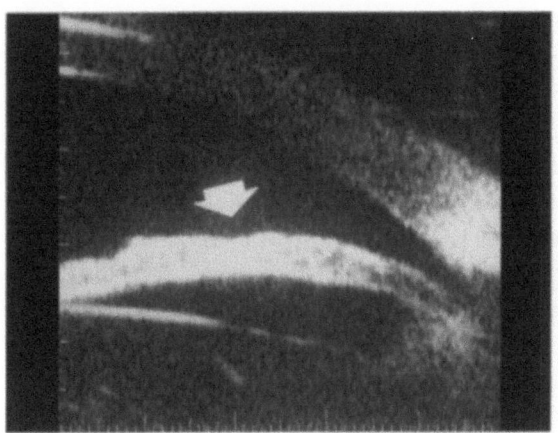

Abb. 48. UBM-Abbildung eines Irisnävus in Miosis. Hochreflexiver (tendenziell überstrahlter) Befund *(Pfeil)* mit maximaler Prominenz von 0,39 mm. Konvex durchgebogenes Irisdiaphragma

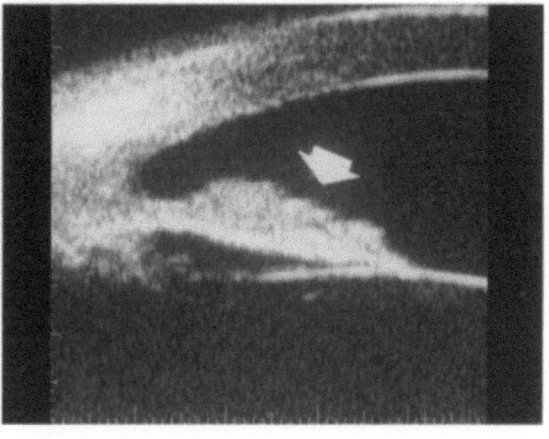

Abb. 49. UBM-Abbildung desselben Irisnävus in Mydriasis *(Pfeil)*. Maximale Prominenz jetzt 0,66 mm. Auch die basale Ausdehnung ist nicht mehr vergleichbar

1% herbeizuführen und die Untersuchung in einem zeitlichen Abstand von einer halben Stunde nach Applikation durchzuführen.

1.2 Der echographische Normalbefund

Das Erscheinungsbild der Anatomie im Ultraschallbiomikroskop ist ähnlich dem eines Mikroskops mit niedriger Vergrößerung. Der Nachteil einer Gewebsverzerrung durch die histologische Aufarbeitung mit Veränderungen der anatomischen Beziehung der Augenstrukturen zueinander entfällt. Dafür sind Phänomene anzutreffen, die mit der Natur der Ultraschallwellen zusammenhängen (z. B. Schlagschatten, Unmöglichkeit der Knochendarstellung). Die Anordnung der Strukturen ist abhängig von der

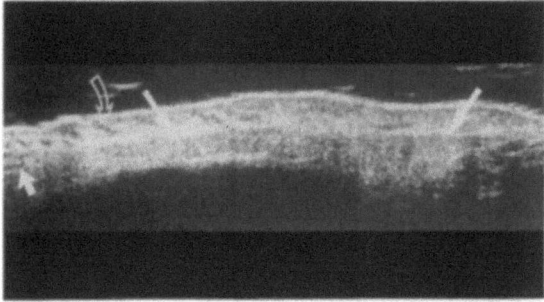

Abb. 50. Zusammengesetztes UBM-Bild eines Oberlids. Strukturen von oben nach unten: Kutis mit subkutanem Fettgewebe und Hautanhangsgebilden *(transparenter Pfeil auf Haarbalg weisend)*, M. orbicularis, Tarsus *(schmale Pfeile)*. Am linken Rand beginnt der M.-levator-/M.-tarsalis-Ansatz – sichtbar durch die hyporeflexive Begrenzung der Muskeln *(kleiner Pfeil)*

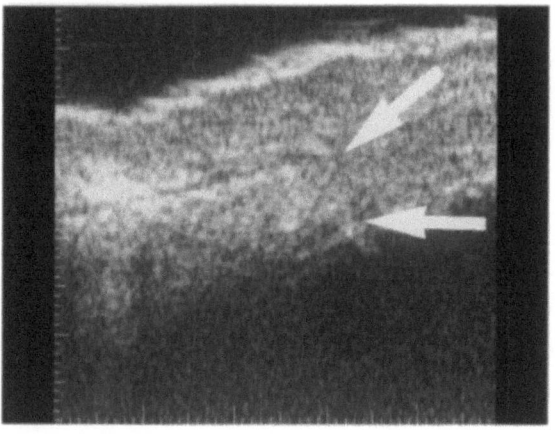

Abb. 51. Präseptaler Oberlidanteil im UBM. Der muskuläre Lidheberkomplex ist hyporeflexiv begrenzt. Das gelegentlich sichtbare streifige Echomuster in Zugrichtung ist nur angedeutet

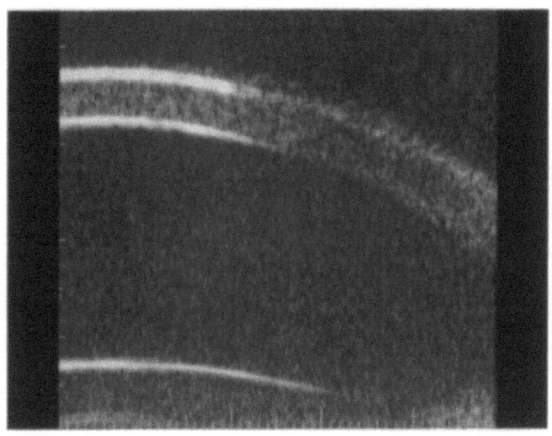

Abb. 52. Die normale Hornhaut im Ultraschallbiomikroskop. An der Oberfläche zeigen die Epithel- und Bowman-Schicht eine Doppelkontur. Die Deszemet-Membran mit dem Endothel bilden eine Linie als posteriore Hornhautbegrenzung. Je schräger der auftreffende Schallstrahl mit der Hornhautkrümmung wird, um so unschärfer wird das Echo *(rechts im Bild)*. In der Tiefe sind Wiederholungsechos sichtbar

gewählten Schnittführung. Bei sehr schräger Schnittführung kann die Orientierung im Gewebe durchaus schwierig werden. Die Kenntnis der normalen Anatomie ist auch hier Bedingung für das Erkennen und die optimale Darstellung der pathologischen Veränderungen.

Die *Lider* sind in der Gesamtheit ihrer Struktur mittel- bis hochreflexiv (**Abb. 50**). Nach dem Initialecho der Kutis stellt sich das subkutane Fettgewebe mit den Hautanhangsgebilden (z. B. Haarbälge) dar. Eine Unterscheidung von den Orbikularisfasern ist nicht möglich, da der Reflexivitätsunterschied nicht groß genug ist. Den nächsten Impendanzsprung bietet die Tarsusoberfläche. Der Tarsus selbst ist glatt begrenzt und etwas niedriger reflexiv als die darüber liegende Haut-Muskel-Schicht. Sobald der Schallstrahl nicht mehr senkrecht auftrifft, stellt sich der Tarsus echoarm dar, weil die Schallwellen ihn nicht mehr durchdringen können (s. Abb. 81). An der kranialen Tarsusbegrenzung schließt sich der M.-levator-/M.-tarsalis-Komplex an. Sie sind echoarm abgegrenzt (**Abb. 51**) und weisen gelegentlich eine streifige Zeichnung in ihrer Zugrichtung auf. Darunter liegende Anteile (Septum, Orbitafettloge) können bei begrenzter Eindringtiefe nicht untersucht werden.

Die *Hornhaut* befindet sich an der Augenoberfläche und kann gut dargestellt werden. Sie erscheint an der Oberfläche mit zwei parallel verlaufenden Linien. Diese kennzeichnen das Epithel und die darunter liegende Bowman-Schicht (**Abb. 52**). Das Stroma weist dann eine mittlere Reflexivität auf. Der Übergang zur hochreflexiven Sklera am Limbus kann gut unterschieden werden. Die innere Hornhautschicht stellt sich hochreflexiv durch die Deszemet-Membran und die Endothelzelllage dar, wenn sie senkrecht getroffen wird. Eine Störung im Funktionszustand des Endothels kann man an möglichen Deszemetfalten oder einer Stromaquellung indirekt ablesen.

1.2 Der echographische Normalbefund

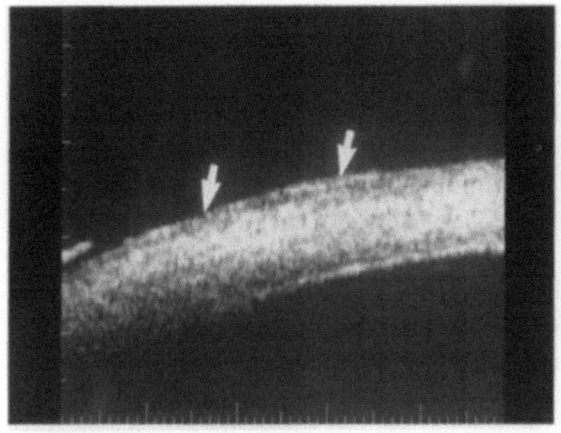

Abb. 53. Die normale Bindehaut ist im UBM als zarte, oberflächlich gelegene, reflexreiche Kontur gerade eben abgrenzbar *(Pfeile)*

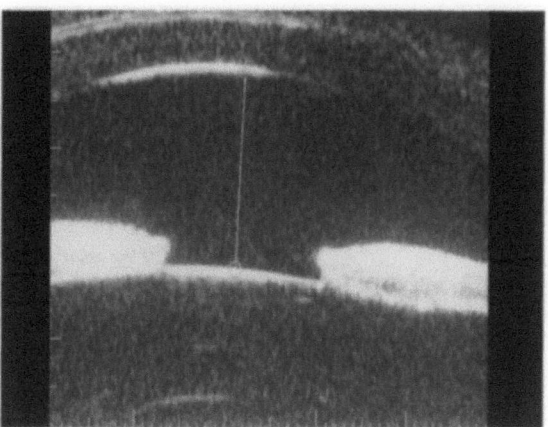

Abb. 54. Vordere Augenkammer im UBM mit der Möglichkeit, die wahre Vorderkammertiefe mit den Gates ab der Hornhautrückfläche zu messen

Die Hornhautdicke lässt sich zuverlässig abmessen, wenn der Schallstrahl senkrecht angeordnet ist. Pierro und Mitarbeiter [21] verglichen die im UBM gemessene Hornhautdicke mit der optischen und sonographischen Pachymetrie. Die Hornhautstrecken im UBM und in der sonographischen Pachymetrie waren gut vergleichbar, jedoch wichen beide von der optischen Pachymetrie ab. Urbak und Mitarbeiter [32] bestätigten diese Ergebnisse; sie haben darüber hinaus PMMA-Intraokularlinsen (in vitro) und Abstände zwischen Nähten im UBM vermessen und in der Scanning-Elektronenmikroskopie eine gute Übereinstimmung für die seitliche und axiale Größenwiedergabe des UBM bestätigt.

Die an den Limbus angrenzende *Bindehaut* ist unter physiologischen Bedingungen gerade eben abgrenzbar (**Abb. 53**).

Die *Vorderkammer* ist echoarm und die anliegenden Strukturen (Iris und Linse) können problemlos abgegrenzt werden. Das UBM bietet den Vorteil der Bestimmbarkeit der wahren Vorderkammertiefe von Hornhautrückfläche bis Linsenvorderfläche an jedem Punkt der Vorderkammer (**Abb. 54**). Pavlin und Mitarbeiter [18] geben eine durchschnittliche Vorderkammertiefe von 3,128 mm ± 372 µm im UBM an, ermittelt durch eine Serie von Normalprobanden.

Die *Hinterkammer* wird begrenzt durch die Irisrückfläche, den anterioren Ziliarkörper, die Zonulafasern, die vordere Glaskörpergrenzmembran und die Linsenvorderfläche. Auch sie ist

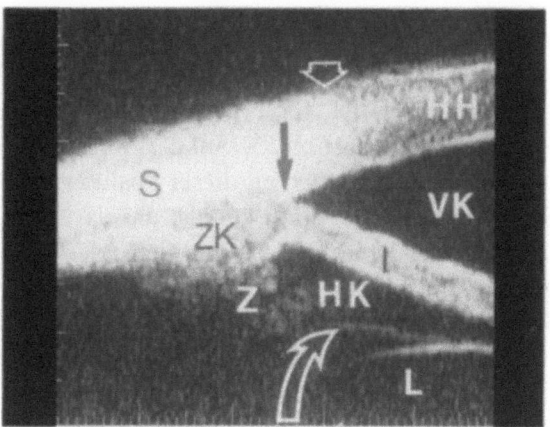

Abb. 55. Der Kammerwinkel im UBM (radiär abgebildet). *Der schwarze Pfeil* markiert den Skleralsporn, *der weiße Pfeil* den korneoskleralen Übergang und *der gebogene Pfeil* die posteriore Begrenzung der Hinterkammer. *S* Sklera; *ZK* Ziliarkörper, Pars plicata; *Z* Zonula; *HK* Hinterkammer; *L* Linse; *I* Iris; *VK* Vorderkammer; *HH* Hornhaut

durch die fehlenden Gewebsstrukturen echoarm, deswegen auch gegen den echoarmen Glaskörper und die zarten Zonulafasern nicht immer sicher abgrenzbar (**Abb. 55**).

An den *Kammerwinkelstrukturen* sind die Hornhaut, die Sklera, die Iris, die Linsenoberfläche, der Ziliarkörper und die Zonulafasern beteiligt. Alles kann mit dem UBM gut dargestellt werden. Der korneosklerale Übergang wird sichtbar durch die hohe Reflexivität der irregulär angeordneten Kollagenfasern der *Sklera*, verglichen mit der niedrigen Reflexivität des regulären Kollagenmusters der Hornhaut. Der Refle-

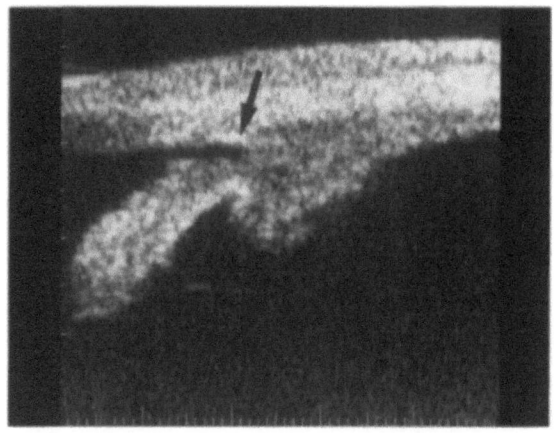

Abb. 56. UBM-Abbildung eines normalen Kammerwinkels mit Iris in maximaler Mydriasis. Der Kammerwinkel bleibt offen. *Der schwarze Pfeil* markiert den Skleralsporn

xivitätsunterschied hat den Faktor 4,6 [20]. Es ist kein scharfer, sondern ein langsamer Übergang der beiden Strukturen, genau wie im histologischen Präparat (Abb. 55). Auf der Hornhautinnenseite befindet sich an dieser Position die Schwalbe-Linie. Weiterhin können das darüber liegende episklerale Gewebe und der tiefer liegende Ziliarkörper gegen die hochreflexive Sklerastruktur abgegrenzt werden. Die Sklera ist in der Region des Skleralsporns besonders dick. Er gilt als die posteriore Begrenzung des Sulcus scleralis, springt im Kammerwinkel etwas vor und eignet sich als Ausgangspunkt für viele Strukturabmessungen. Mit dem UBM hat man endlich die Möglichkeit, den Kammerwinkelöffnungsgrad nicht mehr nur semiquantitativ in 4 Gradeinteilungen wie bei der Gonioskopie einzuschätzen. Mit dem Skleralsporn als Bezugspunkt kann der Kammerwinkel exakt ausgemessen werden (s. Abb. 290, 291) oder noch genauer als Öffnungsfläche und in einer Funktion der Öffnung bestimmt werden (s. Kap. 3.1.1). Im konventionellen B-Bild dagegen konnte Makabe [14] nur eine schlechte Korrelation mit dem gonioskopischen Befund feststellen. Der Schlemm-Kanal ist auch mit kompressionsfreier Untersuchung bei 50 MHz nicht darstellbar (s. Abb. 22). Dafür sieht man gelegentlich eine V. perforans (s. Abb. 40).

Der mittelreflexive *Ziliarkörper* mit der zottigen Oberfläche der Pars plicata ist sehr unterschiedlich in der jeweiligen Abbildung, abhängig davon, ob jeweils eine oder mehrere Ziliarkörperzotten oder das sie umgebende Tal im Querschnitt getroffen sind (**Abb. 57-59**).

Die Ziliarkörperzotten sind sehr unterschiedlich geformt und werden, weil sie limbusparallel aus dem Schnittrand geraten, zum Bildrand hin kleiner. Der Schallkopf macht eine lineare Bewegung – der Limbus und auch der Ziliarkörper haben aber eine gewölbte Basis, sodass nur immer ein Teil der Ziliarkörpermitte abgebildet werden kann. Die Form des Ziliarkörpers wird weiterhin beeinflusst von dem Spannungszustand des Ziliarmuskels bei der Akkommodation. Er formt unterhalb der peripheren Iris mit dem anterioren Teil der Pars plicata den Sulcus ciliaris – eine wichtige Struktur für die Intraokularlinsenimplantation.

Die *Iris* mit ihrer Oberfläche und dem Stroma stellt sich mit ihrem trabekulären Aufbau ähnlich dem Ziliarkörper mittelreflexiv dar. Das zellreiche Pigmentblatt mit den Melaningranula setzt sich als hochreflexive Struktur in der Tiefe davon ab. Es ist eine deutliche posteriore Begrenzung der Iris, lässt sich im Ziliarkörperbereich als pigmentiertes Ziliarepithel weiter verfolgen und geht von der Pars plicata in die Pars plana über. Die einzelnen Komponenten des uvealen Gewebes sind in ihren Reflexverhalten sehr ähnlich. Die Irismuskeln (M. dilatator pupillae und M. sphincter pupillae, auch der M. ciliaris) sind im Einzelnen nicht vom umgebenden Gewebe unterscheidbar. Manchmal kann man den M. sphincter pupillae durch eine Dickenzunahme am Pupillarrand erahnen. Ohne medikamentösen Einfluss ist die Weite der Pupille sehr veränderlich und lässt sich im UBM millimetergenau ausmessen.

Die Höhe des Irisansatzes am anterioren Ziliarkörper kann variieren; die Nähe zum Skleralsporn ist dann unterschiedlich. Dies gewinnt an Bedeutung, falls es zur Ausbildung eines Winkelblocks mit Verlegung des Trabekelmaschenwerks kommt (s. Kap. 3.1.2, Abb. 310–312) oder bei einer dysgenetischen Kammerwinkelveränderung mit einem hohen Irisansatz (s. Kap. 3.1.7, Abb. 372, 380).

Die *Zonulafasern* sind wegen ihres geringen Durchmessers im Einzelnen nicht darstellbar. Die Gesamtheit des Zonulaapparats ist gelegentlich in Verlängerung der Ziliarkörperzotten als

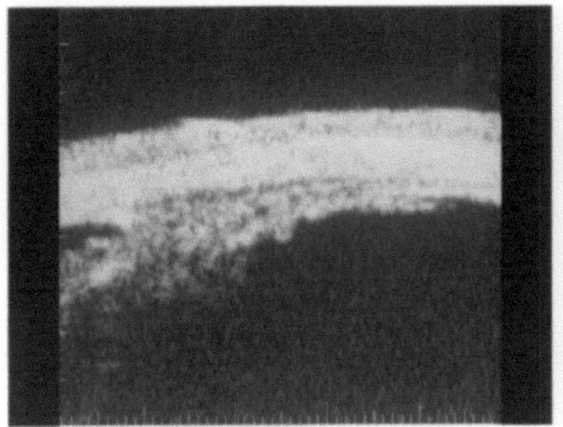

Abb. 57. Normaler Ziliarkörper im radiären UBM-Bild mit Pars plicata und Pars plana, dann Übergang zur Netzhaut (*rechts* im UBM-Bild)

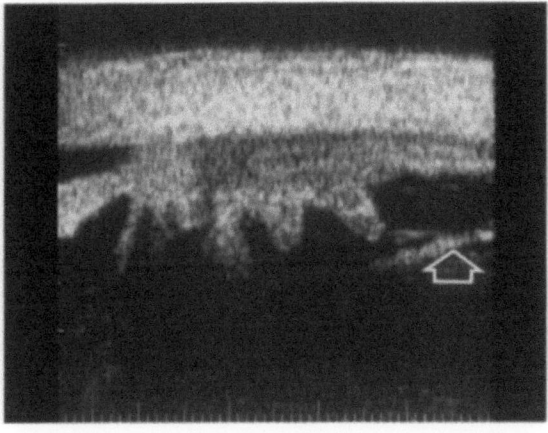

Abb. 58. Zottenreiche Pars plicata im nicht radiären (diagonalen) UBM-Abbildungsschnitt. *Der Pfeil* zeigt auf die verdichtete Glaskörpergrenzmembran

zart reflektierende Struktur bei senkrecht auftreffendem Schallstrahl im Fokusabstand zu erkennen (**Abb. 60**). Bei einer limbusparallelen Schnittführung sind sie nicht zu sehen.

Die klare *Augenlinse* bietet durch ihren Impendanzsprung zur Vorderkammer ein reflexreiches Initialecho. Dadurch lässt sich auch der Äquator mit dem einstrahlenden Zonulaapparat gut darstellen (**Abb. 61**). Das Binnenecho bietet bei klarer Linse nur wenig Reflexe. Erst bei einer Trübung der Linsenschichten werden diese dann auch sonographisch sichtbar (s. Kap. 2.6).

Der anteriore echoarme *Glaskörper* demarkiert sich nur bei einer abgehobenen Glaskörpergrenzmembran (**Abb. 62**). Binnenechos sind lediglich bei Inhomogenitätszonen und entzündlichen Infiltraten zu sehen (s. Kap. 3.2, Uveitis). Bedeutend können manchmal periphere Glaskörperadhärenzen mit Traktion sein.

Die *periphere Netzhaut* ist nur soweit darstellbar, wie es die hierfür nötigen extremen Blickbewegungen und der durch die Lider (und den Trichter) begrenzte Schallkopfausschlag erlauben. Auch wenn mit einem speziellen Spekulum versucht wird, die Erreichbarkeit der peripheren Netzhautaderhaut zu verbessern [8], kann die nasale Seite am schlechtesten sichtbar gemacht werden. Die Netzhaut ist in ihrem peripheren Anteil sehr dünn und nur dann als schmale Linie zu sehen, wenn sie sich vom retinalen Pigmentepithel gelöst hat.

Die *periphere Aderhaut* erscheint als ein dünnes, wenig reflexives Band unterhalb des Sklera-

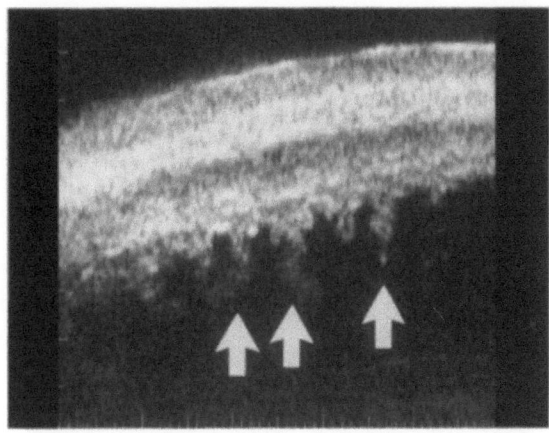

Abb. 59. Der Ziliarkörper (Pars plicata) in der limbusparallelen UBM-Abbildung. *Die Pfeile* markieren die Ziliarkörperzotten. Genau in der Mitte (supraziliar) beginnt hyporeflexiv die Öffnung zur Vorderkammer, da der Ziliarkörper eine gebogene Form hat (Bildebene streng linear)

echos. Eine Unterscheidung zur peripheren Netzhaut wird durch die hohe Reflexivität des retinalen Pigmentepithels und der Bruch-Membran möglich.

Bei der Untersuchung in der Peripherie wird gelegentlich die Sehne des Muskelansatzes der geraden Augenmuskeln als niedriger-reflexives intrasklerales Band sichtbar (s. Abb. 62). Hier nimmt manchmal die Skleradicke unmittelbar vor dem Ansatz ab.

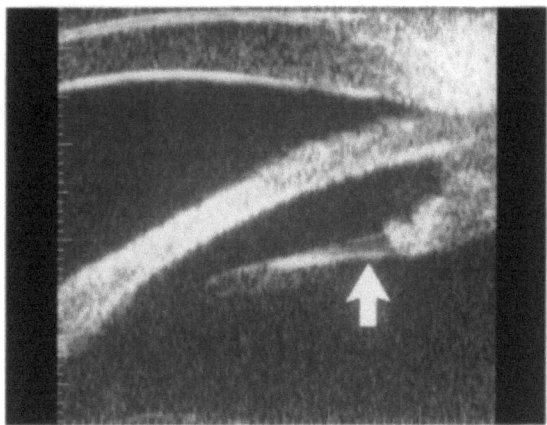

Abb. 60. Die Zonulafasern sind an ihrer Insertionsstelle der Linsenoberfläche *(Pfeil)* normalerweise nur schwer abzugrenzen. Dies ist hier nur möglich, da sie genau senkrecht zum UBM-Schallstrahl liegen und exakt im Fokusabstand sind

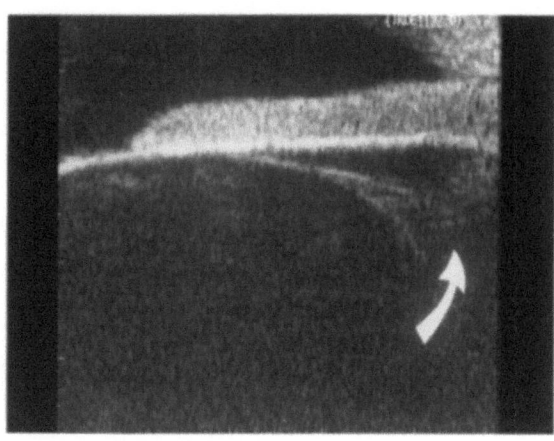

Abb. 61. Eine normale Linse im UBM-Bild. *Der Pfeil* zeigt auf die Zonulafasern

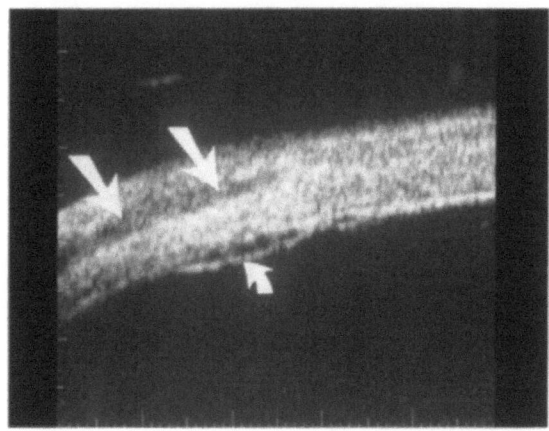

Abb. 62. Beginnende Abhebung der Glaskörpergrenzmembran im UBM *(kleiner, gebogener Pfeil)*. Auch der Muskelansatz eines geraden Augenmuskels stellt sich dar *(gerade Pfeile)*

1.3 Akkommodation

Die Lage des Ziliarkörpers posterior der Irisbasis ließ bislang eine direkte Beobachtung nur bei ausgedehnteren Substanzdefekten/-verlusten der Iris zu. Mit der Ultraschallbiomikroskopie ist eine Beobachtung der physiologischen Veränderung des Ziliarmuskels und seiner intakten Nachbarstrukturen bei der Akkommodation möglich. Eine dynamische Darstellung ist jedoch nur mit Videosequenzanalyse gegeben.
Mit der Akkommodationsaufforderung und Anspannung des M. ciliaris verkippt der anteriore Teil der Pars plicata in Richtung Skleralsporn, der posteriore bewegt sich nach innen auf den Linsenäquator zu. Der gesamte Ziliarkörper bewegt sich so von der Sklera weg [9]. Der angespannte Ziliarmuskel entspannt die Zonulafasern und erlaubt der Linse, ihre anteriore und posteriore Krümmung zu erhöhen. Mit dieser Abrundung der Linsenform verkleinert sich der Linsendurchmesser am Äquator (**Abb. 63–68**).
Dieses wird auch durch die Arbeitsgruppe von Guthoff [2] bestätigt. Sie beobachtete ferner einen akkommodationsbedingten Kontakt des Ziliarkörpers mit der Irisrückfläche in 4 von 5 Untersuchungen; bei 3 von 5 kam es zu einer Aufweitung des Kammerwinkels. Auch eine Straffung des Ziliarkörperbands verbesserte die Abflussleichtigkeit. Hierdurch wurden die schon gonioskopisch und histologisch herausgearbeiteten Vorstellungen bezüglich des Akkommodationsmechanismus bestätigt [1, 3] und die Helmholtz-Akkommodationstheorie gestützt [34].

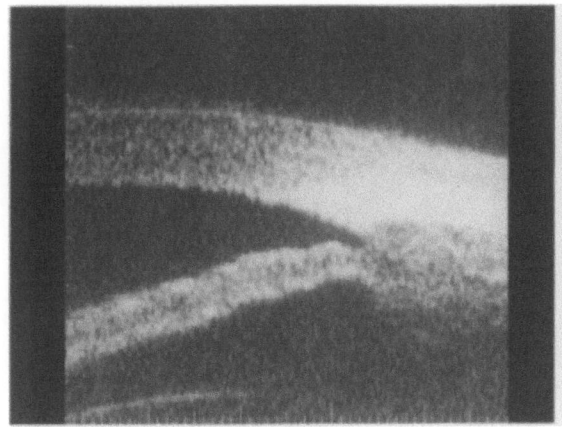

Abb. 63. UBM: Akkommodation bei –1,0 dptr: Der Irisansatz bekommt eine anteriore Richtung

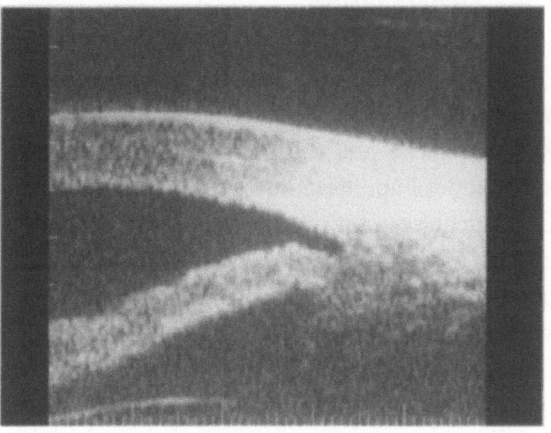

Abb. 64. UBM: Akkommodation bei –3,0 dptr: Die anteriore Richtung des Irisansatzes bezieht eine größere Irisstrecke mit ein

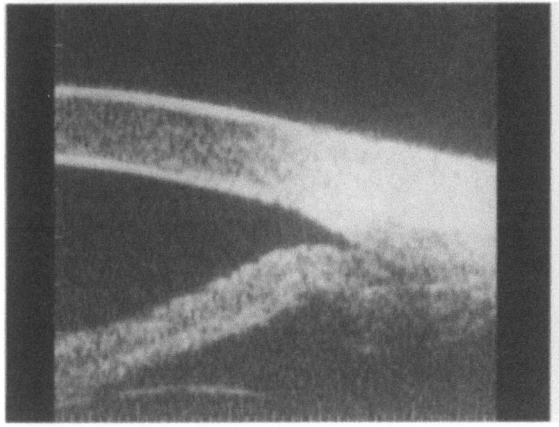

Abb. 65. UBM: Akkommodation bei –6,0 dptr: Die periphere Iris ist konvex geformt

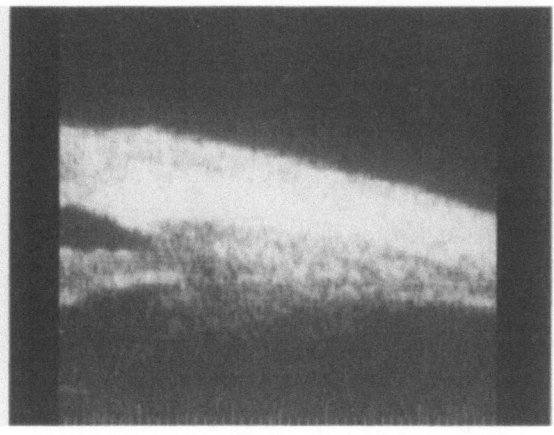

Abb. 66. UBM: Ziliarkörper in akkommodationsfreiem Zustand (vernebelt mit +3,0 dptr)

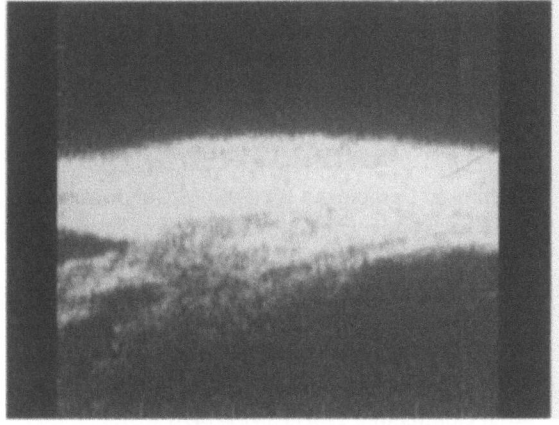

Abb. 67. UBM: Ziliarkörper bei –3,0 dptr: Die Ziliarkörperzotten liegen weiter anterior und deutlich im retroiridalen Bereich. Die gesamte Irisbasis hat sich in eine mehr zentripetale Richtung bewegt

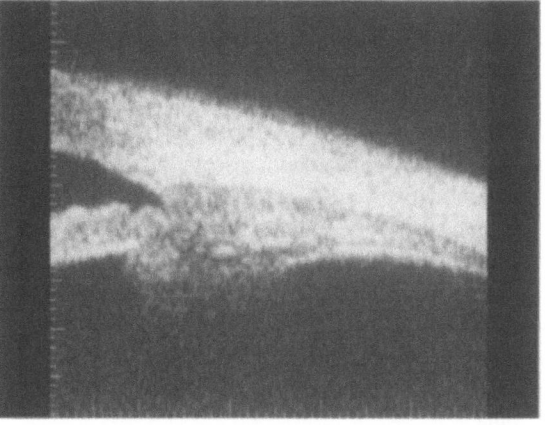

Abb. 68. UBM: Ziliarkörper bei –6,0 dptr: Die gesamte Pars plicata macht einen kompakteren Eindruck. Die Ziliarkörperzotten liegen näher zur Sklera und so weit anterior, dass der Sulcus ciliaris verstrichen ist. Die basisnahe Iris scheint in die Kontraktion miteinbezogen

1.4 Lichtreaktion

Die Pupillengröße kann im UBM genau vermessen werden. Weiterhin können die Iris-Linsen-Kontaktstrecke und die Irisdicke in Abhängigkeit von der Pupillenweite bestimmt werden. Bei Untersuchungen für medikamentöse Wirkungen können die intraokularen Strecken (auch die Pupillenweite) vor und nach Applikation vermessen werden [12, 15].

Gelegentlich demarkiert sich der Sphincter pupillae als weniger reflexive, runde Struktur im pupillennahen Stroma, besonders bei chronischer Miotikaapplikation und bei jüngeren Patienten (s. Abb. 305).

Für die Beobachtung des Pupillenspiels ist die Bildfrequenz des UBM mit 8 Hz nicht hoch genug. Die leichte Bildunruhe erschwert die Beurteilung der feinen Pupillomotorik. Im Pupillarsaumbereich kann das Pigmentblatt nicht zuverlässig vom Stroma getrennt werden. Die Darstellung eines Ektropium uveae gelingt nicht (s. Kap. 2.5).

Veränderungen im Ziliarkörperbereich wurden in eigenen Untersuchungen gesehen. Mit dem Zug an der Irisbasis erfährt der Irisansatz am Ziliarkörper eine Bewegung nach anterior und kommt dem Skleralsporn näher. Die Position des übrigen Ziliarkörpers scheint sich nicht zu verändern (**Abb. 69, 70**).

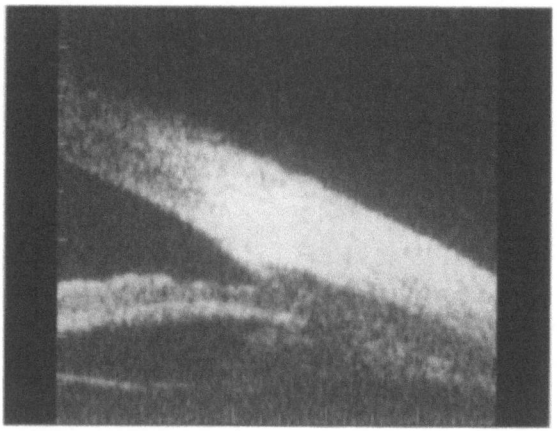

Abb. 69. UBM: Kammerwinkel in Dunkeladaptation. Der Irisansatz liegt unterhalb des Skleralsporns

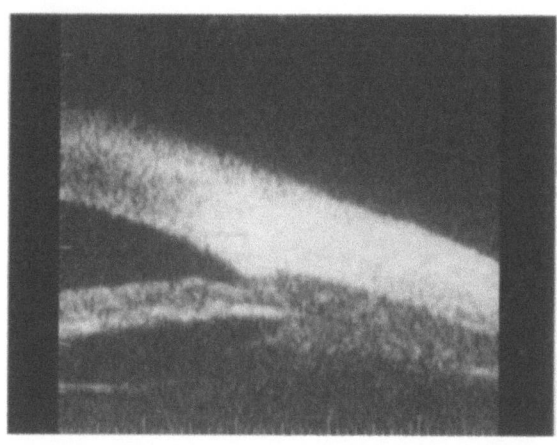

Abb. 70. UBM: Kammerwinkel unter Lichteinfall. Der Irisansatz liegt jetzt deutlich höher. Die Irisdicke hat abgenommen, das Pigmentblatt ist infolge seines gestreckten Verlaufs leichter von der übrigen Irisstruktur zu unterscheiden

Literatur

1. Armaly MF, Jepson NC (1962) Accommodation and the dynamics of the steady-state intraocular pressure. Invest Ophthalmol Vis Sci 1:480–483
2. Bacskulin A, Gast R, Bergmann U, Guthoff R (1996) Ultrasound biomicroscopy imaging of accommodative configuration changes in the presbyopic ciliary body. Ophthalmologe 93/2:199–203
3. Burian HM, Allen L (1955) Mechanical changes during accommodation observed by gonioscopy. Arch Ophthalmol 188:1–19
4. Coleman DJ, Lizzi FL, Jack R (1977) Ultrasonography of the eye and orbit.Lea & Febinger, Philadelphia
5. Coleman DJ, Silverman RH, Daly SM et al. (1998) Advances in ophthalmic ultrasound. Radiol Clin North Am 36/6:1073–1082
6. Cusumano A, Coleman DJ, Silverman RH et al. (1998) Three-dimensional ultrasound imaging. Clinical applications. Ophthalmology 105/2: 300–306
7. Frieling E, Dembinsky B (1995) Morphometry of the ciliary body using ultrasound biomicroscopy. Ophthalmologe 92/5:745–749
8. Garcia-Feijoo J, Benitez del Castillo JM, Martin-Carbajo M, Garcia-Sanchez J (1997) Orbital cup. A device to facilitate ultrasound biomicroscopic examination of pars plana and peripheral retina. Arch Ophthalmol 115/11:1475–1476
9. Glasser A, Kaufman PL (1999) The mechanism of accommodation in primates. Ophthalmology 106/)863–872
10. Hill CR (1976) Ultrasonic imaging. J Phys [E] 9/3:153–62

11. Humphrey Instruments, Inc. (1993) Ultrasound Biomicroscope Model 840 – Owner's Manual
12. Lo Presti L, Morgese A, Ravot M, Brogliatti B, Carenini BB (1998) Ultrabiomicroscopic study of the effects of brimonidine, apraclonidine, latanoprost and ibopamine on the chamber angle and ciliary body. Acta Ophthalmol Scand [Suppl] 227:32–34
13. Maberly DA, Pavlin CJ, McGowan HD, Foster FS, Simpson ER (1997) Ultrasound biomicroscopic imaging of the anterior aspect of peripheral choroidal melanomas. Am J Ophthalmol 123/4:506–14
14. Makabe R (1989) Comparative studies of the anterior chamber angle width by ultrasonography and gonioscopy. Klin Monatsbl Augenheilkd 194:6
15. Marchini G, Babighian S, Tosi R, Bonomi L (1999) Effects of 0.2% brimonidine on ocular anterior structures. J Ocul Pharmacol Ther 15/4:337–44
16. Ossoinig KC, Dallow RL (1979) Standardized echography: Basic principles, clinical applications and results. Int Ophthalmol Clin 19:127–210
17. Pavlin CJ, Foster FS (1998) Ultrasound biomicroscopy. High-frequency ultrasound imaging of the eye at microscopic resolution. Radiol Clin North Am 36/6:1047–58
18. Pavlin CJ, Foster FS (1995) Ultrasound biomicroscopy of the eye. Springer, Berlin Heidelberg New York Tokyo, pp 50–60
19. Pavlin CJ, Harasiewicz K, Foster FS (1994) Eye cup for ultrasound biomicroscopy. Ophthalmic Surg 25/2:131–132
20. Pavlin CJ, Sherar MD, Foster FS (1990) Subsurface ultrasound microscopic imaging of the intact eye. Ophthalmology 97/2:244–250
21. Pierro L, Conforto E, Resti AG, Lattanzio R (1998) High-frequency ultrasound biomicroscopy versus ultrasound and optical pachymetry for the measurement of corneal thickness. Ophthalmologica 212 [Suppl 1]:1–3
22. Reinstein DZ, Silverman RH, Sutton HF et al. (1999) Very high-frequnecy ultrasound corneal analysis identifies anatomic correlates of optical complications of lamellar refractive surgery: anatomic diagnosis in lamellar surgery. Ophthalmology 106/3:474–482
23. Sherar MD, Starkoski BG, Taylor WB, Foster FS (1989) A 100 MHz-B-scan ultrasound backscatter microscope. Ultrasonic Imaging 11:95–105
24. Silverman RH, Kruse DE, Coleman DJ et al. (1999) High-resolution ultrasonic imaging of blood flow in the anterior segment of the eye. Invest Ophthalmol Vis Sci 40(7):1373–1381
25. Silverman RH, Reinstein DZ, Raevsky T et al. (1997) Improved system for sonographic imaging and biometry of the cornea. J Ultrasound Med 16/2:117–124
26. Silverman RH, Rondeau MJ, Lizzi FL, Coleman DJ (1995) Three-dimensionl high-frequnecy ultrasonic parameter imaging of anterior segment pathology. Ophthalmology 102:837–843
27. Sugimoto M, Ishikawa H, Esaki K, Liebmann JM, Uji U, Ritch R (1998) The hidden information within ultrasound biomicroscopy. Invest Ophthalmol Vis Sci 39 [Suppl]:1032
28. Tello C, Liebmann JM, Ritch R (1994) An improved coupling medium for ultrasound biomicroscopy. Ophthalmic Surg 25(6):410–411
29. Tello C, Potash S, Liebmann J, Ritch R (1993) Soft contact lens modification of the ocular cup for high-resolution ultrasound biomicroscopy. Ophthalmic Surg 24/8:563–4
30. Thijssen MJ, Mol MJ, Timer MR (1983) Acoustic parameters of ocular tissues. Ultrasound Med Biol 11:157
31. Turnbull DH, Starkoski BG, Harasiewicz KA, Semple JL, From L, Gupta AK, Sauder DN, Foster FS (1995) A 40-100 MHz B-scan ultrasound backscatter microscope for skin imaging. Ultrasound Med Biol 21/1:79–88
32. Urbak SF (1998) Ultrasound biomicroscopy. I. Precision of measurements. Acta Ophthalmol Scand 76:447–455
33. Ursea R, Coleman DJ, Silverman RH et al. (1998) Correlation of high-frequency ultrasound backscatter with tumor microstructure in iris melanoma. Ophthalmology 105/5:906–912
34. Von Helmholtz H (1855) Über die Akkommodation des Auges. Albrecht Graefe's Arch Ophthalmol 1:1–74

2 Strukturelle Befunde

2.1 Okuläre Adnexe

Bei jeder oberflächennahen Veränderung, die durch die begrenzte Eindringtiefe des UBM von 5 mm zu erfassen ist, ist durch die hohe Auflösung des UBM die Möglichkeit gegeben hochdifferenzierte Information über die Gewebestruktur zu erlangen.

Flächige, nicht tiefgreifende Veränderungen können durch Serienschnitte komplett erfasst werden. Es empfiehlt sich die Untersuchung mit einem niedrig-viskösen Ultraschallgel (s. Abb. 22), damit der Trichter nicht auf der Haut bewegt werden muss und dann das Ankoppelungsmedium verläuft – zusätzlich vermeidet man eine Druckeinwirkung auf das umgebende Gewebe. Handelt es sich um eine Veränderung mit Ausdehnung in die Tiefe, kann der oberflächennahe Anteil untersucht werden, was ggf. schon Rückschlüsse auf die gesamte Veränderung zulässt:

- zystische oder solide Konfiguration,
- scharfe Ränder oder Zeichen der Infiltration,
- Verkapselungen,
- Schlagschatten durch Fremdkörper oder Kalkeinlagerungen,
- Verschieblichkeit der Strukturen.

Wenn es sich um eine verschiebliche Raumforderung handelt, kann sie auch durch seitlichen Druck mit einem Wattestäbchen näher an die Oberfläche und auch näher in die Reichweite des Schallkopfs gebracht werden. Diese oberflächengerichtete Bewegung kann bei kleinen Befunden auch durch die Benutzung des Trichters mit Druckausübung auf die Umgebung erzielt werden.

Das verhornte Epithel der Haut verursacht aber deutlich mehr Schallabschwächung und begrenzt die Eindringtiefe noch mehr, verglichen mit dem nicht verhornenden Epithel der Binde- und Hornhaut. Hier wird die Eindringtiefe durch das Kammerwasser der okulären Räume noch verstärkt.

Aus den Spezifikationen des UBM ergeben sich somit auch diagnostische Möglichkeiten in der Dermatologie und in der Oralpathologie [43].

2.1.1 Lider

Für die Untersuchung der Lider ist der Trichter weniger geeignet, weil Methylzellulose 2% und Wasser über die Lidspalte ablaufen. Bei Hautbefunden fern der Lidspalte findet der Trichter evtl. noch Verwendung, abhängig von der Größe des Befunds. Bei lidkantennahen Befunden empfiehlt sich niedrig-visköses Ultraschallgel. Nach der Oberflächenanästhesie können dann die Lider mit der Hand etwas auseinander gehalten werden, damit die Orientierung durch die dargestellte Lidkante erleichtert wird.

Die Aufgabe der Ultraschallbiomikroskopie bei Prozessen im Bereich der Lider und auch der Tränenwege (s. unten) besteht in erster Linie in der Bestimmung der Größe, Ausdehnung, Kontur und Binnenreflexivität der Veränderung. Für die Beurteilung der Binnenstruktur ist die Unterscheidung in echoarme und echoreiche Läsionen wichtig. Diese Beurteilung ist auch bei Befunden möglich, die zwar oberflächlich liegen, jedoch an Größe den Bildausschnitt und die Eindringtiefe des UBM überschreiten.

Zu den echoarmen Raumforderungen gehören Hämangiome, Fisteln, Retentionszysten und Zysten (z. B. auch Schokoladenzysten auf **Abb. 71, 72**).

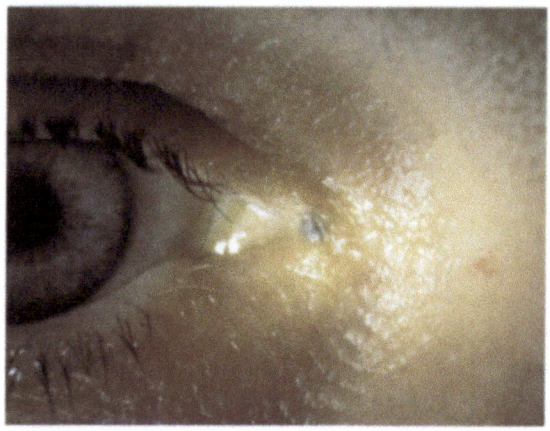

Abb. 71. Klinisches Bild einer Schokoladenzyste. Blaubräunliche Verfärbung im inneren Lidwinkel, schon länger bekannt, ohne erinnerliches Trauma

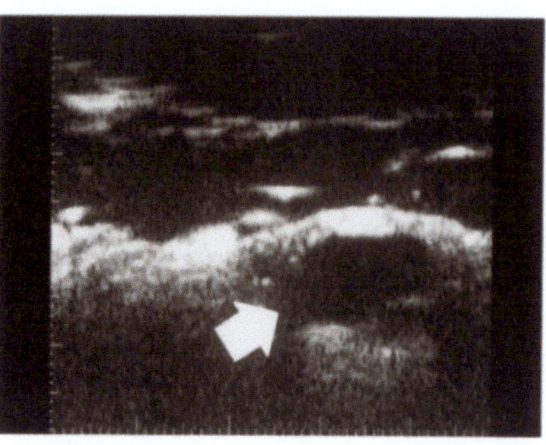

Abb. 72. UBM-Bild der Schokoladenzyste mit breitem Zystendach aus Kutis und Subkutis und einem echoarmen Binnenecho (*Pfeil*). Schallverstärkung mit besserer Sichtbarkeit des Gewebes unterhalb der Zyste, Luftlayer der Gelankoppelung oberhalb vom Hautniveau

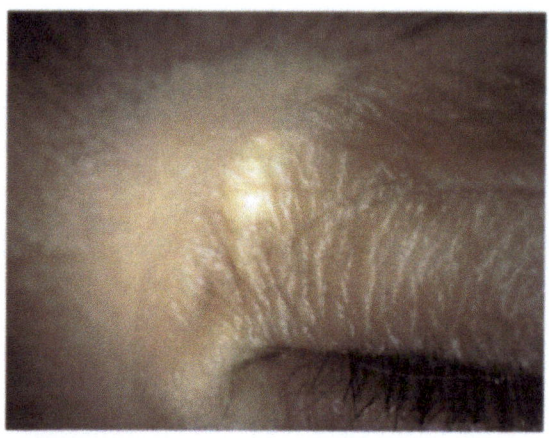

Abb. 73. Oberlidxanthelasma

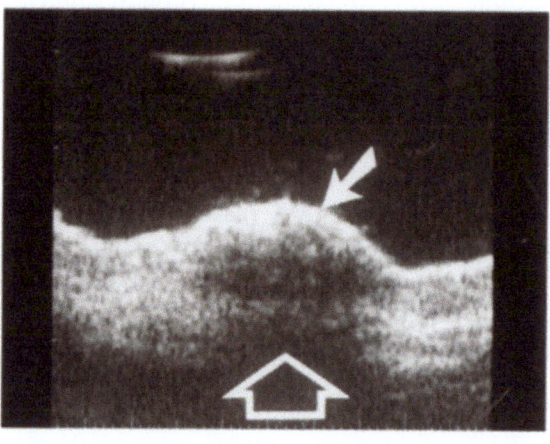

Abb. 74. Im UBM erscheint die Cholesterineinlagerung hoch reflexiv mit einem körnigen Binnenecho (*weißer Pfeil*). Diese hohe Reflexivität verursacht einen Schlagschatten (*transparenter Pfeil*)

Zu den echoreichen Raumforderungen zählen Papillome, Nävi, Xanthelasmen (**Abb. 73, 74**), seborrhoische Keratosen, aktinische Keratosen und jede Form der Hyperkeratose sowie Basaliome und alle zellreichen Tumore.

Eine wechselnde Reflexivität finden wir bei entzündlichen Veränderungen, abhängig davon, ob die Infiltration oder die Abszedierung überwiegt (**Abb. 75–79**), und bei Dermoiden, wo das Reflexverhalten sich nach dem Inhalt des Dermoids richtet.

Auch die etwas tiefer gelegene Lidmuskulatur, der Tarsus und die Levatoraponeurose lassen sich darstellen (**Abb. 80, 81**).

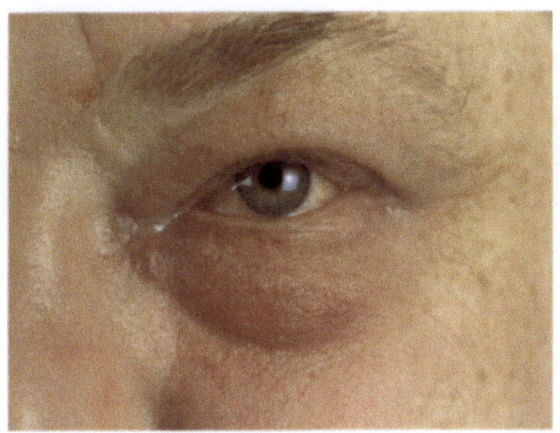

Abb. 75. Lidphlegmone mit Besserung unter systemischer Antibiose

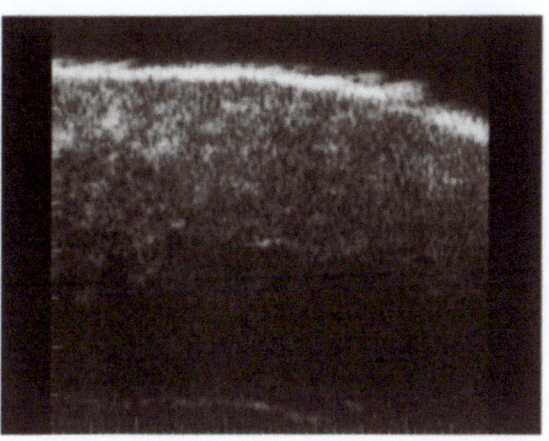

Abb. 76. UBM-Bild der betroffenen Seite vom nasalen Unterlid – präseptal. Deutliche Auflockerung des mittel reflexiven Gewebes. Unregelmäßiges Echomuster. Durch die ödematöse Auftreibung verschwimmen die tieferen Strukturen. Wiederholungsecho am unteren Bildrand

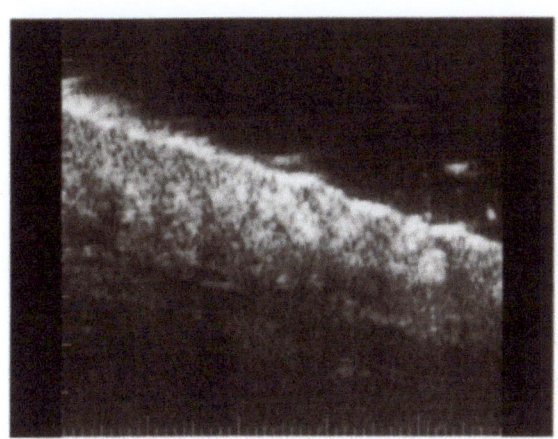

Abb. 77. Die gleiche UBM-Einstellung von der gesunden Gegenseite. Hoch reflexive Kutis mit subkutanem Gewebe bis zum Orbitaseptum

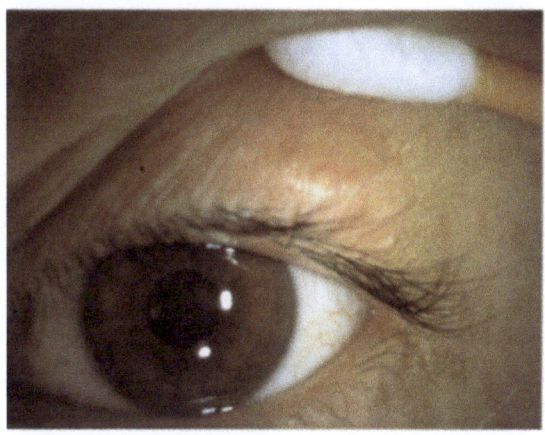

Abb. 78. Entzündlicher Oberlidtumor, V. a. ein Chalazion

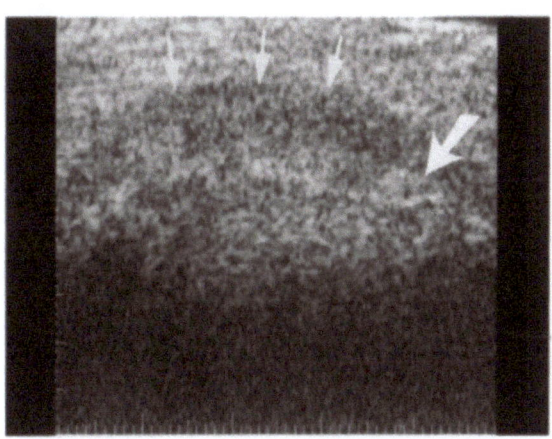

◁

Abb. 79. Das UBM zeigt einen mittel-reflexiven Befund (*großer Pfeil*), der von einer hyporeflexiveren Kapsel umgeben wird (*kleine Pfeile*). Der histologische Befund bestätigte ein Chalazion

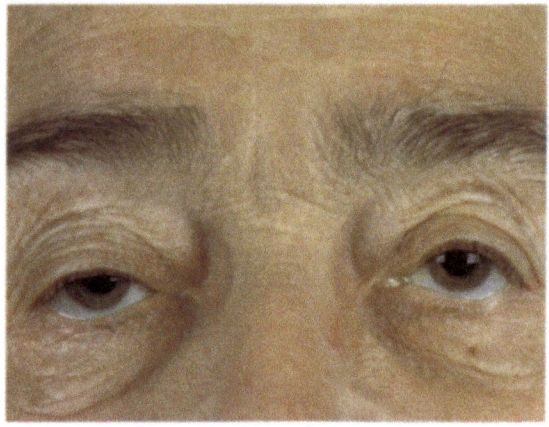

Abb. 80. Ptosis einer 83-jährigen Frau

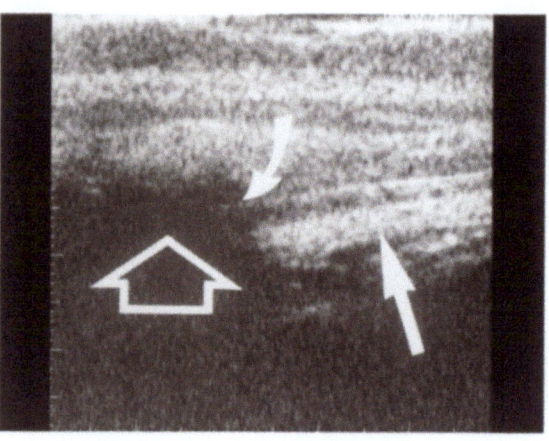

Abb. 81. Im UBM-Bild der rechten Seite lässt sich eine Strukturverdichtung der Levatoraponeurose (*gerader Pfeil*) zeigen. Der *transparente Pfeil* zeigt den Schlagschatten durch den schräg angetroffenen Tarsus an. Zu erkennen ist auch, dass ein Teil der Fasern der Levatoraponeurose auf der Tarsusoberfläche inserieren (*gebogener Pfeil*)

2.1.2 Tränenwege

Die Untersuchung der Tränenwege mit der Sonographie ist durch die Nähe zu knöchernen Strukturen mit ihrer Schallundurchlässigkeit begrenzt.

Wenn ein Teil der Tränendrüse nach Anheben des Oberlids infolge eines Prolaps oder einer Zystenbildung sichtbar wird, ist dieser Anteil auch einer UBM-Untersuchung zugänglich.

Im inneren Lidwinkel ist die Untersuchung durch den Ausschlag und die Bewegung des UBM-Schallkopfs aufgrund der räumlichen Enge erschwert. Die unmittelbar umgebenden Knochengrenzen limitieren die Erreichbarkeit aller ableitenden Strukturen. Durch den gekrümmten Verlauf ist die Darstellung der Canaliculi in einer axialen Abbildung nicht gut möglich (**Abb. 82**). Bei Zug an der Lidkante zur Begradigung der Verlaufsrichtung verschwindet das ohnehin schon spärliche Lumen fast vollständig. Die Indikation beschränkt sich somit auf die Konkrementsuche. Die Identifikation eines Schlagschattens nahe der knöchernen Begrenzung ist aber nicht einfach.

Bei Raumforderungen des Tränensacks gelingt die Darstellung der Binnenstruktur und der Kontur besser als die der Größe, da oft die Abbildungsgröße von 5×5 mm überschritten wird.

Es gilt, zwischen Dakryostenose, Dakryozystitis und einer Dakryozele zu unterscheiden. Dieses erweist sich als schwierig, da z. B. bei einer akuten Dakryozystitis durch die diffuse Infiltration keine scharfe Begrenzung imponiert (**Abb. 83-85**) und bei einer chronischen möglicherweise eine narbige Tränensackwandverdickung hinzukommt. Die Reflexivität des Inhalts kann variieren. Bei lange bestehender chronischer Dakryozystitis wird der Inhalt oft echoreich und täuscht dann eine solide Raumforderung vor.

Diagnostisch wäre ein Kontrastmittel von Wert. Eine Analyse der Höhe des Tränenwegverschlusses wäre somit evtl. auch ohne radiologische Untersuchung möglich. Allerdings müsste solch ein Kontrastmittel frei von jeglicher Potenz der Tränenwegsokklusion sein. Bislang ist ein solches Medium nicht verfügbar.

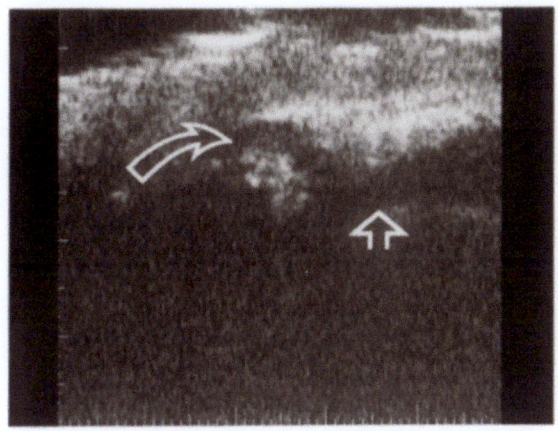

Abb. 82. Stauungszeichen im UBM bei einem Verschluss des ableitenden Tränenwegsystems im Saccusbereich. Es sind der aufgeweitete Canaliculus lacrimalis superior (*gebogener Pfeil*) und der Canaliculus lacrimalis communis (*offener Pfeil*) sichtbar. Die tieferen Strukturen kommen wegen der hohen Schallabschwächung im Hautbereich nicht zur Darstellung

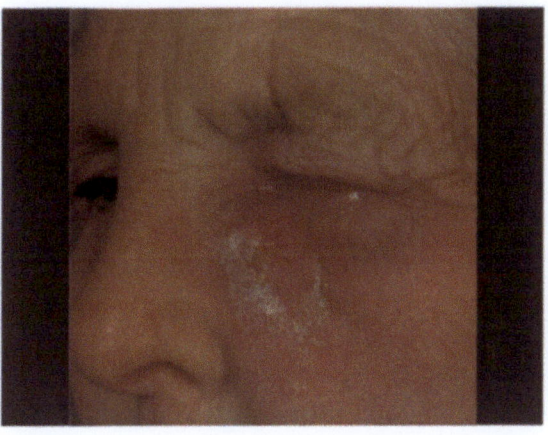

Abb. 83. Akute Dakryozystitis mit beginnender Abzedierung auf dem Apex; auf der Haut sind Pflasterreste sichtbar

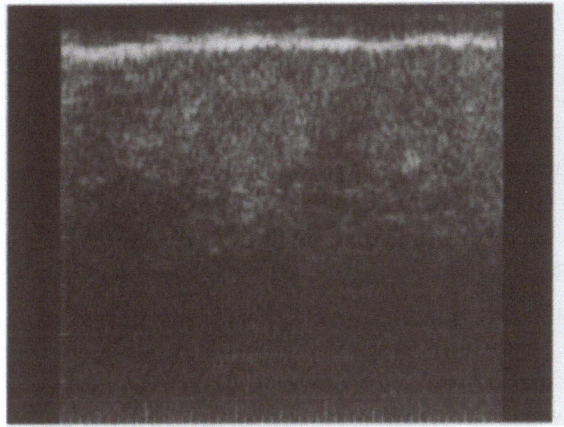

Abb. 84. Das UBM-Bild zeigt die hyporeflexive aufgelockerte Hautstruktur, die zur Tiefe hin immer unregelmäßiger wird. Keine scharfe Begrenzung des entzündlichen Prozesses

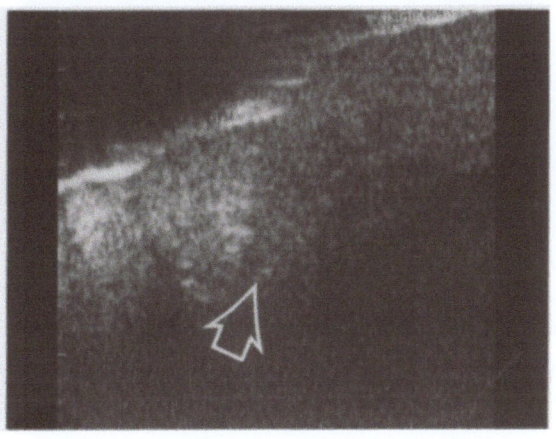

Abb. 85. UBM: Gezeigt wird der Übergang (*Pfeil*) von nicht betroffener Haut (*links*) zu entzündlich veränderter Haut (*rechts*)

2.1.3 A. temporalis superficialis

Die Eindringtiefe des UBM mit 5 mm ist ausreichend, um die Art. temporalis superficialis im Bereich der Schläfe auf der Muskelfaszie der Kaumuskulatur darzustellen. Geeignet ist die Untersuchung mit niedrig-viskösem Ultraschallgel, da eine Kompression der Arterie durch den Trichter vermieden werden kann – zudem müsste ein Trichter auf der Haut im Arterienverlauf verschoben werden (**Abb. 86**). Nach sorgfältiger Palpation und Markierung kann die Arterie in ihrem Verlauf gut dargestellt werden. Ohne die Markierung dauert die Untersuchung sehr viel länger, da die Arterie im Querschnitt oder Schrägschnitt von dem umgebenden mittel- bis hochreflexiven Gewebe schwer abgrenzbar sein kann. Zudem ist eine nachträgliche Markierung durch das Ultraschallgel auf der Haut erschwert. Die Haut über dem markierten Stück sollte idealerweise haarlos sein, ggf. also rasiert werden. Die Haarbälge wirken sich ohnehin störend auf

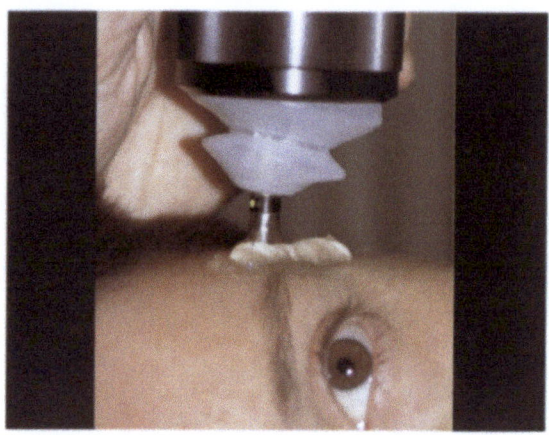

Abb. 86. Untersuchungsposition bei der Darstellung der A. temporalis superficialis

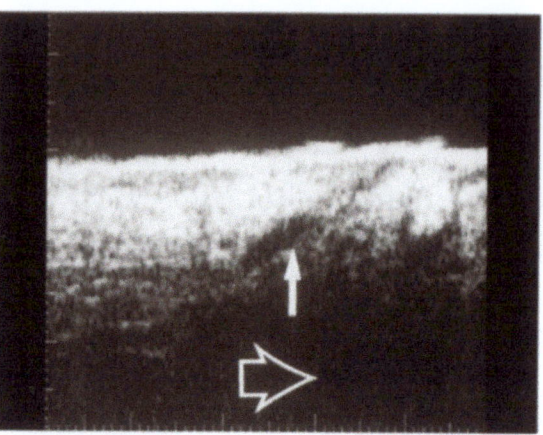

Abb. 87. Störende Haarbälge im UBM *(weißer Pfeil)* bei der Untersuchung der A. temporalis superficialis im rechten Bildrand mit sichtbarer Verschlechterung der Tiefendarstellung *(transparenter Pfeil)*

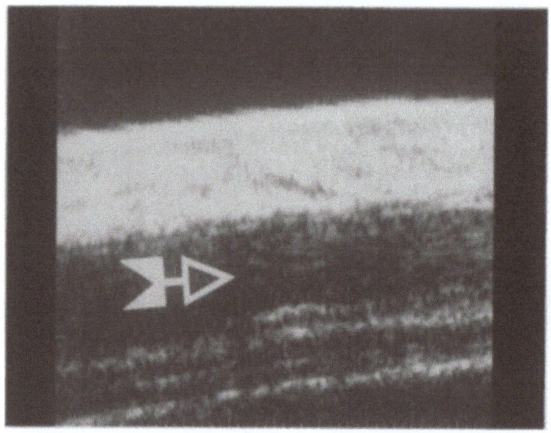

Abb. 88. UBM: Kinetische intravasale Bewegung *(Pfeil)* im Längsschnitt der A. temporalis superficialis

die tiefere Bildgebung aus (**Abb. 87**) – oberflächliche Haare wirken dann zusätzlich noch als Luftblasenspeicher.

Diese nichtinvasive Untersuchung eignet sich hervorragend vor einer geplanten Biopsie bei Verdacht auf einen M. Horton. Die Korrelation zu den histologischen Befunden ist eindeutig.

Zuvor schon wurden Erfahrungen mit der konventionellen Dopplersonographie (5–10 MHz) durch Schmidt und Mitarbeiter [44] sowie durch Kraft et al. [22] gesammelt. Die untersuchten Patienten mit V. a. Arteriitis temporalis wiesen eine charakteristische hyporeflexive Zone um die A. temporalis superficialis bei Vorliegen eines M. Horton auf.

Wenkel u. Michelson wendeten erstmalig das UBM zur Diagnostik des M. Horton an und fanden ebenfalls eine hyporeflexive periarterielle Zone zusätzlich zu einer echoreichen intraarteriellen "Füllung" [50]. In einer Studie untersuchten wir ebenfalls systematisch Patienten mit Verdacht auf M. Horton [42]. Es gab viele Variationen zusammen mit arteriitischen und nichtarteriitischen Veränderungen. Bei unauffälligem histologischem Befund ließ sich vereinzelt eine Blutstrombewegung im arteriellen Lumen beobachten mit einer kinetischen Bewegung im Längsschnitt (**Abb. 88**).

Eine Reflexivitätserhöhung der Arterienwand wurde in beiden Gruppen häufig gesehen und korrespondiert am ehesten mit arteriosklerotischen Veränderungen (**Abb. 89, 90**).

Sehr unterschiedliche Lumina wurden in beiden Gruppen bemerkt. Auffällig für die Patienten mit nachgewiesenem M. Horton war die schon geschilderte intraarterielle Reflexivitätsanhebung ("Füllung"), die histologisch mit einer Intimaverdickung einherging (**Abb. 91, 92**) und die hyporeflexive periarterielle Zone, die histologisch mit einer entzündlichen Verdickung und Infiltration der Media korrelierte (Abb. 90–92). Die beiden Veränderungen wurden getrennt (**Abb. 93, 94**) und auch simultan beobachtet.

Ein weiterer Hinweis für eine arteriitische Veränderung war ein ausgeprägter Unterschied im Seitenvergleich, wobei die Seite mit der ausge-

2.1.3 A. temporalis superficialis

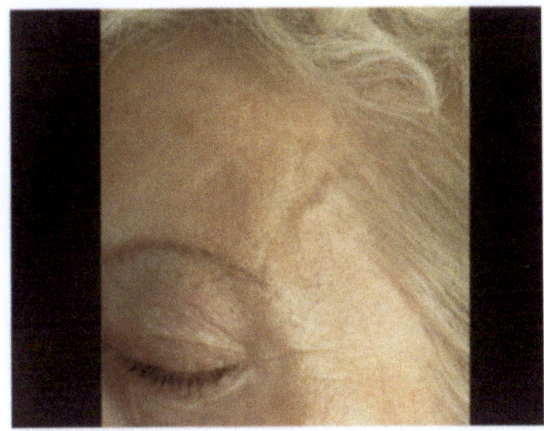

Abb. 89. Prominente schmerzhafte A. temporalis superficialis mit hochgradigem V. a. Arteriitis temporalis Horton

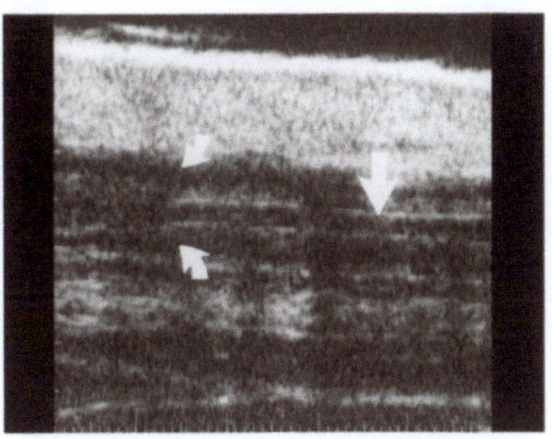

Abb. 90. Auch der UBM-Befund im Längsschnitt ist verdächtig für einen M. Horton mit echoarmer perivaskulärer Zone (*gebogene Pfeile*) und mittelreflexiver intravasaler "Füllung" (*links am Bildrand*). Überlagerung durch hochreflexive arteriosklerotische Veränderungen in der Arterienwand (*gerader Pfeil*)

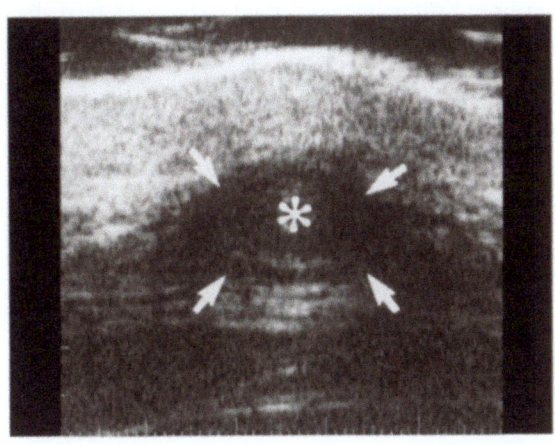

Abb. 91. UBM: Die periarterielle hyporeflexive Zone korrespondiert mit einer entzündlichen Verdickung und Infiltration der Media bei nachgewiesenem M. Horton (*Pfeile*). Die intraarterielle "Füllung", die Folge einer Intimafibrosierung ist, ist in diesem UBM-Querschnitt mit einem *Stern* markiert. Die Prominenz des Hautniveaus über der Arterie ist gut zu sehen

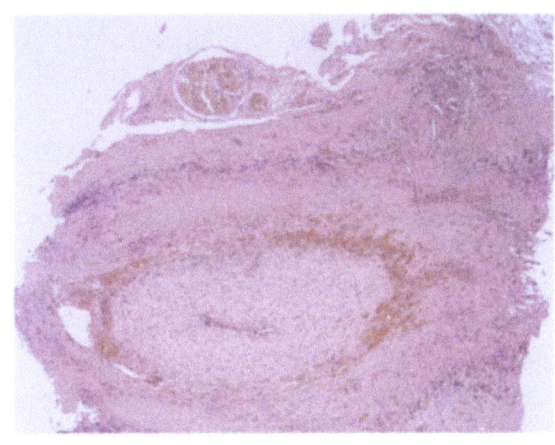

Abb. 92. Histologie des Arterienquerschnittes (HE-Färbung 12,5:1). Die massive Intimafibrose erklärt die Verlegung des Lumens. Fragmentierung der elastischen Fasern (in dieser Färbung nicht zu sehen) mit Infiltration und Aufquellung der Media, die mit dem hyporeflexiven Halo korrespondiert

prägteren Lumeneinengung für die geplante Biopsie gewählt wurde. Gewarnt werden muß vor der Diagnosestellung einer arteriellen Stenose anhand einer Interpretation der angefertigten Bilder. Bei geschlängeltem Arterienverlauf ist die axiale Darstellung oft nicht möglich (Abb. 94).

Die Ultraschallbiomikroskopie kann allerdings die Biopsie und die histologische Befundung nicht ersetzen, weil die hohe mikroskopische Auflösung zum Erkennen der Riesenzellen fehlt. Um für die Präparation einen Hinweis zu erhalten, im welchem Bereich ein vermutlich verändertes Arteriensegment vorliegt, ist die UBM-Diagnostik jedoch hilfreich.

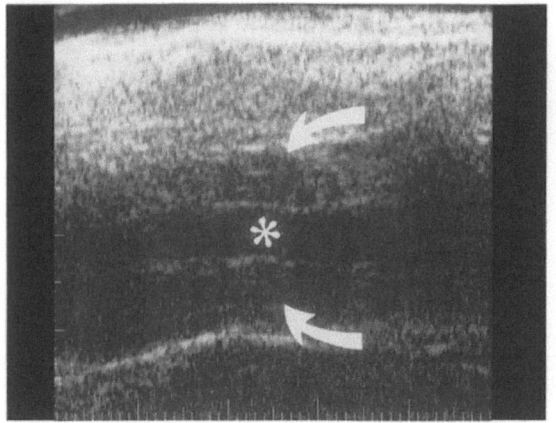 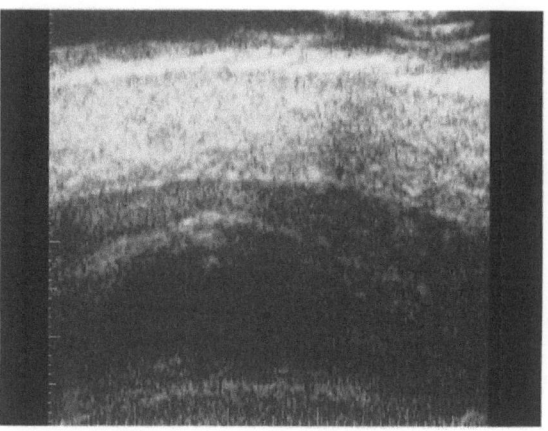

Abb. 93. Auch der alleinige Hinweis durch eine perivaskuläre hyporeflexive Zone im UBM (*Pfeile*) ohne intravasale Befunde (*Stern*) für einen M. Horton ist möglich

Abb. 94. UBM-Längsschnittbild bei histologisch nachgewiesenem M. Horton bei einem anderen Patienten und Kortisontherapie schon seit 5 Tagen. Die intraarterielle Reflexivitätsanhebung ist deutlich, keine perivaskuläre Aufhellung. Eine Arteriosklerose erhöht die Reflexivität der schallkopfnahen Arterienwand mit Abschwächung der schallkopffernen Wand. Die Arterie hat vermeintlich eine Stenose, da sie wegen einer Krümmung im Verlauf nicht exakt axial abgebildet werden kann

2.2 Sklera

Veränderungen der Sklera sind durch ihre oberflächliche Lage der UBM-Untersuchung sehr gut zugänglich. Dadurch lassen sich Erkrankungen des die Sklera umgebenden Gewebes von Erkrankungen und Veränderungen der Sklera selbst unterscheiden. Die normale Sklera kann aufgrund ihrer hohen Reflexivität von dem darüber und darunter gelegenen Gewebe gut abgegrenzt werden. Entzündliche Erkrankungen wie Skleritis und Episkleritis, noduläre Skleritis und nekrotisierende Skleritis können durch die genaue Analyse der beteiligten Strukturen auch sonographisch voneinander getrennt werden [26, 35]. Sklerale Verdünnungen und Einschmelzungen können genau ausgemessen sowie Veränderungen der tiefer liegenden Strukturen und des Ziliarkörpers ausgeschlossen werden.

Liegen entzündliche Veränderungen vor, kann der Therapieverlauf hervorragend mit dem UBM kontrolliert und nicht nur der Rückgang der Entzündung, sondern auch eine mögliche Verschlechterung durch Übergang in eine Skleranekrose dokumentiert werden.

Zu den physiologischen Befunden gehören die Vv. perforantes. Eine UBM-Untersuchung gibt Sicherheit, wenn sie so auffällig pigmentiert sind wie in **Abb. 95** und **96**.

Eine degenerative Veränderung bedeutet die kalzifizierende Skleraatrophie (seniler Skleraplaque) in **Abb. 97** und **98**.

Bei unklaren Skleraveränderungen oder Verfärbungen sollte auch immer eine Fremdkörperverletzung bedacht werden. Das UBM kann die Diagnose durch den Schlagschatten des Fremdkörpermaterials sicher stellen (s. **Abb. 429, 430**)

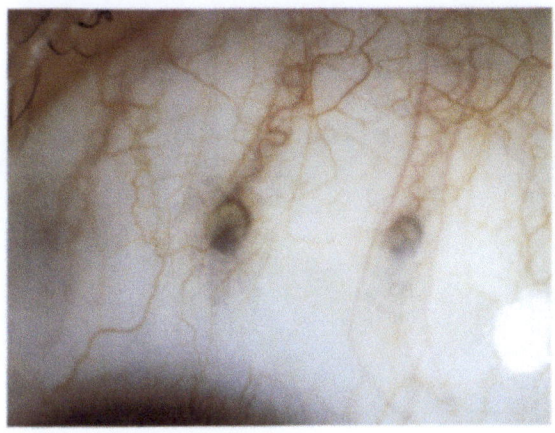

Abb. 95. Auffällige sklerale Pigmentierung mit Vaskularisationen bei einem 37-jährigen Mann. Der übrige Vorderabschnitt ist ebenfalls stark pigmentiert, weist jedoch keine Bindehautmelanose auf

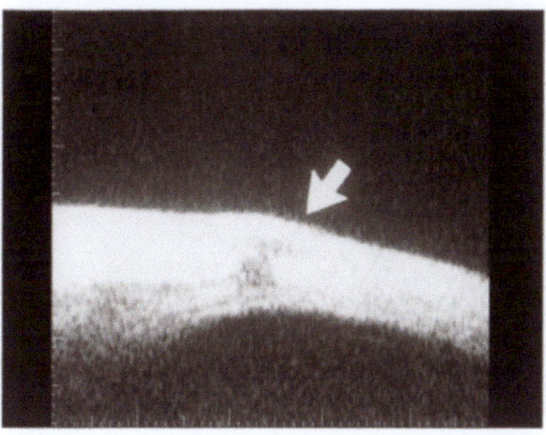

Abb. 96. Das UBM zeigt unter beiden Pigmentierungen jeweils eine V. perforans. Eine Fremdkörperverletzung konnte dadurch ausgeschlossen werden

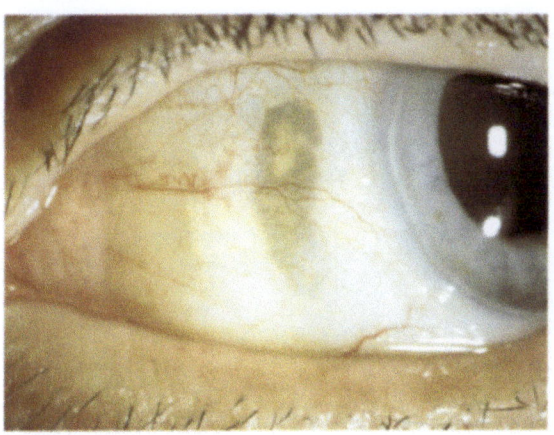

Abb. 97. Schmerzlose Skleraverfärbung beiderseits jeweils in der 3- und 9-Uhr-Position bei einer 83-jährigen Frau

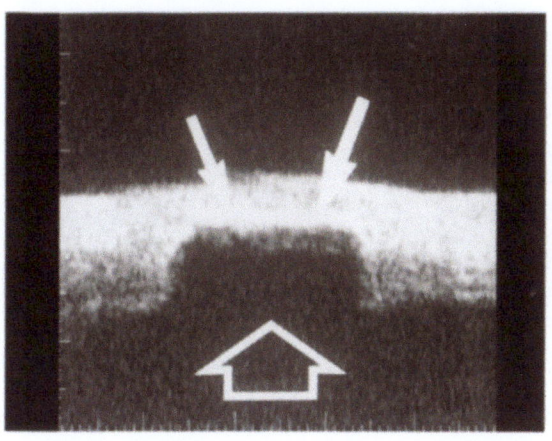

Abb. 98. Das UBM sichert den Verdacht der kalzifizierenden Skleraatrophie mit einem Schlagschatten (*transparenter Pfeil*) der Kalzifizierungen (*Pfeile*) in die Tiefe. Die Skleradicke kann dadurch an dieser Stelle nicht ausgemessen werden

2.2.1 Episkleritis

Die Episkleritis imponiert durch eine vaskularisierte Schwellung des episkleralen Gewebes ohne Einbeziehung der Sklera selbst. Die nur mittelreflexive episklerale Struktur kann gut von der nicht veränderten Sklera unterschieden werden. Infolge der entzündlichen Veränderung und ödematösen Schwellung erscheint sie sogar eher hyporeflexiv (**Abb. 99–103**). Auf die Insertion der Augenmuskelsehnen sollte geachtet werden, damit sie nicht als sklerale Auflockerung fehlgedeutet werden (s. Abb. 62). Gelegentlich wurde eine Flüssigkeitsansammlung im subretinalen Raum simultan beobachtet (2 von 9 Patienten [35]) – es ist aber noch unklar, ob dies mit der Episkleritis in Zusammenhang steht oder einen Zufallsbefund darstellt.

Unterschieden werden die Episkleritis mit diffuser sektorenförmiger Entzündung und die noduläre Episkleritis mit umschriebener knotenförmiger Verdickung.

2 Strukturelle Befunde

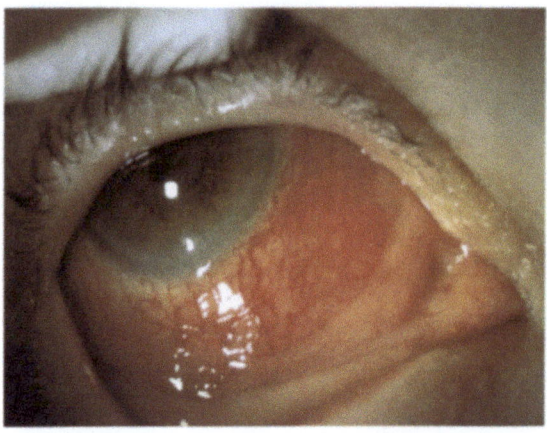

Abb. 99. Episkleritis seit 8 Tagen ohne Schmerzsymptomatik

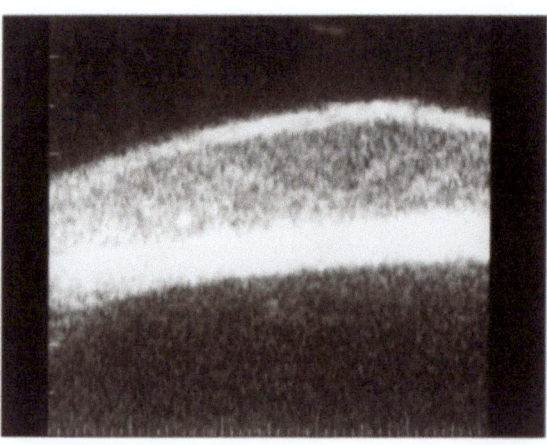

Abb. 100. Ultraschallbiomikroskopie bei einer Episkleritis mit episkleraler Dickenzunahme und hyporeflexiver Struktur des Gewebes. Die darunterliegende Sklera erscheint unverändert

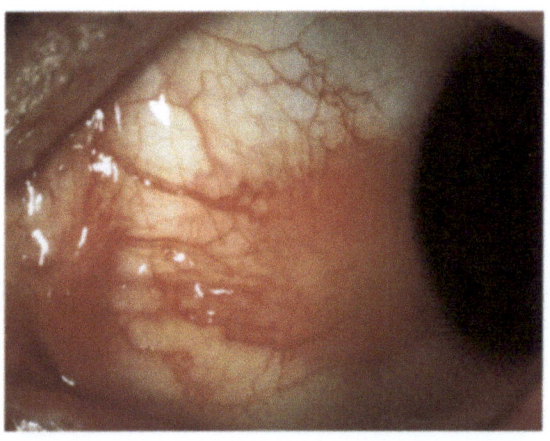

Abb. 101. Unklare plötzliche limbusnahe Bindehautentzündung ohne Heilungstendenz trotz antibiotischer, steroidaler und Kombinationstherapie, V. a. Episkleritis

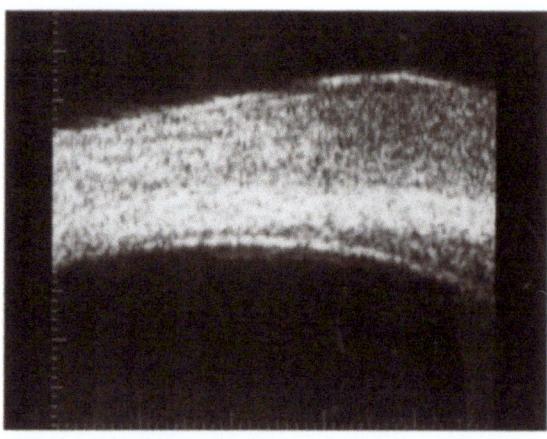

Abb. 102. Im UBM Ausschluss einer Sklerainfiltration bei umschriebener, aufgelockerter, hyporeflexiver Struktur der Episklera. Der Kammerwinkel befindet sich am *rechten Bildrand*. Die Histologie ergab eine chronisch-entzündliche Veränderung von stromalem Gewebe

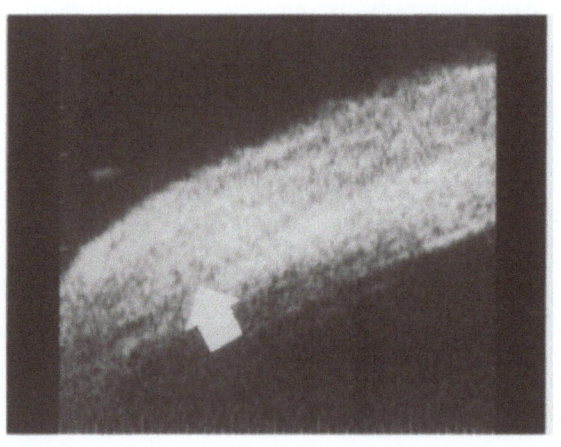

◁

Abb. 103. UBM-Abbildung einer nodulären Episkleritis 2 Wochen nach lokaler Steroidgabe. Die umschriebene Schwellung des episkleralen Gewebes ist echoreicher geworden und bildet eine Kapsel (*Pfeil*). Die Sklera ist unverändert – erscheint aber hyporeflexiv durch die Schallabschwächung. Nebenbefund: periphere flache Glaskörperseparation

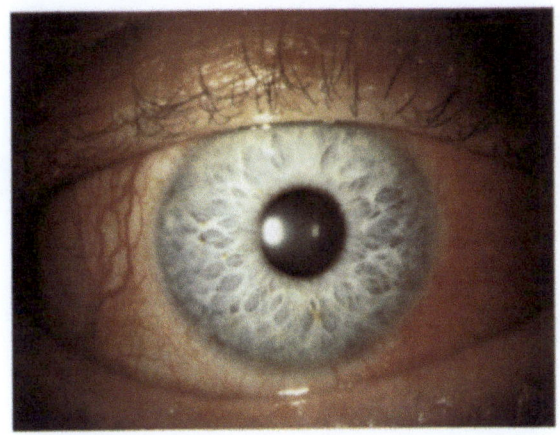

Abb. 104. Schmerzhafte Rötung nasal mehr als temporal mit nur wenig Schwellung bei diffuser Skleritis

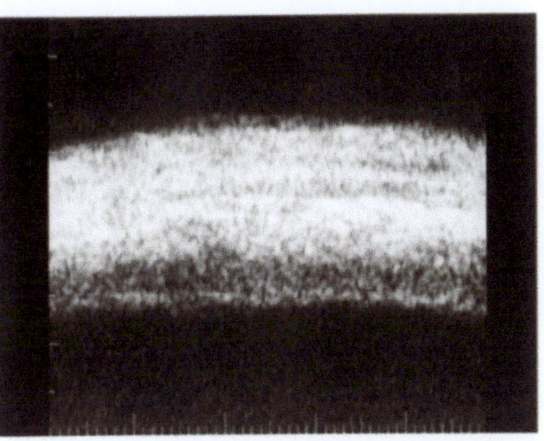

Abb. 105. Das UBM zeigt eine mäßige episklerale Verdickung mit darunter liegender fleckförmiger Sklerazeichnung ohne besondere Verdickung als Ausdruck einer diffusen Skleritis

2.2.2 Diffuse Skleritis

Bei dieser oft schmerzhaften Skleraentzündung bleibt im UBM die Trennung des episkleralen vom skleralen Gewebe weiterhin möglich. Das episklerale Gewebe imponiert wie bei der alleinigen Episkleritis durch Dickenzunahme und Strukturauflockerung, zusätzlich lockert auch die Sklera fleckförmig ohne wesentliche Dickenzunahme auf (**Abb. 104, 105**).

2.2.3 Noduläre Skleritis

Die noduläre Skleritis bezieht die sklerale Struktur in die entzündlichen Veränderungen mit ein. In einem umschriebenen Bereich lockert die Sklera auf und wird zusammen mit einer Dickenzunahme mittel- bis hyporeflexiv. Zelluläre Infiltration und das begleitende Ödem lassen die Sklera weich erscheinen. Diese knotigen Auftreibungen sind im akuten Stadium zusätzlich noch von einem hyporeflexiven Mantel umgeben. Der Übergang zum umliegenden nicht veränderten Skleragewebe ist deutlich. Die Zone der Auflockerung läuft genau in Skleramitte spitz aus (**Abb. 106–108**).

Wegen der Gefahr des Übergangs in eine Skleranekrose sollte die noduläre Skleritis auch im Verlauf mit dem UBM kontrolliert werden.

2 Strukturelle Befunde

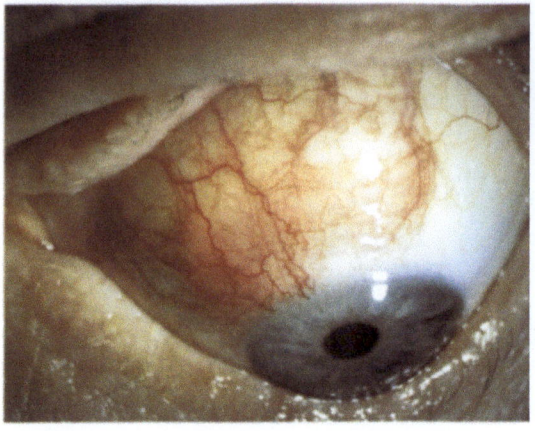

Abb. 106. Noduläre Skleritis, 53-jähriger Mann. Der intraokulare Vorderabschnittsbefund ist völlig reizfrei

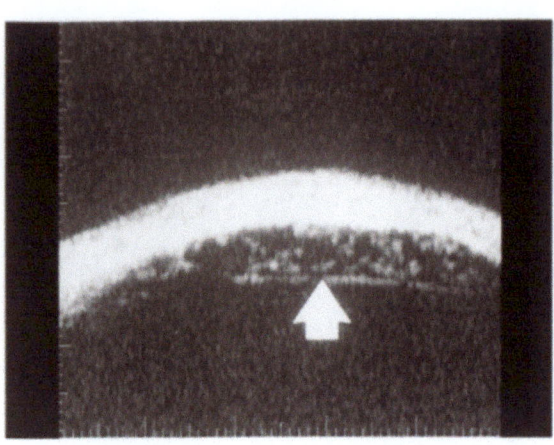

Abb. 107. Das UBM beweist die umschriebene Skleraverdickung und -auflockerung (*Stern*) mit episkleraler Beteiligung und sogar intraokular nachweisbaren Zellen (*transparente Pfeile*). Kein Nachweis einer Aderhautbeteiligung

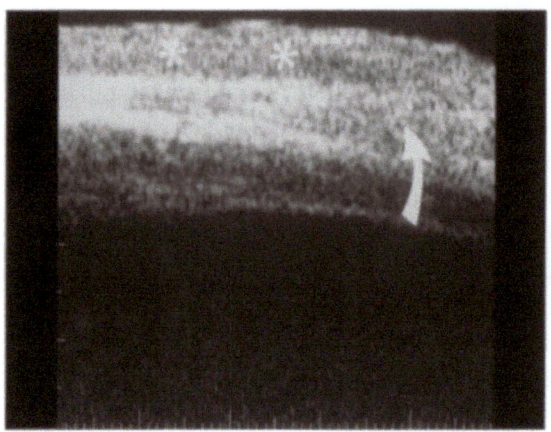

Abb. 108. Horizontales UBM-Schnittbild. Übergang der nodulären Skleritis mit umschriebener, typischerweise spitz auslaufender Skleraveränderung (*Pfeil*) zu einer eher diffuser episkleraler Veränderung (*Sterne*) mit unauffälligem Skleraaspekt

2.2.4 Nekrotisierende Skleritis

Die nekrotisierende Skleritis ist ein destruktiver Prozess, dem eine Skleraverdünnung folgt. Die Ultraschallbiomikroskopie beweist diese Verdünnung und kann sie im Therapieverlauf genau quantifizieren. Durch die Untersuchung mit dem Lidsperrer und dem niedrig-viskösen Ultraschallgel ist eine andruckfreie Untersuchung gewährleistet (s. Abb. 22). Tiefer gelegene Raumforderungen oder chorioidale Beteiligungen können abgeklärt werden.

Im Falle einer nekrotisierenden Skleritis kommt es zu einer sehr hyporeflexiven Verdickung aller Schichten [35]. Die Schichtgrenzen verschmelzen – eine Trennung zwischen Episklera und Sklera ist, im Gegensatz zur diffusen Skleritis, im betroffenen Bereich nicht mehr möglich. Durch einen Gewebsverlust kommt es zu einer Verdünnung aller Schichten. Das UBM kann im Verlauf dokumentieren, ob neue Areale mit hypodenser Auftreibung hinzukommen und ob zusätzlich intraokulare Entzündungszeichen am Ziliarkörper oder der Aderhaut zu beobachten sind (**Abb. 109–111**).

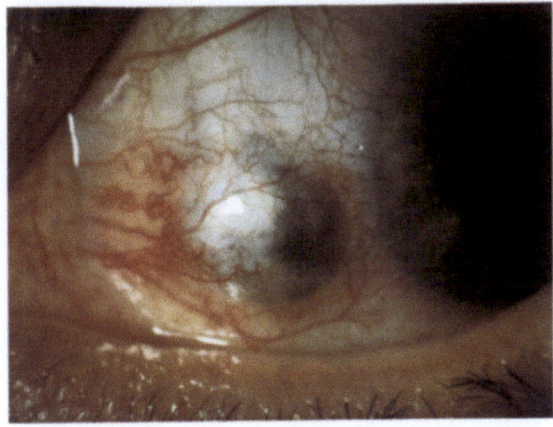

Abb. 109. Auffällige sklerale Verfärbung und Vorwölbung bei bekannter rheumatoider Arthritis. Weit übergreifendes Randschlingennetz. Vom Augenarzt wegen V. a. Aderhautmelanom geschickt

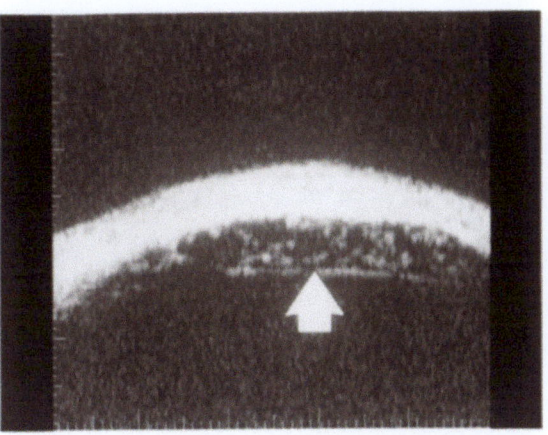

Abb. 110. Das UBM zeigt die Verdünnung der Sklera und Episklera mit intraokular nachweisbaren Zellen im subhyaloidalen Raum (*Pfeil*)

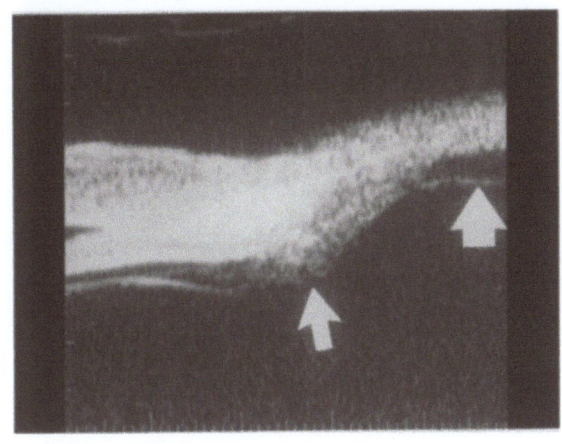

◁
Abb. 111. Im UBM Übergang der peripheren Hornhaut (*links*) zum Staphylom (*breiter Pfeil*) mit Kammerwinkelverschluss in diesem Bereich (wie primärer Ziliarblock imponierend; s. Kap. 3.1.3) und Ziliarkörperatrophie (*Pfeil*) mit Abflachung und Verlust der Zottenstruktur

2.3 Bindehaut

Durch die oberflächliche und exponierte Lage der Bindehaut ist sie prädestiniert für eine hochauflösende Ultraschallbildgebung bei geringer Eindringtiefe. Jede Art der Erhebung oder Verfärbung kann untersucht werden. Schwierig sind Veränderungen der tarsalen Bindehaut und kleinen Läsionen genau im inneren Lidwinkel. Auch ohne Untersuchung mit dem Trichter fangen sich dort (auch in den Haaren) oft störende Luftblasen (s. Abb. 72). Unter physiologischen Bedingungen ist die Bindehaut auf der Sklera als dünne Auflagerung mit Mühe gerade eben noch abgrenzbar. Erst bei pathologischen Veränderungen ist sie als eigene Schicht von der Skleraoberfläche zu trennen (**Abb. 112**). Das UBM-Bild in **Abb. 113** zeigt deutlich den Übergang von normaler Bindehaut zu einer fibrosierenden Veränderung.

Ein Hyposphagma imponiert als mittelreflexive Verdickung der Bindehaut, die den Schallstrahl mehr als gewöhnlich schwächt, sodass die tiefer liegenden Strukturen nicht mehr so reflexreich abgebildet werden. Mögliche Veränderungen oder Fremdkörper in einer unterbluteten Bindehaut erfahren die gleiche Abschwächung.

Pingueculae als degenerative hyaline oder granuläre Veränderungen stellen sich hyporeflexiv und glatt begrenzt (wie eingekapselt) erhaben dar (**Abb. 114, 115**).

Die Grenzen der UBM-Diagnostik sind erreicht, wenn es sich um die zellgebundene Diagnostik von soliden Raumforderungen handelt (**Abb. 116–119**).

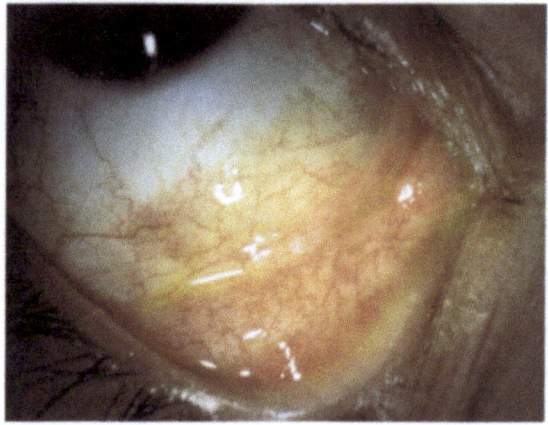

Abb. 112. Atypische Bindehautstrukturveränderung ohne wesentliche Dickenzunahme

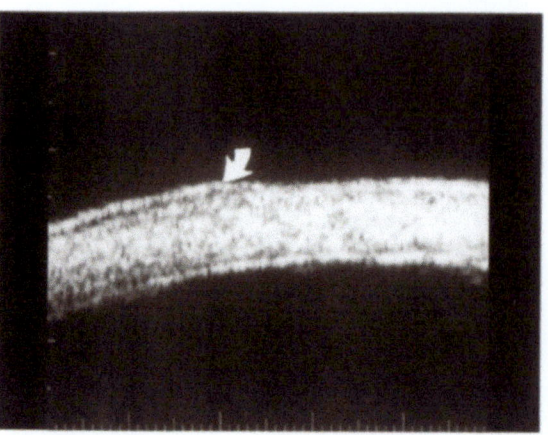

Abb. 113. Das UBM-Bild zeigt den Übergang von normaler Bindehaut (*rechts*) zur veränderten, etwas aufgelockerten und erhabenen Bindehaut (*links, Pfeil*). Die Histologie ergab einen fibrosierten Verbundnävus

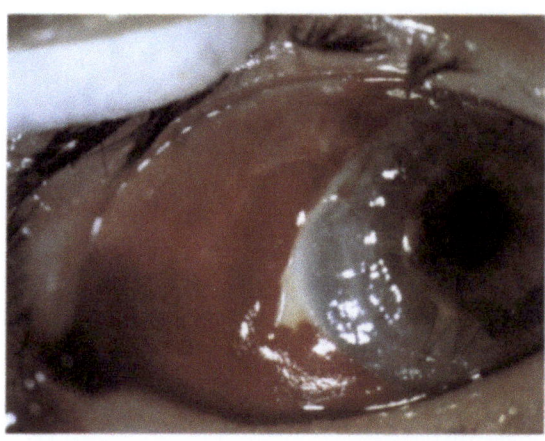

Abb. 114. Hyposphagma (hier nach perforierender Keratoplastik durch den Ansaugring des GTS-Systems) bei Acetylsalicylsäuremedikation

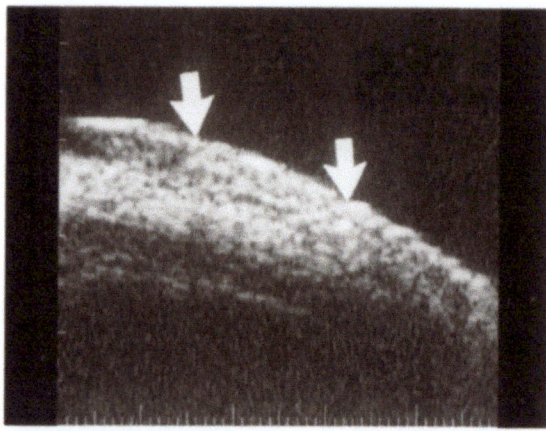

Abb. 115. Die unterblutete Bindehaut erscheint im UBM verdickt und mittelreflexiv (*Pfeile*). Sie absorbiert mehr Schallenergie als gewöhnlich; daher erscheint die Sklera nicht mehr so hochreflexiv wie üblich

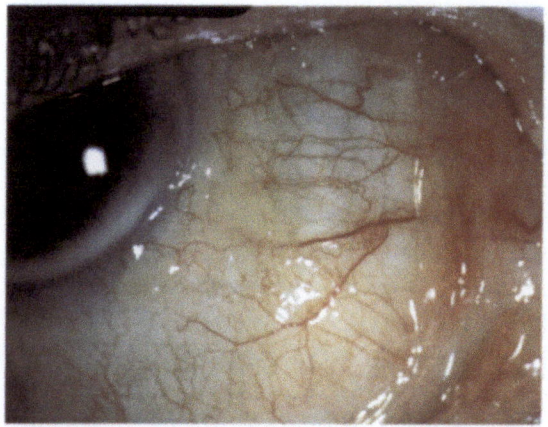

Abb. 116. Pingueculum bei einer 74-jährigen Frau

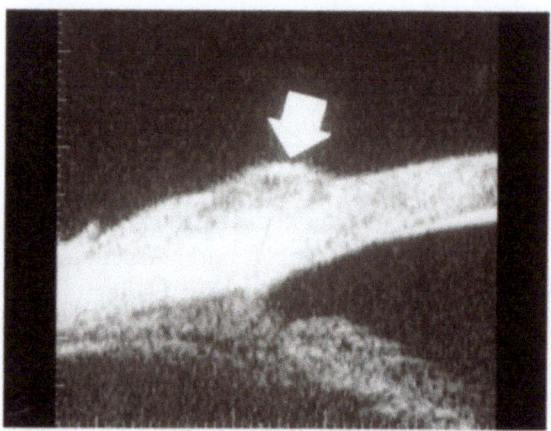

Abb. 117. Im UBM aufgelockerte hyporeflexive Struktur mit regelmäßigem Muster (*Pfeil*). Die Sklera ist klar abgrenzbar. Prozess scheint wie abgekapselt

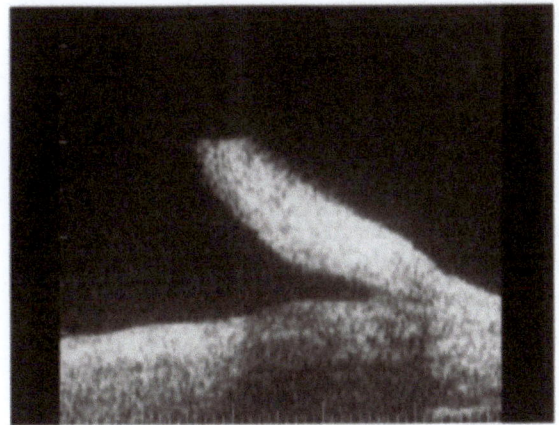

Abb. 118. Vaskularisierte Raumforderung im Plicabereich bei einer 85-jährigen Patientin, Wachstum seit Monaten bemerkt. Zustand nach Radiatio eines histologisch gesicherten Bindehautlymphoms (Probeexzision in diesem Bereich) vor 12 Jahren

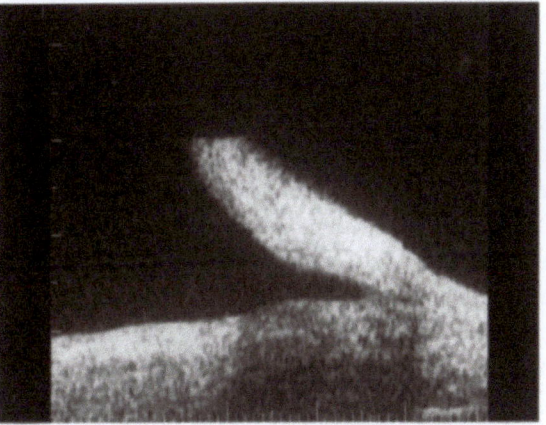

Abb. 119. Im horizontalen UBM-Schnittbild ist die vergrößerte Plica mit einem Schlagschatten hochreflexiv abgebildet, der zur abgeschwächten Darstellung der tiefer gelegenen Strukturen führt. Eine Differenzierung von einen Lymphomrezidiv und einer reaktiven Veränderung ist nicht möglich. Aufgrund der regelmäßigen Struktur ist ein maligner Prozess eher unwahrscheinlich. Die Histologie ergab eine unspezifische Fibrosierung bei chronisch entzündlichen Veränderungen ohne Malignitätsverdacht

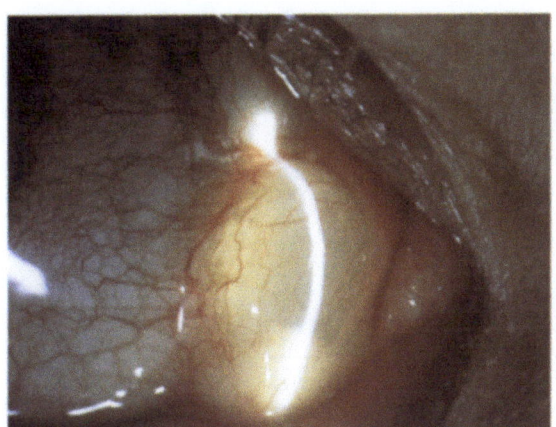

Abb. 120. Sehr große Bindehautzyste im Plicabereich einer 42-jährigen Frau. Ohne Zysteneröffnung wäre eine tiefergelegene Raumforderung nicht auszuschließen

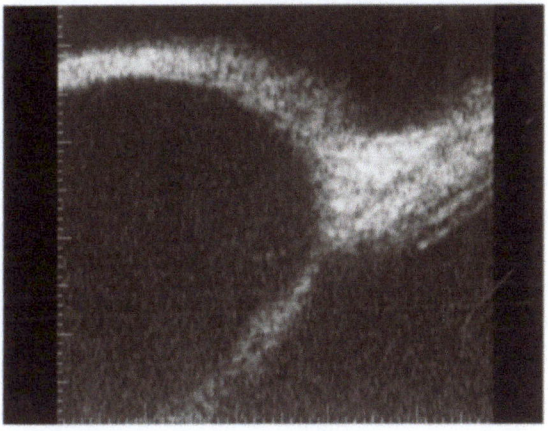

Abb. 121. Das UBM kann die Zyste bis zum Zystengrund darstellen. Die Zyste ist so groß, dass sie wegen des begrenzten Bildausschnitts in mehreren Abbildungen dargestellt werden muss

2.3.1 Bindehautzysten

Bereits der klinische Befund einer Bindehautzyste ist so eindeutig (**Abb. 120**), dass eine UBM-Untersuchung nur notwendig wird um eine tumoröse "Füllung" auszuschließen (**Abb. 121**). Bei einer postoperativen Bindehautzyste kann ebenso eine Fistulation ursächlich sein. Auch für diese Diagnostik ist das UBM geeignet (s. Kap. 4.2, Abb. 492).

2.3.2 Bindehauttumore

Mit der Ultraschallbiomikroskopie kann man die Eindringtiefe und das Binnenecho jeder Bindehautveränderung darstellen. Lediglich Veränderungen im Bereich der Fornices sind mit dem UBM aus technischen Gründen schwierig erreichbar. Bei Darstellung der tarsalen Konjunktiva, die ebenfalls aus technischen Gründen nur transkutan möglich ist, muss die Schallabschwächung durch den Tarsus berücksichtigt werden. Die allgemeine Problematik der unregelmäßigen Oberfläche bei der Bindehautdarstellung im Plicabereich zeigt sich bei der UBM-Abbildung dieses Plicanävus (Abb. 122, 123).

Auch Blutgefäße sind nicht gut sichtbar, sodass vaskuläre Tumore sich nur bei größerer Prominenz gut darstellen lassen (Abb. 124, 125).

Mit der Ultraschallbiomikroskopie können verschiedene Tumore bereits sonomorphologisch charakterisiert werden (Abb. 126–129): Die Eindringtiefe und die Abgrenzung zur Sklera sowie das Echomuster geben Anhaltspunkte für die Tumorart und schließen mögliche andere (nichtkonjunktivale) Ursachen (z. B. ein Sklerastaphylom (s. Abb. 109), ein durchgebrochenes Ziliarkörpermelanom (s. Abb. 260, 263) oder einen Fettprolaps (Abb. 141, 142) aus. Eine Übersicht über das sonographische Erscheinungsbild der verschiedenen Bindehauttumore gibt **Tabelle 1**.

Die genaue Tiefenausdehnung bei limbusnahen Dermoiden kann oft wegen des variablen Inhalts und der entsprechend starken Schallauslöschung nicht genau bestimmt werden. Dennoch kann mit einem axialen Echo eine Tiefenausdehnung mit Orientierung an der Deszemet-Membran semiquantitativ abgeschätzt werden. Lanzl und Mitarbeiter [24] beschreiben in zwei Fällen eine exakte Tiefendiagnostik in der radiären Schallkopfhaltung (Abb. 130, 131).

Die unscharfe Begrenzung maligner Tumore ist auf der einen Seite diagnostisches Kriterium, auf der anderen Seite wird die Größenbestimmung entsprechend erschwert (Abb. 132-138). Gleiches gilt für hochreflexive Befunde, bei denen der Schlagschatten die wahre Dimension verfälscht (z.B. Kalkeinlagerung, Fremdkörper) (Abb. 139, 140).

Tabelle 1. Sonographisches Erscheinungsbild der verschiedenen Bindehauttumore

	Reflexivität	Begrenzung	Eindringtiefe	Besonderheiten
Nävus	Hoch	Wechselnd	Gering	Regelmäßiges Echo
Dermoid	Hoch	Scharf	Gering	Inhaltsabhängiger Schlagschatten
Lymphom	Niedrig	Skleragrenze, respektierend	Gering, eher prominent	Regelmäßiges Binnenecho
Kaposi-Sarkom	Mittel	Scharf	Gering, eher prominent	Unregelmäßiges Binnenecho
Melanom, flach-diffus	Mittel bis hoch	Unscharf	Wechselnd	Evtl. Nekrosen, Vasa privata
Melanom, nodulär-prominent	Mittel bis niedrig	Unscharf	Wechselnd	Evtl. Nekrosen, Vasa privata
Karzinom	Mittel	Unscharf-infiltrierend	Wechselnd	Unregelmäßiges Binnenecho
Fremdkörper	Sehr hoch	Scharf	Unterschiedlich	Schlagschatten

2.3.2 Bindehauttumore

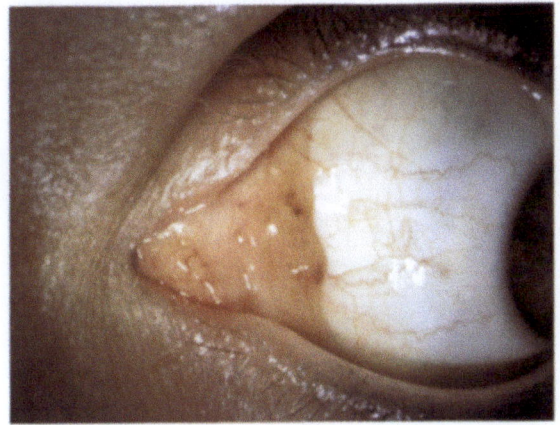

Abb. 122. Plicanävus einer 27-jährigen Frau, Befund seit langem bekannt, kosmetische Beeinträchtigung

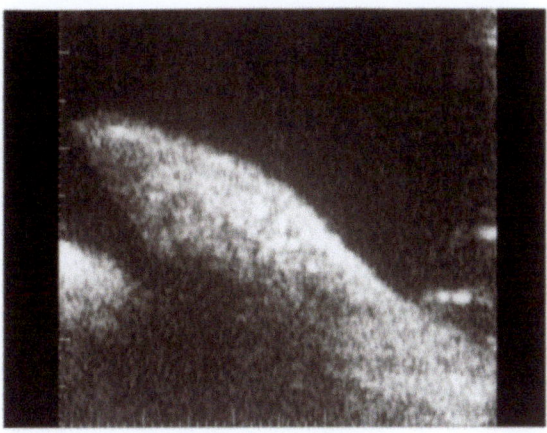

Abb. 123. UBM-Bild mit hochreflexivem Echomuster, Eindringtiefe durch die Schallabschwächung erschwert

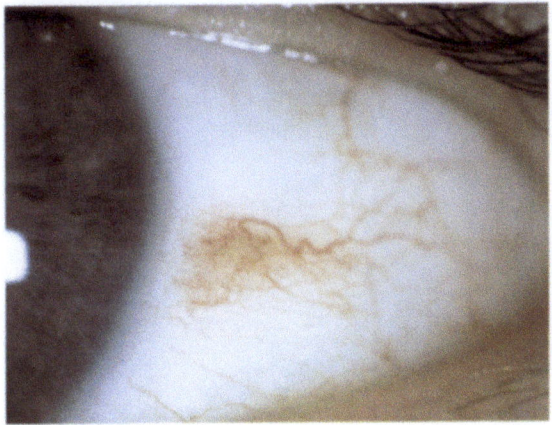

Abb. 124. Vaskularisierter, wenig verschieblicher Bindehautbefund einer 23-jährigen Frau

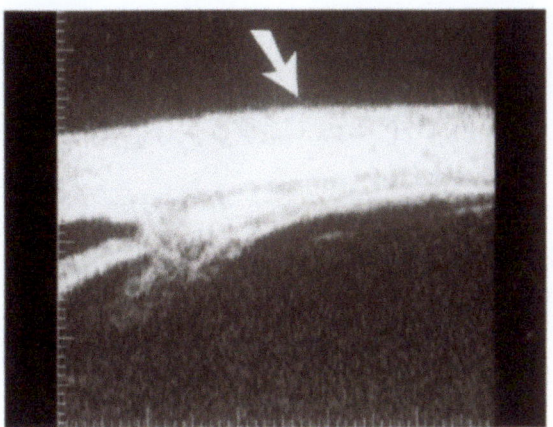

Abb. 125. Das UBM zeigt eine gering aufgelockerte Struktur ohne Infiltrationszeichen oder Reflexivitätsunterschiede (*Pfeil*)

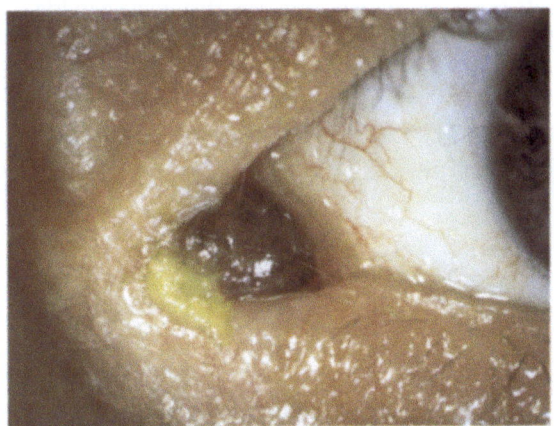

Abb. 126. Größerer pigmentierter Karunkeltumor eines 36-jährigen Mannes. Davor etwas Fluoreszein gefärbtes schleimiges Sekret. Anamnestisch Wachstum seit 1 Monat bemerkt

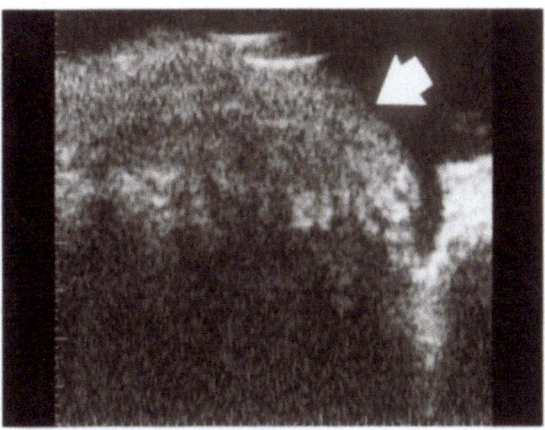

Abb. 127. UBM: mittel- bis hochreflexive Befundoberfläche (*Pfeil*) mit starker Schallabschwächung. Die Histologie ergab einen Nävuszellnävus

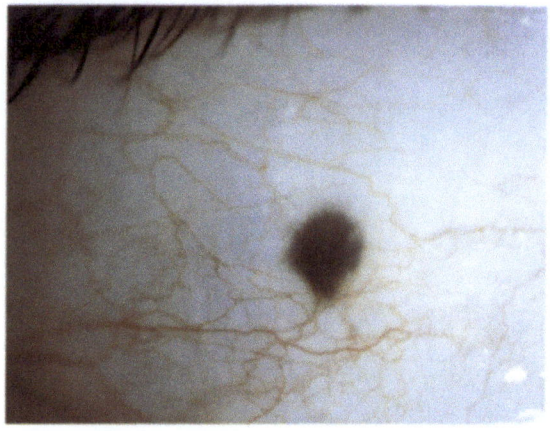
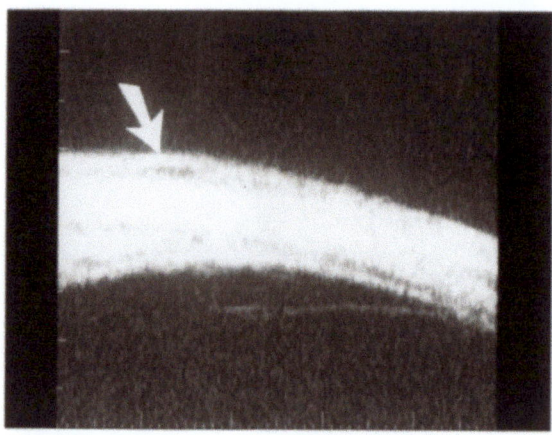

Abb. 128. Stark pigmentierter Tumor der Bindehaut einer 50-jährigen Frau. Der Befund war auf der Sklera nicht verschieblich

Abb. 129. Das UBM zeigt ein regelmäßiges, hyperreflexives Zellmuster mit initialer hyporeflexiver Zone (*Pfeil*). Die Histologie beweist einen Nävuszellnävus

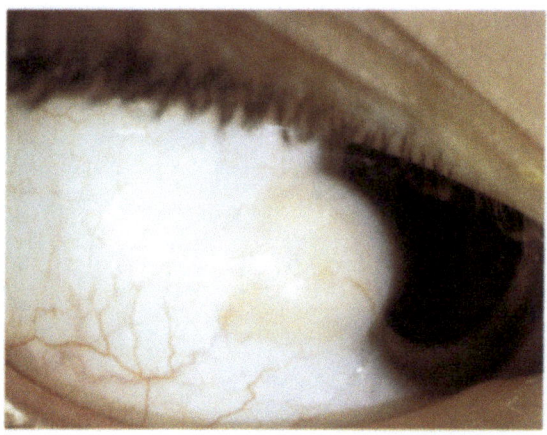
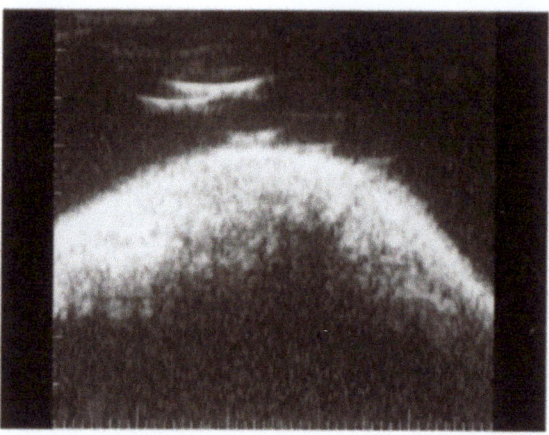

Abb. 130. V. a. Dermoid in der typischen Lokalisation am Limbus temporal unten. Glatter, weiß-gelblicher Limbustumor ohne auffällige Vaskularisation bei einem 12-jährigen Jungen. Kein Wachstum bemerkt

Abb. 131. Im UBM prominente hochreflexive Erhebung wieder mit starker Schallauslöschung. Der Tumor nimmt die Bildbreite von 5 mm vollständig ein, sodass weder die Größe zuverlässig ausgemessen werden, noch eine Aussage bezüglich des Tumorinhalts getroffen werden kann. Die Histologie bestätigte ein Dermoid

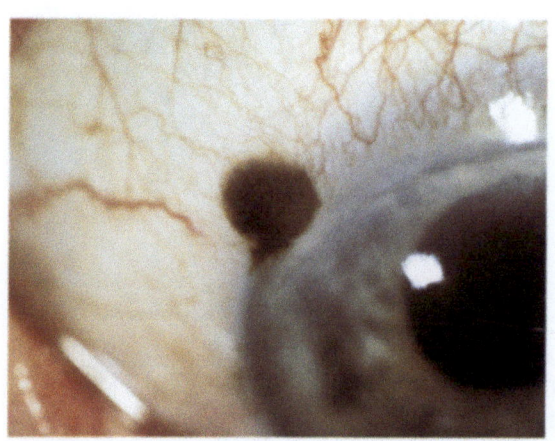
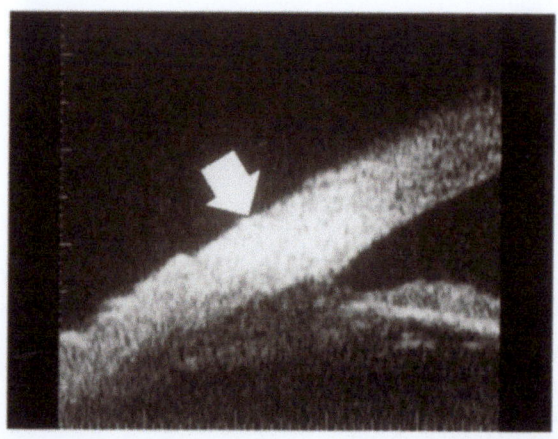

2.3.2 Bindehauttumore

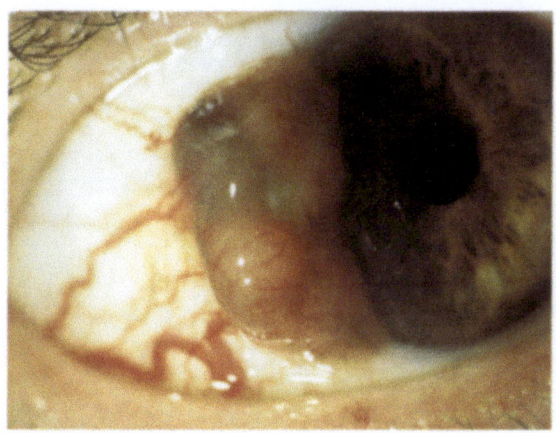

Abb. 134. Nodulärer und vaskularisierter Tumor am Limbus mit breiten Versorgungsgefäßen bei einem 56-jährigen Mann. Innerhalb eines Monats schon makroskopisch deutliches Wachstum des malignomverdächtigen Prozesses

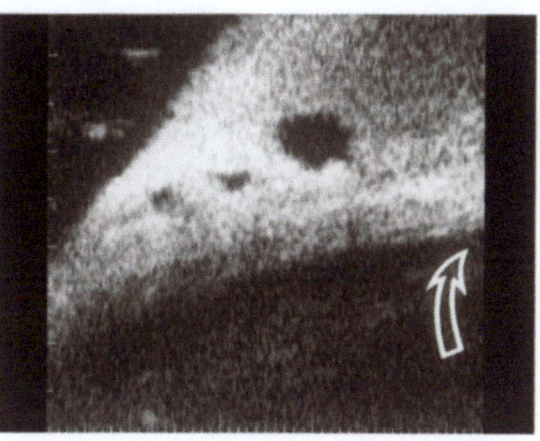

Abb. 135. Der Tumor ist für eine vollständige Darstellung im UBM schon zu groß. Die Abbildung zeigt eine unruhige Binnenstruktur mit zentralen Nekrosezonen und scheinbar infiltrierendem Wachstum. Der Pfeil zeigt auf den Kammerwinkel

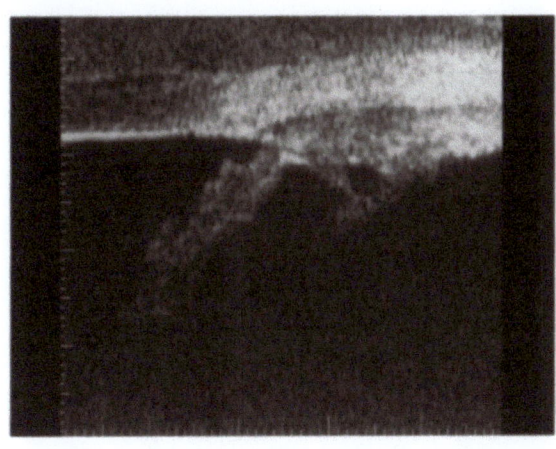

◁
Abb. 136. Bei einer zweiten UBM-Darstellung mit senkrechter Abbildung der Augenoberfläche lassen sich Hornhaut und Sklera gut abgrenzen. Die Histologie ergab ein malignes Melanom

◁
Abb. 132 *(links).* Pigmentierter Tumor im Limbusbereich ohne auffällige Vaskularisation bei einer 67-jährigen Frau

Abb. 133 *(rechts).* Kaum prominente, hyperreflexive, unregelmäßig strukturierte Zone, die sich nur sehr schlecht von der Umgebung abgrenzen lässt. Die echoreiche Zone *(Pfeil)* ist durchgreifend bis an die innere Hornhautschicht. Ein Bindehautmelanom wurde histologisch nachgewiesen

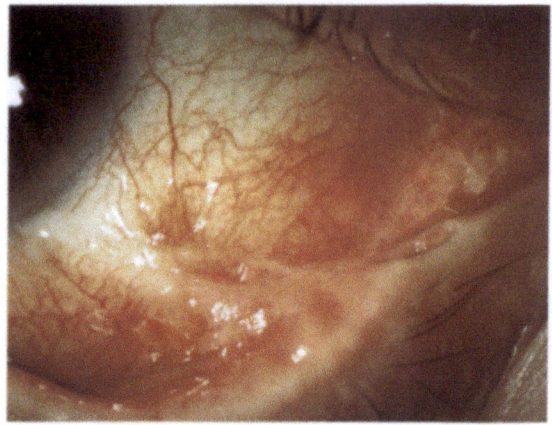

Abb. 137. Veränderung der glatten Bindehautstruktur einer 77-jährigen Frau. Aufgeworfene weißliche Strangbildung – Symblepharon zum nasalen Unterlid

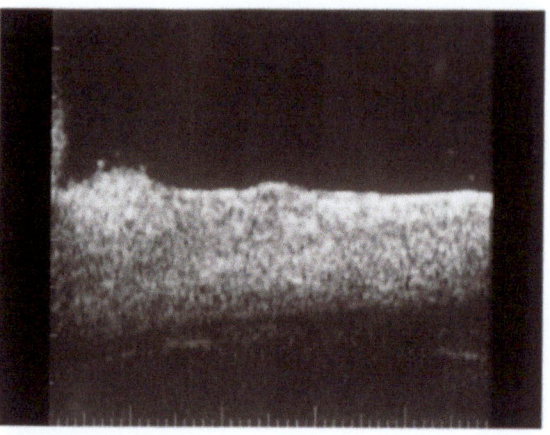

Abb. 138. Im UBM stellt sich diese unregelmäßige Veränderung mittelreflexiv dar – die Bindehaut ist verdickt und geht unscharf in die Sklerastruktur über. Auch bei niedrigerer Einstellung der Empfindlichkeit (60 dB) ist die Sklerastruktur nicht glatt abgrenzbar. Die Histologie ergab bei aktinischer Keratose ein Carzinoma in situ

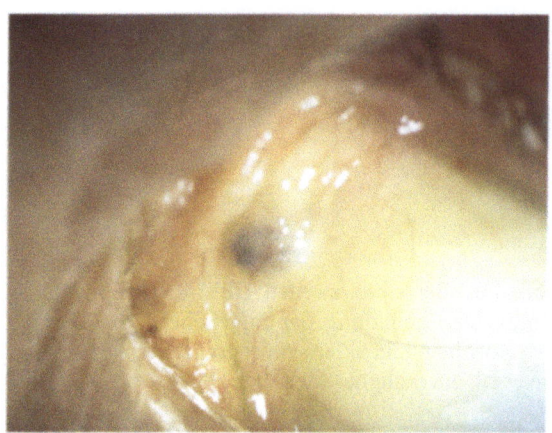

Abb. 139. Pigmentierter Plicatumor eines 68-jährigen Mannes

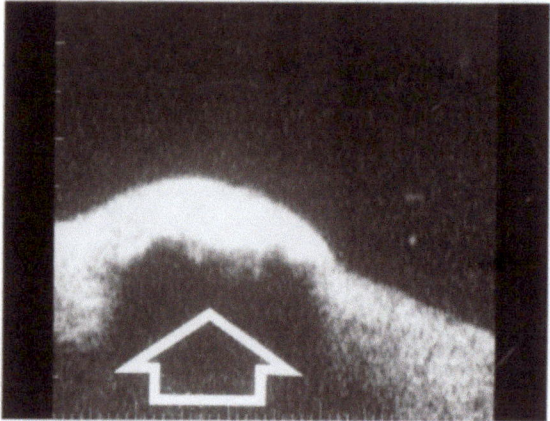

Abb. 140. Solides hyperreflexives Gewebe im UBM darstellbar, keine zystische Veränderung, aber auffälliger Schlagschatten (*Pfeil*), der die Beurteilung der tieferen Sklerastrukturen unmöglich macht. Die Histologie beschrieb ein fibrosklerotisch und hyalin umgewandeltes Stromagewebe mit schwarzem Fremdkörpermaterial

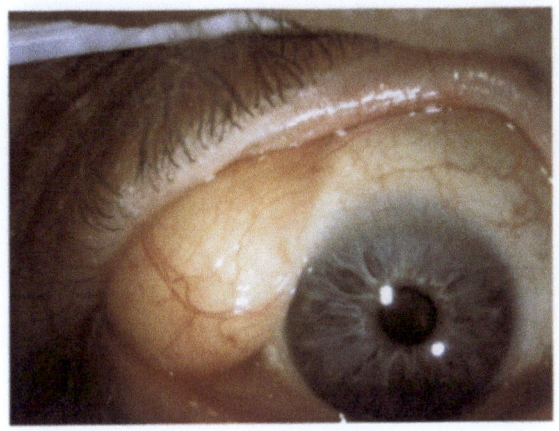

Abb. 141. V. a. Fettprolaps bei einem 68-jährigen adipösen Mann. Verschiebliche, glatt begrenzte Struktur mit intakter Bindehautoberfläche

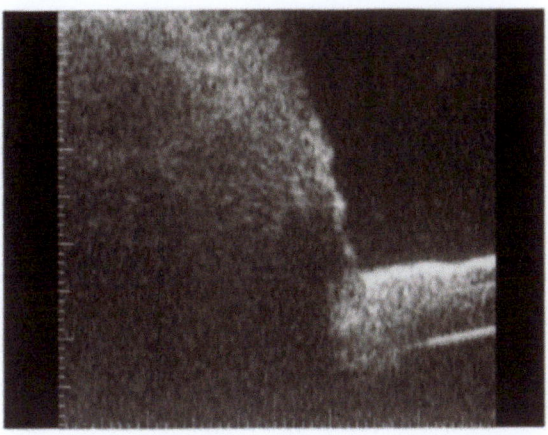

Abb. 142. Eine UBM-Untersuchung mit dem Trichter wäre hier nicht möglich. Der erhöhte Neigungswinkel (damit auch unter dem Oberlid untersucht werden kann) lässt sich nur durch eine Extraneigung des Schallkopfes am Hebelarm erreichen. Das Bild zeigt eine aufgelockerte regelmäßige hyporeflexive Struktur. Der Fettprolaps wurde chirurgisch entfernt

2.4 Hornhaut

Die Ultraschallbiomikroskopie ist für die Untersuchung der Hornhaut besonders geeignet, da hier wenig Anforderungen an die Eindringtiefe gestellt werden. Insbesondere bei Hornhauttrübungen können wichtige Informationen gewonnen werden [14]. Es gelingt eine ausgezeichnete Tiefenlokalisation von Veränderungen, weil das Epithel und die Bowman-Membran an der Oberfläche und Deszemet-Membran/Endothel in der Tiefe hochreflexiv sichtbar sind, wenn sie annähernd senkrecht zum Schallstrahl angeordnet sind. Diese Echos sind noch besser sichtbar, wenn sie bei niedriger Verstärkung dargestellt werden (s. **Abb. 156**). Dann erkennt man, dass die Epitheloberfläche ein hohes Initialecho hat, die Epithelien selbst aber mittelreflexiv sind. Bei ausgeprägtem Hornhautödem können sie als Verdickung darstellbar sein (**Abb. 143, 150;** [36]). Auch vereinzelte Epithelbullae können zur Darstellung kommen (s. **Abb. 158**).

Trübungen des Stromas erfordern meist eine höhere Verstärkung, wenn es sich um zartere Opazitäten handelt (**Abb. 151–154**). Dichtere Trübungen können dann auch überstrahlen (**Abb. 161, 162**) – bei extremen Impedanzsprüngen wird ein Wiederholungsecho provoziert (**Abb. 163, 164**). Stromale Dickenunterschiede sind mittels zweier

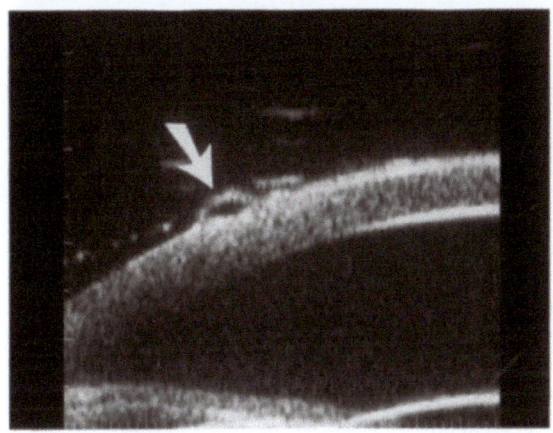

Abb. 143. UBM-Bild eines Hornhautödems, das meist eine Dickenzunahme aller Schichten bedeutet. Einzelne Epithelblasen können sichtbar werden (*Pfeil*). Die Stromareflexivität ist erhöht

Gates genau messbar. Narben lassen sich hinsichtlich ihrer Struktur, Konfiguration und Tiefe abbilden. Alleman und Mitarbeiter [1] sowie Pavlin und Kollegen [37] untersuchten die Narbenbildung nach Excimer-Laser-Behandlung. Die Reflexivität gibt Aufschluss über den Grad der kollagenen Umschichtung, Abweichung vom regelmäßigen Muster und mögliche Einlagerung von anorganischem Material. Kleinste Fremdkörper können bei trüber, gequollener Hornhaut lokalisiert werden (s. Abb. 162; [6]).

2 Strukturelle Befunde

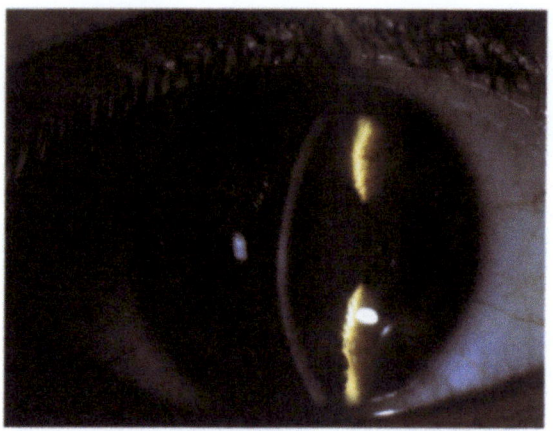

Abb. 144. Keratokonus in der Spaltlampenmikroskopie, 24-jähriger Mann

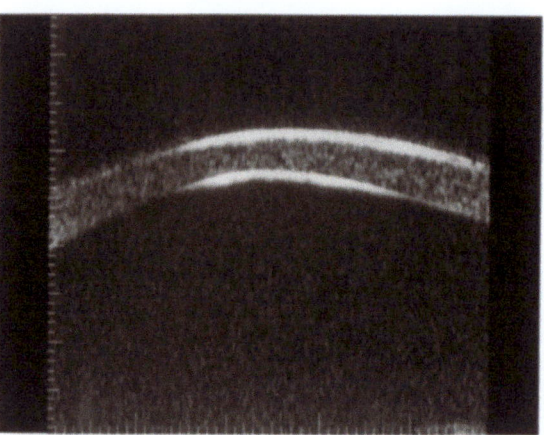

Abb. 145. Keratokonus im UBM-Bild. Der Hornhautquerschnitt erlaubt die akustische Hornhautdickenmessung – besonders bei trüben Medien geeignet. Bei klaren Medien überwiegt die Präzision der meisten optischen Geräte

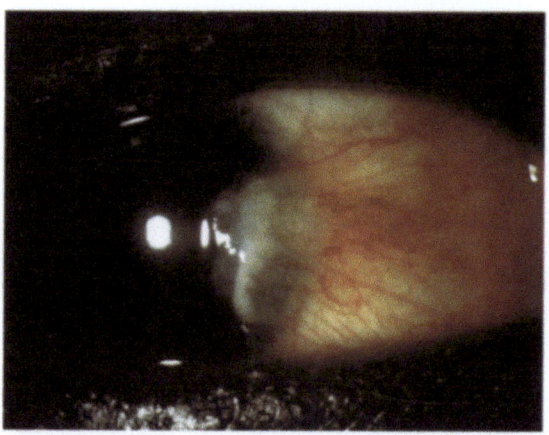

Abb. 146. Pterygium – nur wenig auf die Hornhaut übergreifend

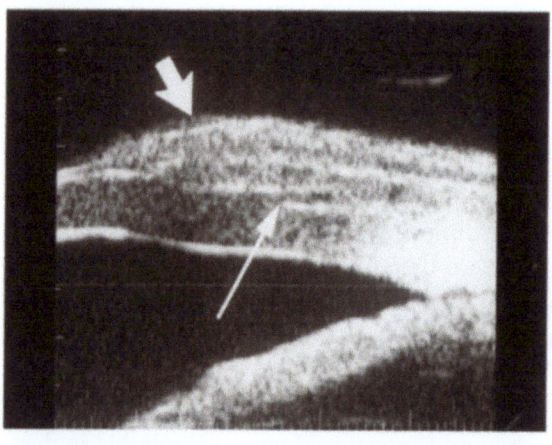

Abb. 147. Radiäres UBM-Schnittbild: mittelreflexive, verdickte Auflagerung auf die Sklera (*Pfeil*). Der Prozess greift auf den Limbus bis zur peripheren Hornhaut über. Die Hornhautstruktur selbst ist nicht verändert. Im Bereich des Pterygiumkopfes weicht der Reflex der Epithelschicht von dem der Bowman-Schicht ab. Die Bowman-Schicht lässt sich als obere Hornhautbegrenzung weiter verfolgen, verläuft aber unterbrochen (*Pfeil*). Die Veränderung der regelmäßigen Hornhautkrümmung ist gut zu sehen

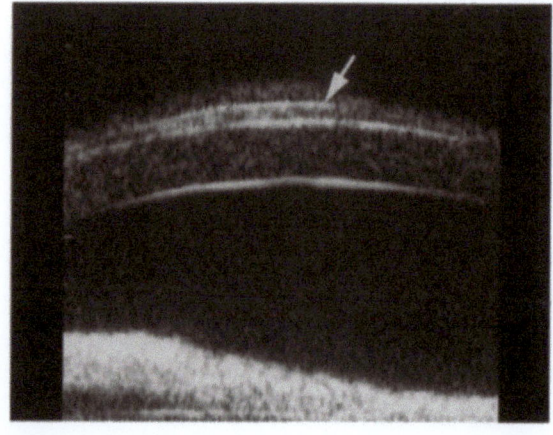

◁

Abb. 148. Im limbusparallelen UBM-Schnittbild am Pterygiumkopf ist das Auseinanderweichen der beiden oberen Hornhautschichten zu sehen. Die Epithelschicht (*Pfeil*) ist von mittelreflexivem Gewebe sowohl nach anterior als auch zur Bowman-Schicht hin umgeben

2.4 Hornhaut

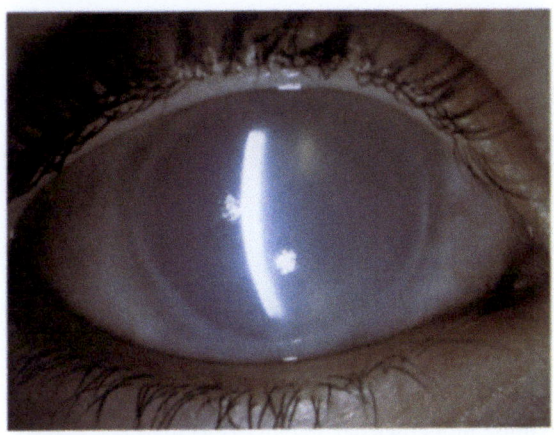

Abb. 149. Hornhautödem eines Buphthalmus bei einem 17-jährigen Patienten

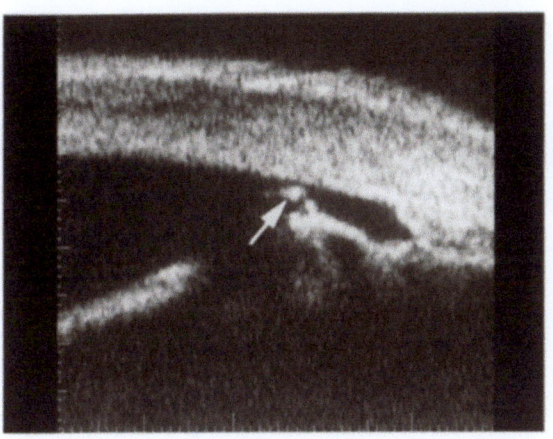

Abb. 150. Deutlich sichtbare Auflockerung und Verbreiterung des Stromas im UBM korrespondierend zur Wassereinlagerung. Die unruhige Oberfläche korrespondiert mit dem bestehenden Epithelödem. Nebenbefund: anteriore Synechierung (*Pfeil*) im Bereich der basalen Iridektomie.

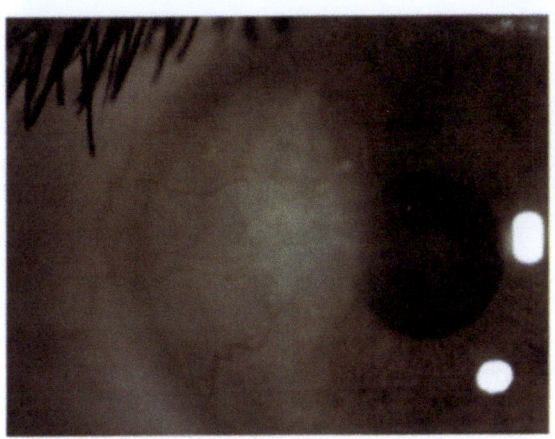

Abb. 151. Tiefe, intrastromale, progrediente Keratitis unklarer Genese mit Vaskularisation und rezidivierenden Entzündungsschüben seit 2 Jahren bei einem 23-jährigen Mann

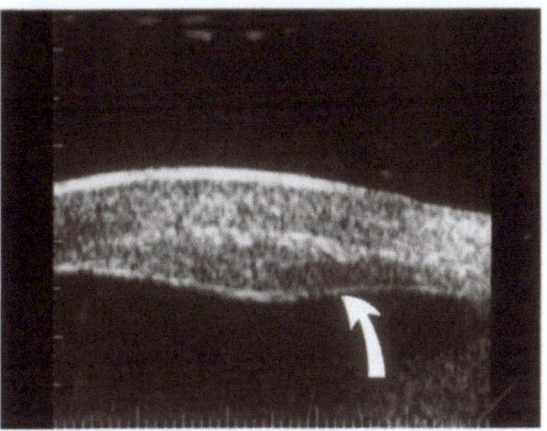

Abb. 152. Das UBM beweist keine Vorderabschnittsbeteiligung und keine sichtbaren Endothelpräzipitate unterhalb der dichten Trübung (*Pfeil*)

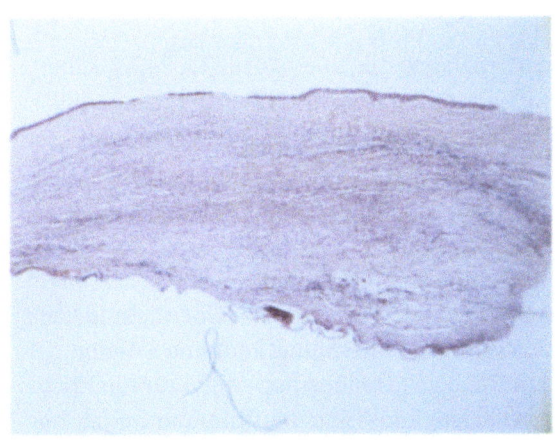

◁

Abb. 153. Histologie (HE-Färbung 10:1): rein entzündliche Veränderungen mit diffuser Infiltration und Verdickung des Stromas, teils nekrotisch mit Kerntrümmern. Das Endothel und die Deszemet-Membran sind unauffällig. V. a. autoimmunologische Ursache

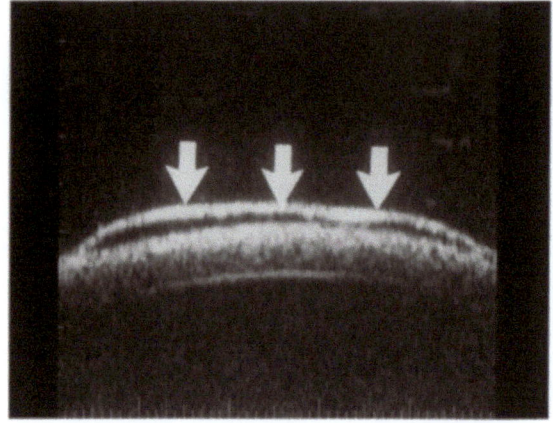

Abb. 154. UBM-Abbildung einer spontanen, rezidivierenden Epitheliolyse (*Pfeile*) bei einer 46-jährigen Diabetikerin. Befund kann mit therapeutischer Kontaktlinse immer wieder stabilisiert werden

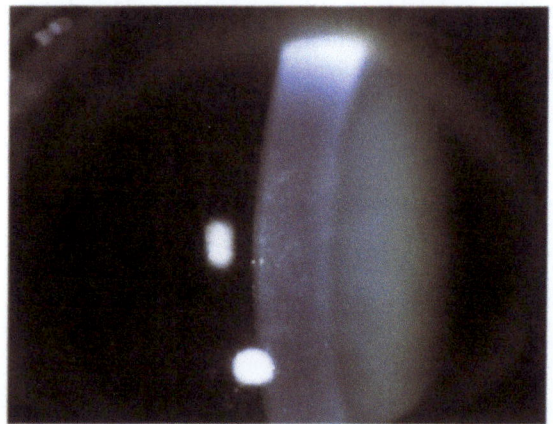

Abb. 155. Endotheliale Dystrophie einer 74-jährigen Frau

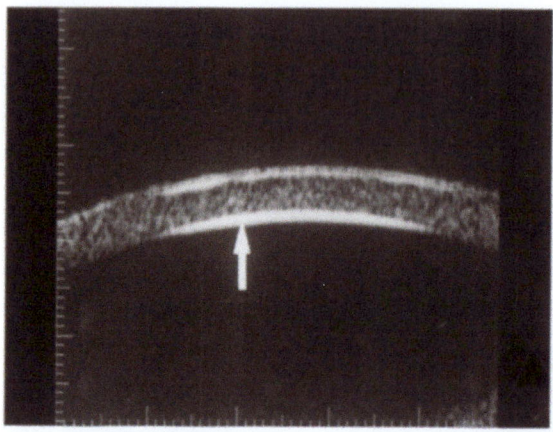

Abb. 156. Im UBM bei 60 dB ist die reflexreiche Verdichtung der Deszemet-Membran mit der Endothelzellschicht (*Pfeil*) zu sehen, die das Reflexverhalten des Epithels mit Bowman-Membran noch übertrifft. Das Stroma stellt sich unauffällig dar

Der Tiefenreflex der Hornhaut wird überwiegend durch die Deszemet-Membran gebildet – er wird höher reflexiv bei Endotheliopathien (**Abb. 155, 156**). Eine Funktionsstörung des Endothels lässt sich indirekt durch Hornhautstromaquellung oder Deszemetfalten darstellen (**Abb. 157–160**). Deszemetläsionen, insbesondere Deszemetolysen, sind in der photographischen Abbildung sehr schwierig. Die Dokumentation gelingt im Ultraschallbiomikroskop mit Form und Dimension (s. Abb. 556, 557).

Die besonders interessierende Hornhautregion am Limbus mit den Stammzellen kommt im UBM zwar zur Darstellung, lässt sich aber nicht abgrenzen und in der Funktion beurteilen. Die Auflösung eines 50 MHz UBM ist zwar schon sehr gut, aber für eine zytomorphologische Diagnostik noch zu gering.

Besonders bedeutend ist aber die akustische Einsichtnahme in den vorderen Augenabschnitt, gerade bei völlig undurchsichtiger Hornhaut, um die Diagnostik zu ergänzen (z. B. Synechien, Implantate, Kammerwinkel, Ziliarkörper [39]). Für die operative Planung von Vorderabschnittsrekonstruktionen und Keratoplastiken hat sich das UBM als sehr nützlich erwiesen (**Abb. 149, 150**; [19, 32]).

Dort, wo optische Messinstrumente (Laserinterferenz-Pachymeter) für die Hornhautdickenmessung zur Anwendung kommen können, ist das UBM als Präzisionsinstrument für die Hornhautdicken- und Tiefenbestimmung bei so ho-

2.4 Hornhaut

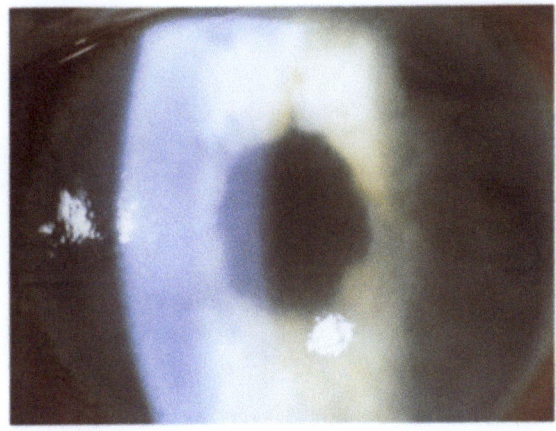

Abb. 157. Hornhautendotheldekompensation nach rezidivierenden Glaukomanfällen. Zustand nach Iridektomie und Linsenchirurgie. Diffuse Hornhauttrübung mit Epithelödem

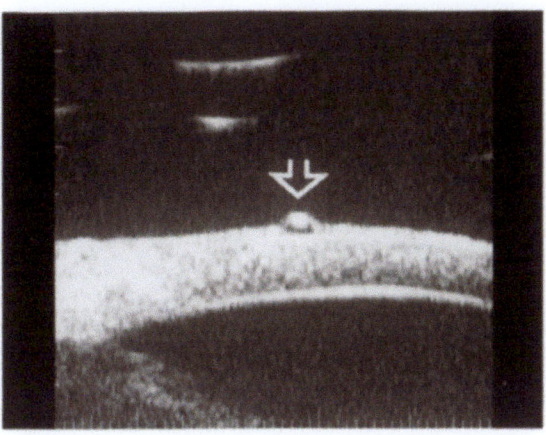

Abb. 158. Im UBM ist die Dickenzunahme genau ausmessbar: 0,72 mm. Das Stroma ist höherreflexiv durch die Kollagenumschichtung und die Wassereinlagerung; das bestehende Epithelödem verursacht ein unscharfes Initialecho mit vereinzelten größeren Epithelbullae (*Pfeil*)

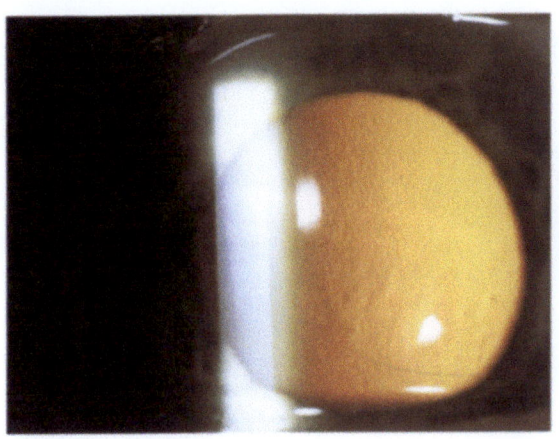

Abb. 159. Hornhautdystrophie eines 48-jährigen Mannes – körnig konfigurierte Trübung im regredienten Licht

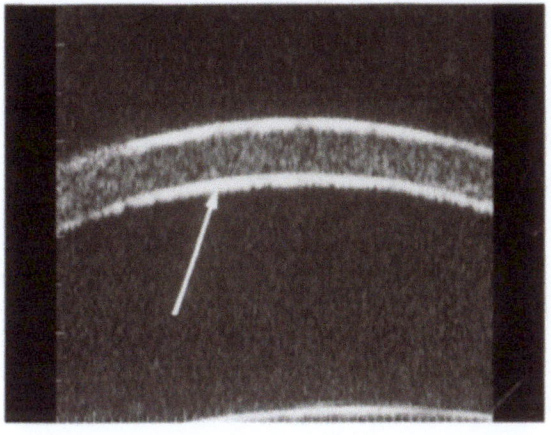

Abb. 160. Im UBM ist die Lokalisation der Trübung eindeutig: Das Endothel erscheint vermehrt reflexiv und infolge der Endotheliopathie fast separiert zur Deszemet-Membran. Hornhautdickenzunahme im Rahmen der Dekompensation mit vereinzelter Epithelblasenbildung (*Pfeil*)

hen Ansprüchen, wie sie in der refraktiven Chirurgie gefordert werden, weniger geeignet. Die Hornhaut mit ihrer hohen intrakornealen Ultraschallgeschwindigkeit von 1640 m/s erfordert dann einen Korrekturfaktor gegenüber der durchschnittlichen Ultraschallgeschwindigkeit in Gewebe von 1532 m/s, die im Allgemeinen bei Berechnungen zugrunde gelegt wird [40].

Man kann zusammenfassen, dass das UBM in der kornealen Abbildung bei klaren Medien nicht mehr Informationen gibt, als mit Spaltlampenmikroskop und Topographie zu erheben sind [31]. Die Bestimmung der vorderen und auch der hinteren kornealen Kurvatur, was für die refraktive Chirurgie interessant wäre, hat keine breite Anwendung gefunden [7]. Ein Keratokonus-Staging [4, 5] mit einem Index, in dessen Berechnung fünf verschiedene Messpunkte für die Hornhautdicke eingehen, hat sich ebenfalls nicht durchgesetzt. Dagegen kann die Horn-

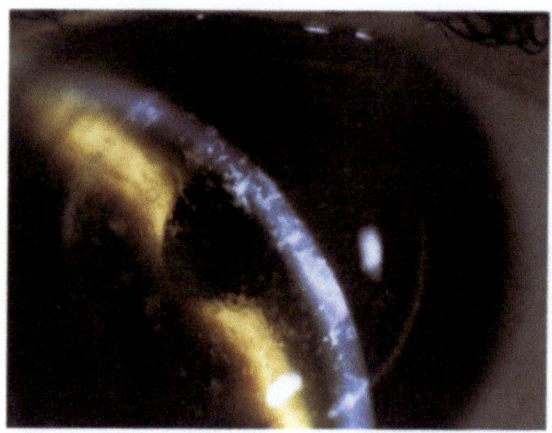

Abb. 161. Rezidiv einer granulären Hornhautdystrophie 20 Jahre nach Keratoplastik

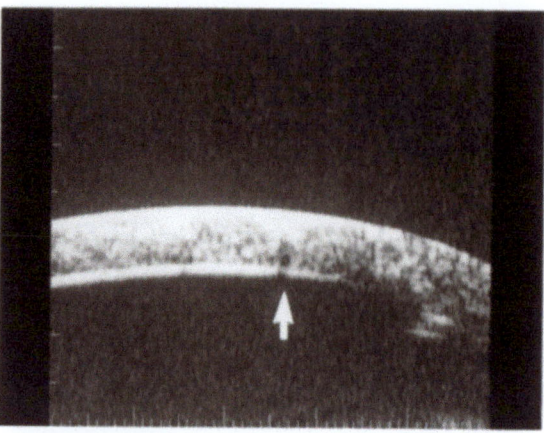

Abb. 162. UBM: Die Ablagerungen aus hyalinem Material sind im anterioren Stroma gut sichtbar. Der Transplantatrand und eine Endothelstufe befinden sich am *rechten Bildrand*. Der *Pfeil* kennzeichnet einen Schlagschattten, vermutlich durch eine kalzifizierte Einlagerung verursacht

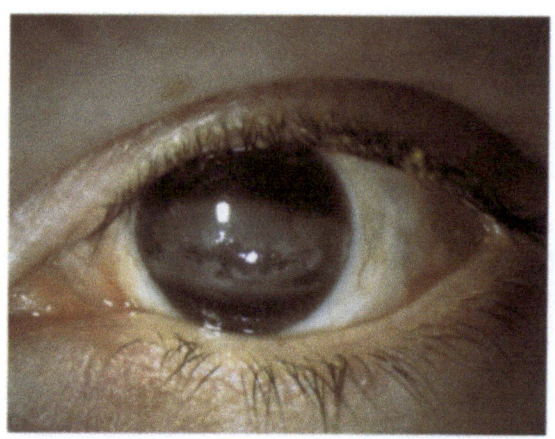

Abb. 163. Bandförmige Keratopathie bei Hypotonie und mehrfachen vorangegangenen Operationen (schwere diabetische Retinopathie mit vormals Sekundärglaukom)

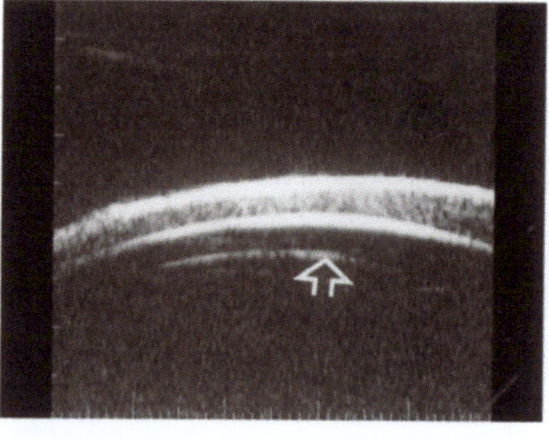

Abb. 164. Im UBM stellt sich die Hornhaut eher verdünnt (zentral 0,38 mm) mit auffällig reflexreichem Oberflächen- und Rückflächenecho bei mittelreflexivem Stromaecho und einem Wiederholungsreflex (*Pfeil*) dar

hautkurvatur bei Pterygien erstmalig auch unter der bindegewebigen Verdickung sichtbar gemacht werden (Abb. 144–148).

2.5 Iris

Bislang standen in der Diagnose von Vorderabschnittstumoren nur die Spaltlampenmikroskopie mit Gonioskopie, die Photographie, die Angiographie, und die konventionelle Sonographie [49] zur Verfügung. Das UBM brachte eine entscheidende Verbesserung bei Tumoren der Iris, des Ziliarkörpers und der peripheren Aderhaut, die innerhalb der Eindringtiefe liegen [9, 51]. Es ist besonders hilfreich in der Größenbestimmung, der Beurteilung der Eindringtiefe und der Morphologie bei der Differentialdiagnose und Verlaufskontrolle. Andere Methoden sind wegen der oft nur kleinen Größe der Befunde nicht anwendbar. Die Ultraschallbiomikroskopie ermöglicht als einzige Untersuchungsmethode, Verän-

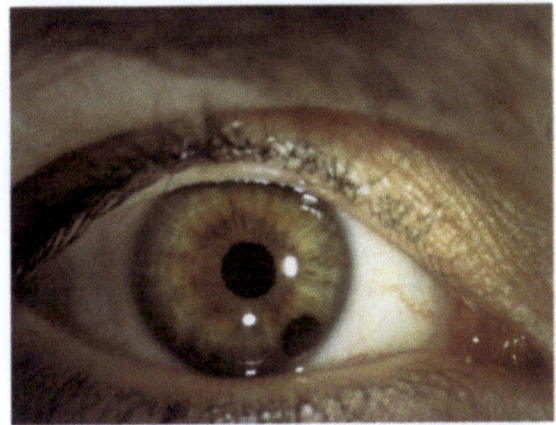

Abb. 165. Peripherer Irisnävus mit unbeeinflusster Pupille bei einer 34-jährigen Frau

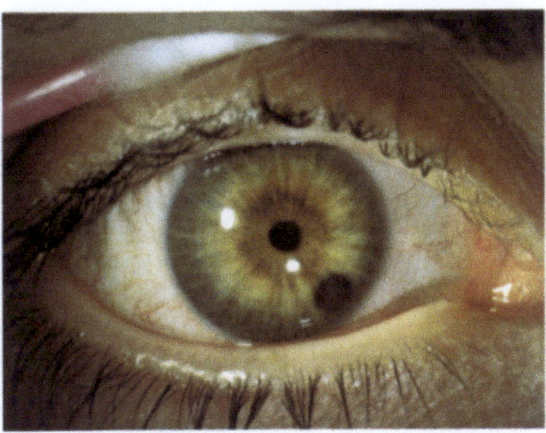

Abb. 166. Peripherer Irisnävus in standardisierter Miosis (30 min nach Pilocarpin 1%). Man kann jetzt auch besser erkennen, dass der Befund keine Verbindung zur Iriswurzel hat

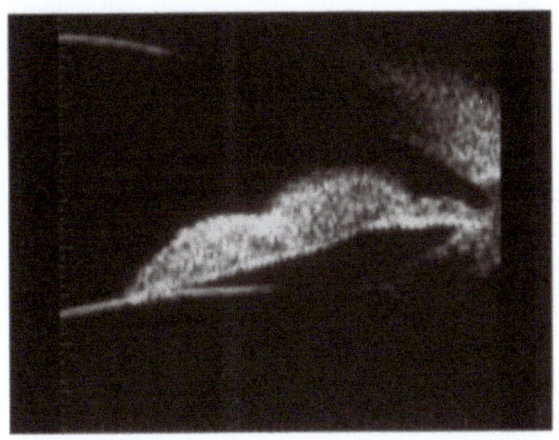

Abb. 167. UBM-Bild des oberflächlichen Irisnävus mit unbeeinflusster Pupille. Homogene Irisauflockerung ohne die typische hyperreflexive Auflagerung als Korrelat für die zellreiche Pigmentauflagerung. Deutliche Separation des Befundes von der Irisbasis. Maße: 0,71 mm Prominenz; 1,45 mm radiäre Ausdehnung

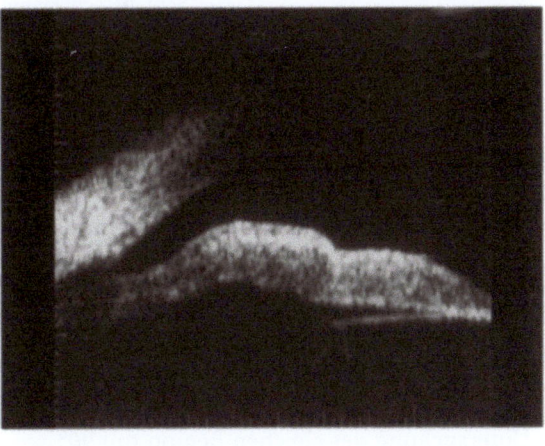

Abb. 168. UBM-Bild des Irisnävus in standardisierter Miosis. Jetzt wird die typische hyperreflexive Auflagerung auf die Irisstruktur sichtbar, ebenso wie die konvexe Biegung des Pigmentblattes. Nebenbefund: Aufweitung des Kammerwinkels nach Pilocarpin. Maße: 0,65 mm Prominenz; 1,72 mm radiäre Ausdehnung

derungen der Iris auch bei posteriorer Lage oder bei Lokalisation im Kammerwinkel darzustellen. Falls eine chirurgische Entfernung von verdächtigen, malignen Tumoren notwendig ist, kann präoperativ eine präzise Darstellung der Tumorgrenzen erfolgen und die operative Planung erleichtert werden.

Schwierigkeiten sind bei der Erhebung der Kontrollbefunde möglich, da sich selten genau die gleiche Schnittebene mit dem gleichen Untersuchungswinkel einstellen lässt. Gerade bei der Erstuntersuchung kann diese Problematik durch die Anfertigung von möglichst vielen unterschiedlichen Bildern der Raumforderung abgefangen werden; bei den Kontrollen steht dann eher eine vergleichbare Abbildung des Ausgangsbefundes zur Verfügung.

Wichtige Hinweise zum praktischen Vorgehen bei ultraschallbiomikroskopischen Verlaufskontrollen von Irisneoplasien sind in dem Werk von Guthoff et al. [16] zusammengefasst:

Tabelle 2. Echographische Differentialdiagnose von Nävi und Melanomen

	Art	Echomuster	Grenze	Besonderheiten
Nävi	Aufgelagerte Plaques	Hochreflexiv	Manchmal zarte Grenze zum Irisgewebe	Irisgewebe kaum verändert
	Oberflächlich	Oberflächliche echoreiche Lage, manchmal hyporeflexive Zone direkt unterhalb der Nävusoberfläche	Diffuse Einbeziehung und Verdickung des Irisstromas	Konvexe Biegung der Iriskurvatur
	Diffuse Verdickung	Hochreflexiv	Unscharf, schlechte Abgrenzbarkeit	Schrumpfende Eigenschaften, oft Ektropium uveae
	Spindelzellig	Niedrig- bis mittelreflexiv, aufgelockerte Struktur	Mäßige Abgrenzbarkeit	
Melanome		Hochreflexives, lineares Muster der oberflächlichen Schicht, schwächeres Echo der tieferen Anteile	Unscharf, Organgrenzen nicht respektiert, Infiltrationen, Satelliten	Wechselndes Binnenecho, evtl. echofreie Vasa privata, evtl. echofreie Nekrosezonen

- Aufsuchen der maximalen Prominenz der Raumforderung (inkl. Irisstroma) bei streng meridional ausgerichteter sagittaler Schnittführung (kürzester Abstand Kammerwinkel und Pupille).
- Ist unter diesen Bedingungen die maximale sagittale Irisdicke erfasst, wird das Bild eingefroren und mit den Gates ausgemessen.
- Untersuchung der gleichen Region mit 90° rotierter Schnittebene (limbusparallel) und wiederum Aufsuchen der maximalen Prominenz mit Einfrieren und Vermessen.
- Beide Messwerte sollten gleich hoch sein.

Die Versuchung den Schallkopf zu kippen ist in der limbusparallelen Schnittführung größer, da sowohl die Hornhautkurvatur als auch der Trichterrand eine Neigung vorgeben.

Die Kontraktilität der Iris bewirkt eine Bewegung der mit ihr verbundenen Strukturen und verursacht damit eine Größenveränderung. Dieser Unterschied kann eine vergleichende Größenbeurteilung (auch im Fotovergleich) unmöglich machen (**Abb. 165–168**).

Zur verbesserten Beurteilung empfiehlt sich die Applikation von Pilocarpin 1% und die Anfertigung der Fotodokumentationen und der UBM-Untersuchung eine halbe Stunde später. Auf diese Weise erreicht man eine Standardisierung der zu beurteilenden Befundgröße.

Klinisch und ultraschallbiomikroskopisch lassen sich Tumorformen (aufgelagert, rundlich, spindelförmig, gestielt und flach-infiltrierend) von Tumorlokalisationen (pupillarsaumnah, kammerwinkelnah) unterscheiden. Die sonographische Unterscheidung umfasst weiterhin

- das Reflexverhalten (homogen niedrig- und homogen hochreflexiv, inhomogen reflexiv),
- die Tumorgrenzen (Infiltration von Nachbarstrukturen, die Verdrängung/Verlegung von Nachbarstrukturen) und
- das Vorhandensein eines Schlagschattens z. B. durch Kalkeinlagerungen.

Somit werden im UBM sonomorphologisch Unterscheidungen getroffen (**Tabelle 2**)

Genau wie in der Spaltlampenmikroskopie soll auch im UBM auf

- Infiltrationen von Nachbargeweben,
- Überschreitung von Grenzstrukturen,
- Verziehungen der Pupille,
- auffällige Vaskularisationen (Vasa privata),
- Nekrosezonen und
- Satellitenbildung geachtet werden.

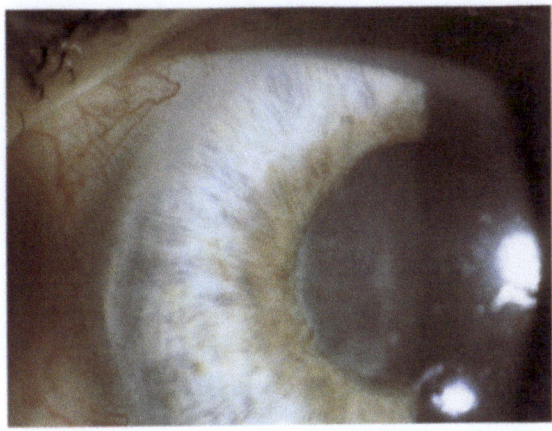

Abb. 169. Zirkuläre Rubeosis um den Pupillarsaum mit posteriorer Synechierung und fortgeschrittener Katarakt

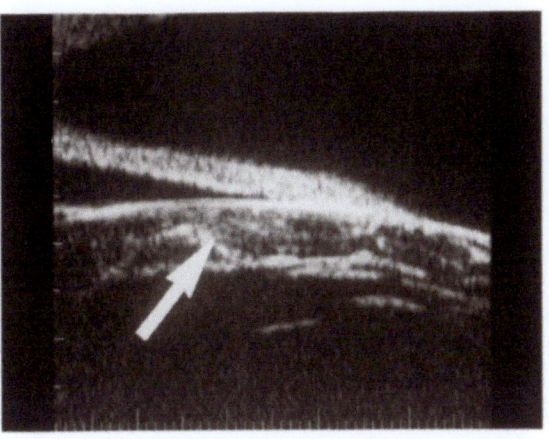

Abb. 170. Die Rubeosis kann im UBM nicht dargestellt werden. Die Kontaktfläche von Iris und Linsenvorderfläche ist vergrößert, die kortikale Linsentrübung ist gut zu sehen (*Pfeil*)

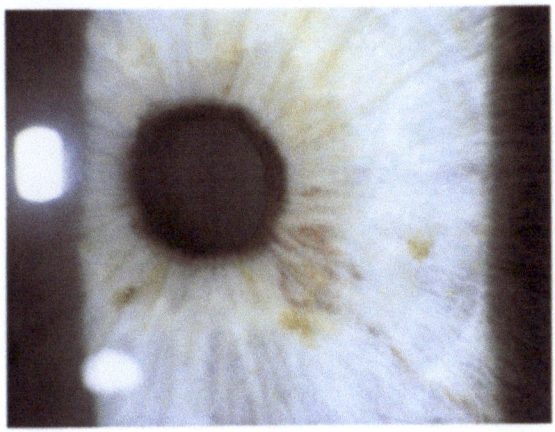

Abb. 171. Auffällige Irisgefäßzeichnung und Ektropium uveae bei einer 65-jährigen Patientin

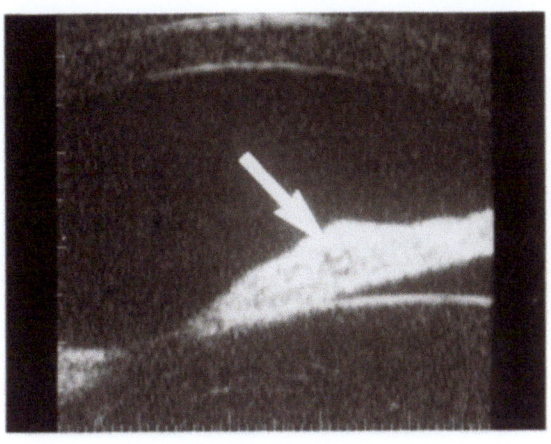

Abb. 172. Das UBM zeigt die Irisdickenzunahme über der hyporeflexiven Schlaufe durch den Irisvarix

Es soll neben dem nachgewiesenen Größenwachstum die bestmögliche diagnostische Sicherheit zur Abgrenzung von einem Melanom gewonnen werden. Das Binnenecho ist bei Melanomen nicht mehr regelmäßig, sondern sehr variabel. Häufig wird eine oberflächliche hochreflexive, lineare Schichtung gesehen.
Dabei gelangen kleinere Gefäße nicht zur Darstellung (**Abb. 169, 170**). Erst größere Lumina werden hyporeflexiv sichtbar (**Abb. 171, 172**) sind aber dann von Tumornekrosen echographisch nicht zu trennen.
Die Iris lässt sich nicht nur auf Raumforderungen untersuchen. Die Arbeitsgruppe von McWhae [11] untersuchte die Iriskrümmung, um damit auf Druckschwankungen der Vorder- zur Hinterkammer rückzuschließen, die der Iris eine gewisse Klappenfunktion einräumen. Sie maßen die Ebene des Irispigmentepithels an der Basis und am Pupillarsaum und fanden eine konkave Form (niedriger Druck in der Hinterkammer) beim Pigmentdispersionsglaukom und bei hoher Myopie. Diese konkave Form bildet sich mit abnehmender Akkommodationsfähigkeit und steigendem Lebensalter zurück.

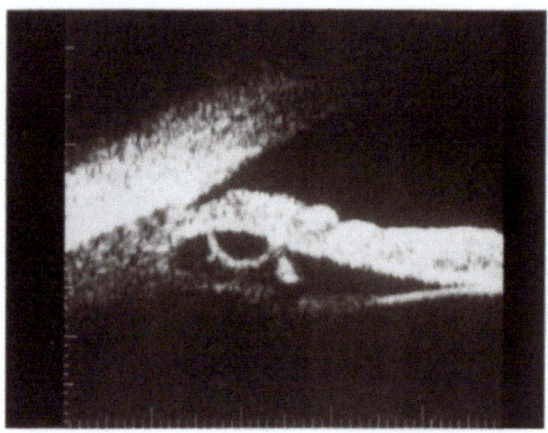

Abb. 173. UBM-Bild einer Irispigmentblattzyste (Zufallsbefund)

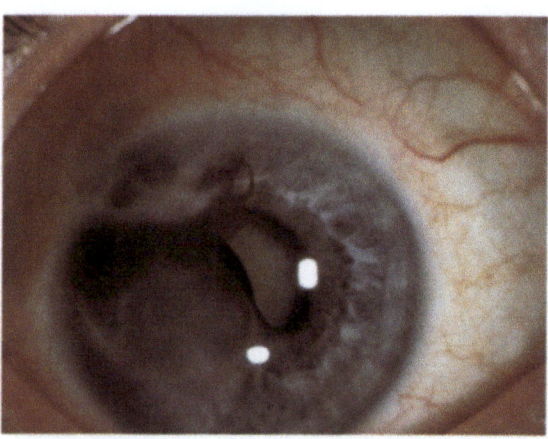

Abb. 174. Große Zyste im Irisgewebe. 53-jähriger Mann nach perforierender Hornhaut-Sklera-Verletzung vor 34 Jahren, Cataracta traumatica. V. a. Epithelinvasion

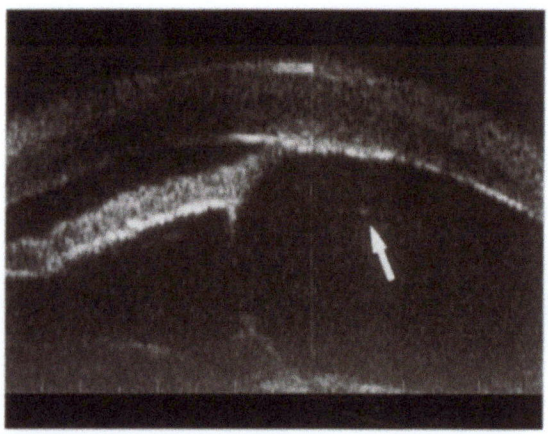

Abb. 175. Im zusammengesetzten UBM-Bild Verdrängung der Irisstrukturen durch die Raumforderung seitens der Zyste. Schuppige Strukturen (*Pfeile*) werden innerhalb der Zyste sichtbar

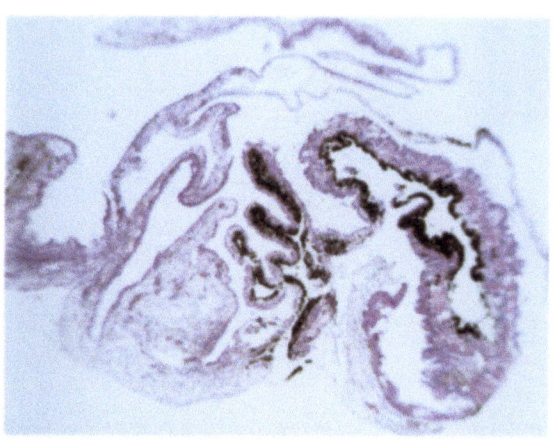

Abb. 176. Histologisches Bild (HE-Färbung 10:1) der kollabierten epithelialen Zyste mit Anteilen von Irisstroma und Irispigmentepithel

2.5.1 Iriszysten

Die iridoziliare Verschmelzung ist ein häufiger Ort für Zysten. Sie sind oft nur als periphere Erhebungen der Iris über das Niveau zu erkennen. Mit der Ultraschallbiomikroskopie können solide von rein zystischen Raumforderungen unterschieden werden [13, 38]. Auch "Füllungen" innerhalb der Zysten kommen zur Darstellung (Abb. 174–176) und Tumore, die zystische Anteile besitzen (Abb. 179, 180).
Ziliarkörperzysten im retroiridalen Raum sind wesentlich häufiger klinisch auffällig oder als Zufallsbefund sichtbar. Eine sichere Abgrenzung eines iridalen Ursprungs von einem ziliaren ist nicht immer möglich, da häufig beide Strukturen der Zystenwand anliegen. Auch das iridale Pigmentblatt, das die Abgrenzung ermöglichen könnte, ist nicht immer durchgehend darstellbar.
Man unterscheidet zwischen Irispigmentblattzysten (Abb. 173), die das Irisstroma über die gesamte Dicke erheben können und Irisstromazysten, die schon in der Spaltlampenmikroskopie perluzide imponieren (Abb. 177, 178; [41]). Der Kammerwinkel wird abhängig von der Größe und Lage der Zyste in diesem Bereich evtl. verschlossen.

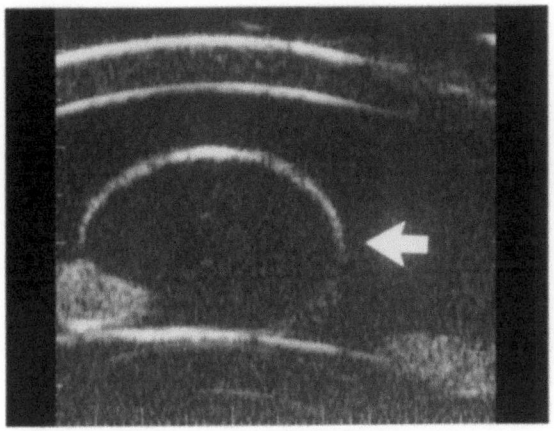

Abb. 177. Große Iriszyste (*Pfeil*) eines 2-jährigen Jungen im UBM. Befund durch das sichtbare Ektropium uveae schon länger als 1 Jahr auffällig. Die Binnenstruktur ist bis auf zwei angedeutete Aufhellungen, die aber nicht so reflexreich wie die zelligen Schuppen einer Epithelzyste sind, echofrei

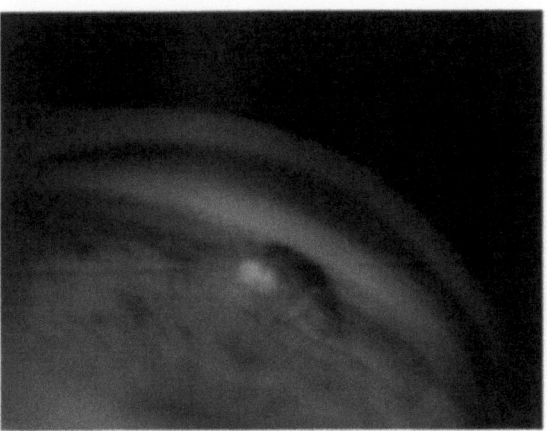

Abb. 178. 77-jährige Frau mit einer peripheren Verfärbung der Iris. Die Gonioskopie verdeutlicht die Prominenz des Prozesses

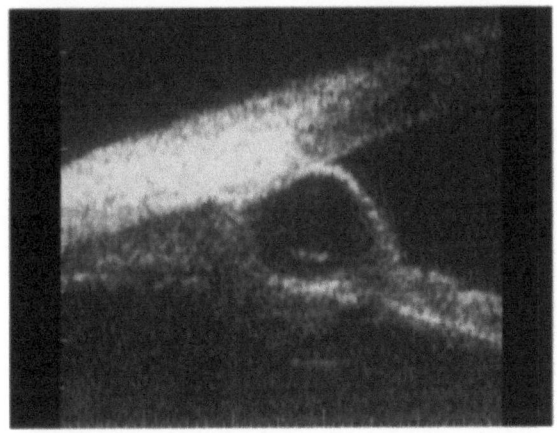

Abb. 179. Im UBM wird eine Iris-Ziliarkörper-Zyste sichtbar. Es deutet sich eine Membran als Binnenstruktur an. Der Kammerwinkel ist in diesem Bereich verschlossen

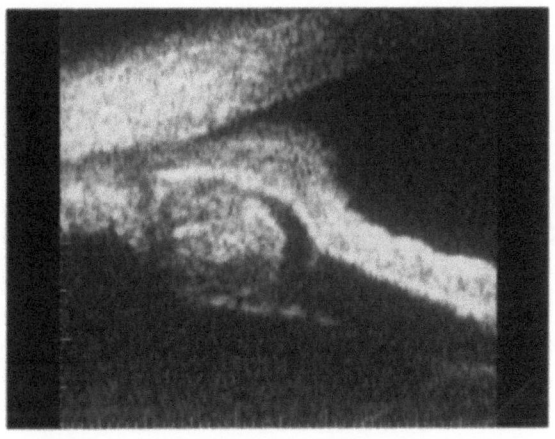

Abb. 180. Direkt neben der Zyste befindet sich im UBM ein mittelreflexiver Ziliarkörpertumor – das Irispigmentepithel wird nicht infiltriert.

2.5.2 Irisnävi

Irisnävi sind sehr verbreitete Tumore des vorderen Augenabschnitts, die keiner operativen Therapie bedürfen und deren Wachstumsverhalten in der Regel lediglich beobachtet wird. Die Ultraschallbiomikroskopie bietet außerdem die Möglichkeit der Tiefenmessung in der Verlaufskontrolle eines möglichen Wachstums. Irisnävi haben in der Peripherie meist eine konvexe Oberfläche, die gelegentlich auch das Pigmentblatt beugen [36]. Diese Beugung wird durch die unterschiedliche Pupillenweite beeinflusst und ist sowohl erst in Miosis (Abb. 165-168) als auch nur bei unbeeinflusster Pupille (Abb. 191-193) sichtbar. Aufgrund dieses Phänomens sind zwei UBM-Untersuchungen bei Iristumoren unklarer Dignität – sowohl mit unbeeinflusster als auch mit standardisierter Pupillenweite – zu diskutieren.

In der Nähe des Irisrands ohne festen Ansatz haben die Nävi eine eher spindelförmige Konfiguration und bilden gelegentlich ein Ektropium uveae. Eine diffuse Verdickung des Irisstromas

2 Strukturelle Befunde

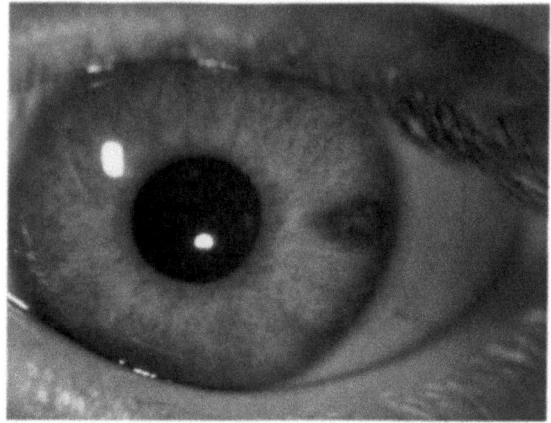

Abb. 181. 3-jähriges Mädchen mit einer Irisverfärbung, die an Größe zunimmt

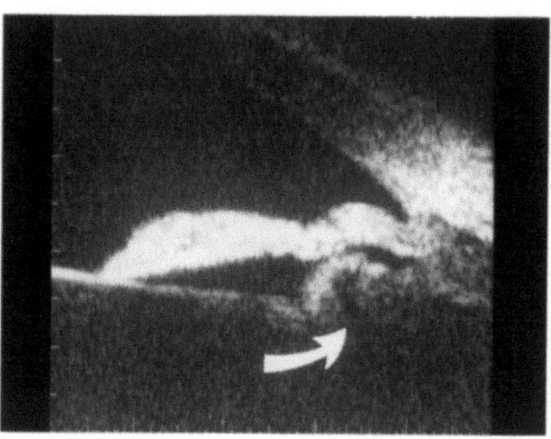

Abb. 182. Im UBM ist an dieser Stelle eine hochreflexive Irisverdichtung mit deutlich geringerer Irisdicke und mit konvexer Konfiguration sichtbar. Ziliarkörperzotten haben sich in diesem Bereich angelagert (*Pfeil*)

oder auch eine reine Auflagerung kann beobachtet werden, wobei die Nävi mit einer oberflächlichen Auflagerung in einer Studie von Jakobiec u. Silbert [17] die häufigsten sind. Eine Auflistung der möglichen Erscheinungsformen von Nävi sind in Tabelle 2 und **Abb. 181-212** zusammengestellt.

Nävi sind überwiegend hochreflexiv und verlaufen oft unscharf im Irisstroma. Die exakte Abgrenzung – **besonders der Ränder – kann schwierig sein.** Eine Abmessung der höchsten Nävusprominenz bis zum Irispigmentepithel sollte wenigstens erfolgen, um neben einer untersucherabhängigen Interpretation der Nävusränder eine objektive Strecke zur Größenbeurteilung zur Verfügung zu haben.

Eine Untersuchung des Ziliarkörpers für die Diagnostik tiefliegender Veränderungen oder möglicher maligner Haupttumoren ist obligat.

Bei geringsten Zweifeln an der Benignität des Befundes sind Untersuchungsabstände von 3 Monaten zu empfehlen. Der stabile Befund über den Zeitraum eines Jahres kann dann alle 6 Monate – später 12 Monate – kontrolliert werden. Wird eine mögliche klinisch sichtbare Veränderung bemerkt, folgt eine UBM-Untersuchung entsprechend kurzfristig.

Aufgelagerte Plaques
(Abb. 183–190, S. 59-60)

Oberflächliche Nävi
(Abb. 191–200, S. 60-62)

Diffuse Nävi
(Abb. 201–204, S.63)

Verlauf: Stark schrumpfender Irisnävus
(Abb. 205–210, S. 64-65)

Spindelzellige Nävi
(Abb. 211, 212, S. 65)

▷

Abb. 187 *(links).* Gelb-braun pigmentierter Irisnävus, weitgehend scharf begrenzt, die umgebenden Irisstrukturen werden eher verdrängt

Abb. 188 *(rechts).* Im UBM imponiert die Dickenzunahme, weniger die Reflexivitätsanhebung. Die seitliche Abgrenzung dieser Auflagerung ist nicht möglich

2.5.2 Irisnävi

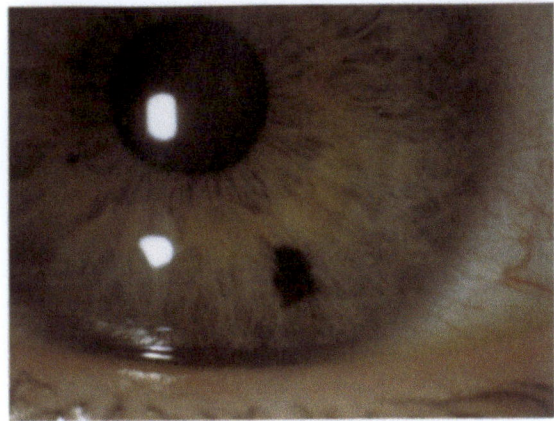

Abb. 183. Sehr stark pigmentierter Irisnävus ohne Beeinflussung der Pupillomotorik bei einem 23-jährigen Mann. Befund schon sehr lange bekannt

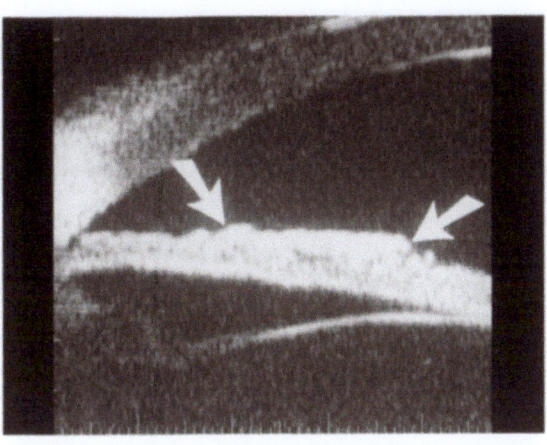

Abb. 184. Befund im UBM als hyperreflexive, der normalen Irisstruktur aufliegende Schicht. Eine seitliche Begrenzung ist möglich (*Pfeile*)

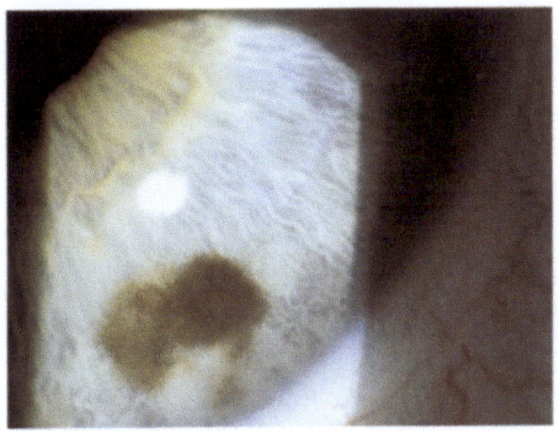

Abb. 185. Pigmentierter Irisnävus mit auf dem Irisstroma aufliegender Struktur in der mittleren bis äußeren Peripherie

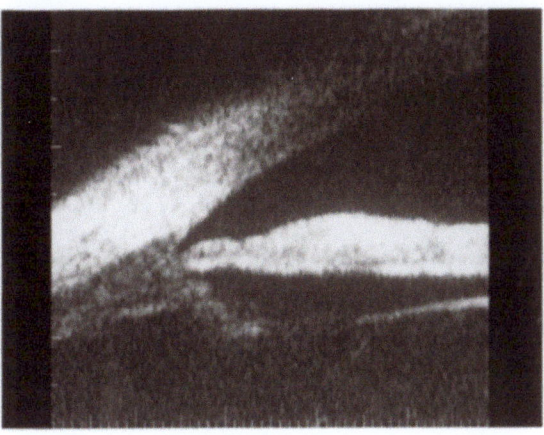

Abb. 186. Diese Auflagerung erscheint im UBM als hochreflexive Auflagerung und bewirkt eine Dickenzunahme der Iris. Die Abgrenzung ist schwierig, daher sollte die höchste Prominenz bis zum Irispigmentepithel ausgemessen werden

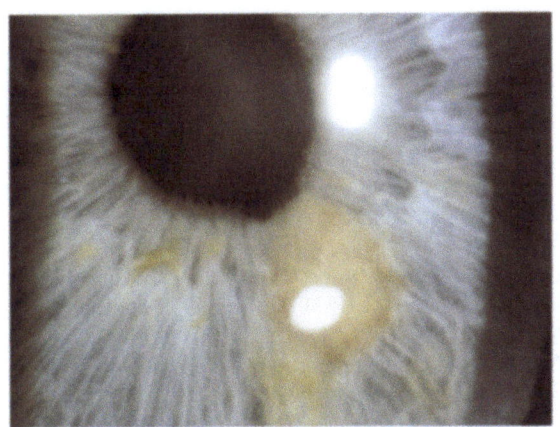

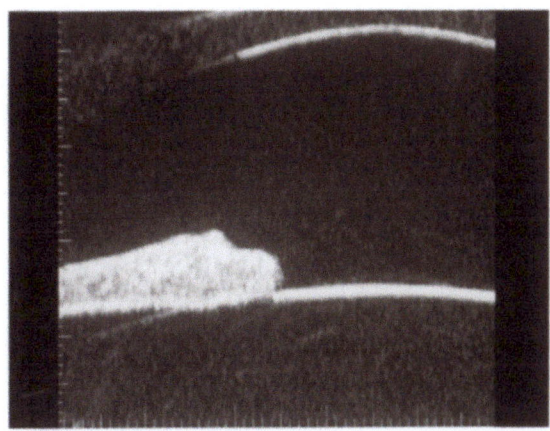

2 Strukturelle Befunde

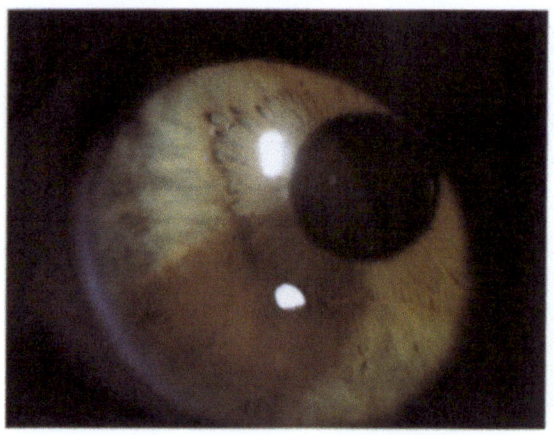

Abb. 189. Großer Irisnävus. Befund schon immer bekannt

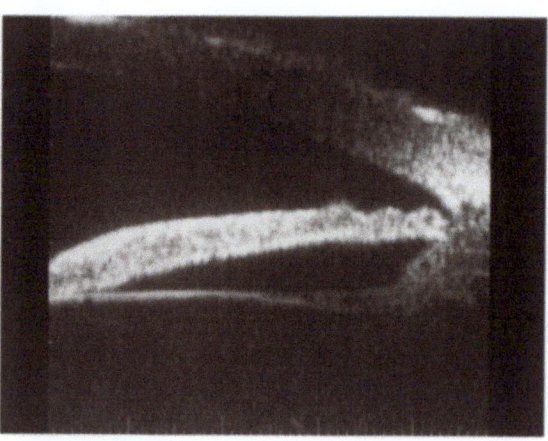

Abb. 190. Im UBM erscheint der Nävus wie eine hyperreflexive Auflagerung auf der normalen Irisstruktur aufliegend

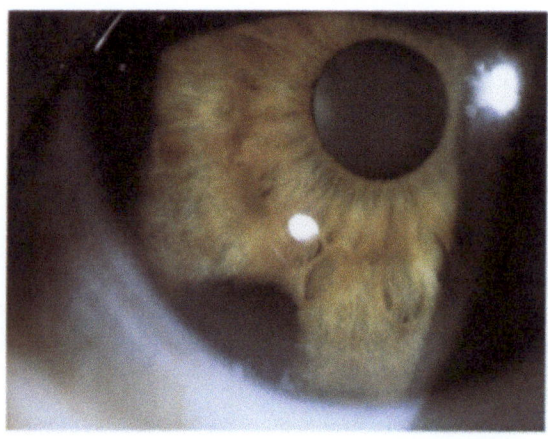

Abb. 191. Peripherer pigmentierter Irisnävus bei unbeeinflusster Pupille

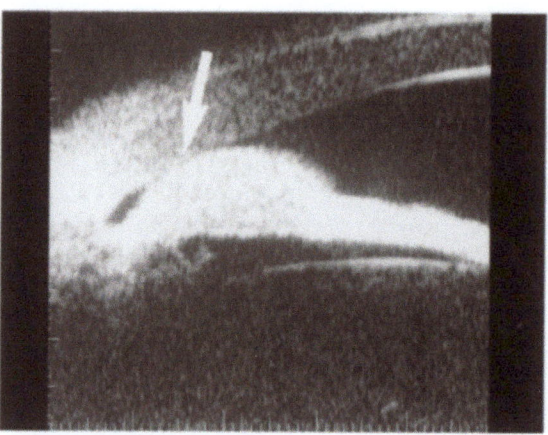

Abb. 192. Im UBM zeigt sich eine Auflockerung und Dickenzunahme der Irisstruktur in standardisierter Miosis nach Pilocarpin 1%. Es besteht Hornhaut-Endothelkontakt ohne morphologische Strukturänderung der Hornhaut (*Pfeil*). Der Ziliarkörper ist nicht beteiligt

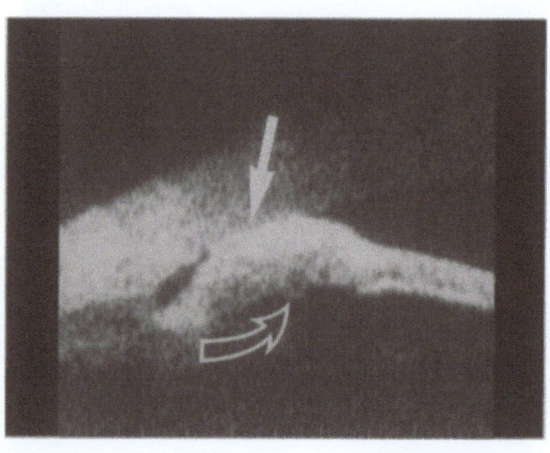

◁

Abb. 193. Bei unbeeinflusster Pupille weist der oberflächliche Nävus im UBM die typische Beugung des Pigmentblattes auf (*gebogener Pfeil*) und die vermehrte Pigmentierung wird als hyperreflexive Auflagerung deutlich. Die Hornhautkontaktfläche hat sich vergrößert (*Pfeil*); vgl. Abb. 165–168 mit Beugungsphänomen in Miosis

2.5.2 Irisnävi

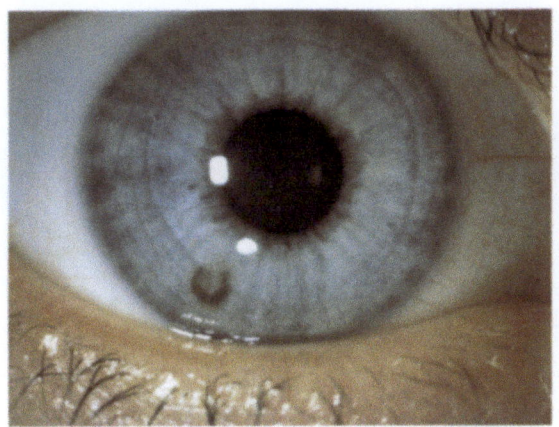

Abb. 194. Pigmentierter Irisnävus in der mittlere Peripherie

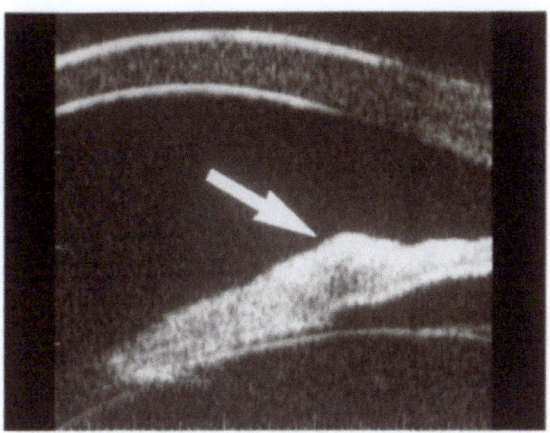

Abb. 195. Im UBM ist bei dem oberflächlichen Nävus in dieser Lokalisation eine konvexe Beugung des posterioren Irispigmentblattes darstellbar. Hochreflexives Nävusecho (*Pfeil*) auf gelockertem Irisstromaecho

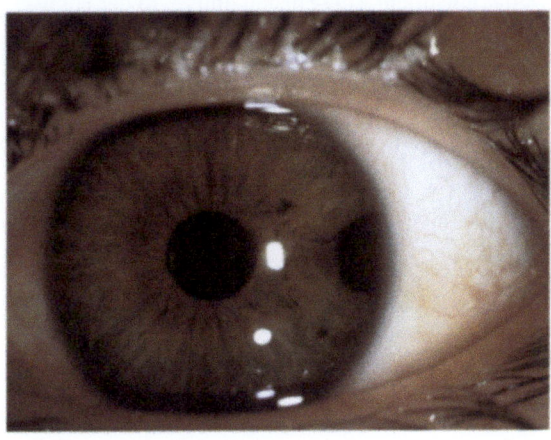

Abb. 196. Stark pigmentierter Irisnävus an der Irisbasis

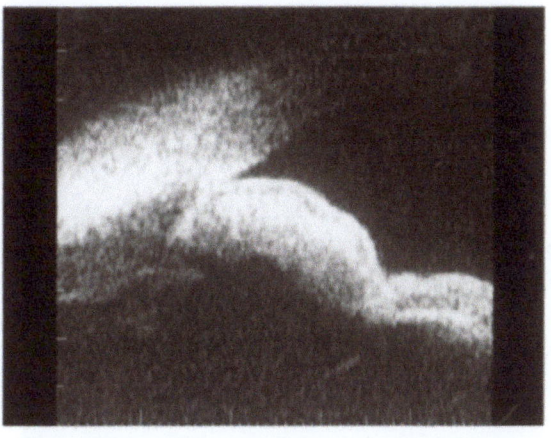

Abb. 197. Die UBM-Untersuchung schließt eine Beteiligung des Ziliarkörpers aus und zeigt die typische konvexe Form der Irisrückfläche. Man erkennt die hochreflexive regelmäßige Binnenstruktur mit hyporeflexiver Zone unter der Nävusoberfläche

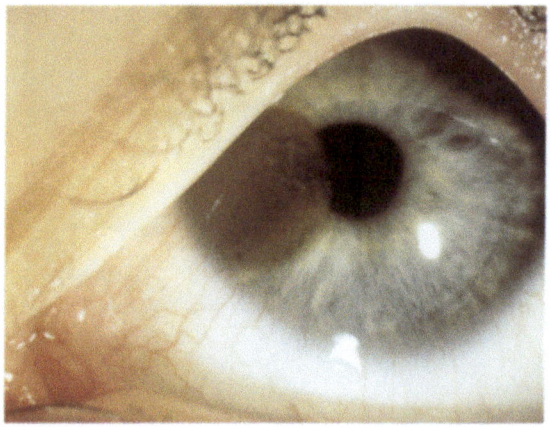

Abb. 198. Dunkel pigmentierter, regelmäßig konfigurierter, prominenter Iristumor eines 12-jährigen Jungen. Als "Irisverfärbung" schon immer bekannt

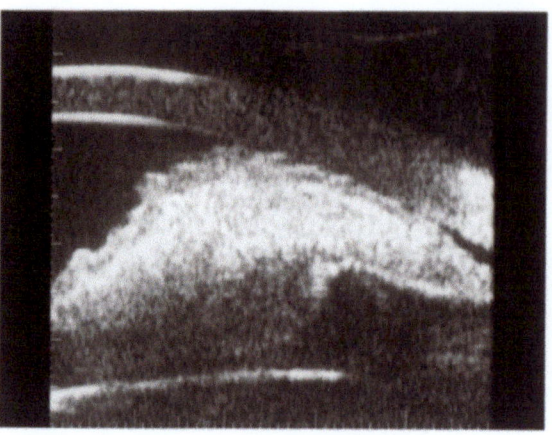

Abb. 199. Im UBM sieht man ein hochreflexives Muster der oberflächlichen Irisstruktur mit Anlagerung an die Hornhautrückfläche. Wie für oberflächliche Nävi typisch, hat die hoch reflexive Tumoroberfläche ein angrenzendes hyporeflexives Band. Wie eine untere Schicht sind auch die tieferen Tumoranteilen hyporeflexiv strukturiert, die der Einbeziehung des Irisstromas entspricht. Diese liegen unterhalb der Fokusebene und ist damit nur schlecht zu beurteilen – die Linsenoberfläche imponiert als hochreflexives Band. Durch die fehlende Gewebsinfiltration stützt das UBM die Verdachtsdiagnose eines benignen Prozesses

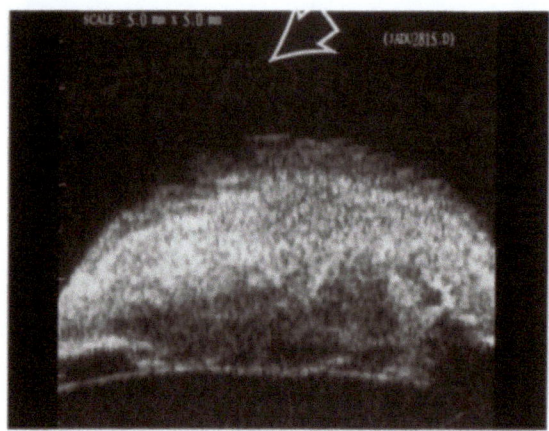

◁
Abb. 200. Das limbusparallele UBM-Bild stellt den zystisch konfigurierten tieferen Tumoranteil besser dar – das Pigmentblatt scheint abgrenzbar. Die Hornhaut ist wegen des schräg eintreffenden Schallstrahls kaum reflexiv und gerade als Orientierung zu erahnen (*Pfeil*)

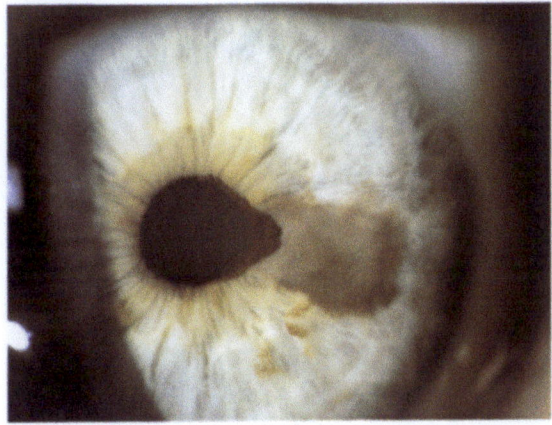

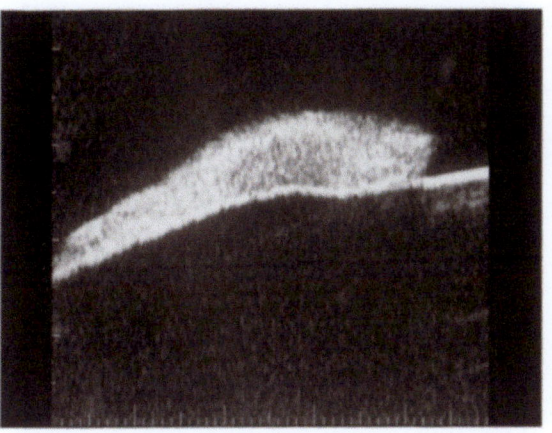

Abb. 201. Großer pupillennaher, prominenter, stark pigmentierter Irisnävus mit Ektropium uveae

Abb. 202. Im UBM-Bild zeigt sich eine mittelreflexive diffuse Strukturauflockerung mit Irisdickenzunahme. Obwohl der Befund am Pupillenrand gelegen ist, biegt er die Irisform konvex durch

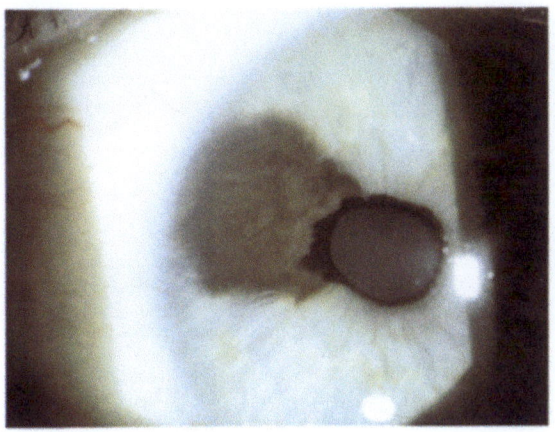

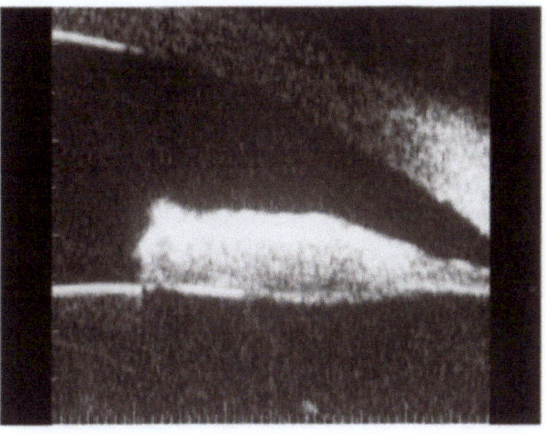

Abb. 203. Iristumor in standardisierter Miosis. Eine Separation von der Irisbasis wird sichtbar – ein Ektropium uveae hat zugenommen

Abb. 204. Bei standardisierter Miosis ist der diffuse Nävus deutlich langgestreckt und flach. Der sich hyporeflexiv darstellende Sphincter pupillae ist am Pupillarsaum zu identifizieren, oberhalb scheint sich das Ektropium uveae aufzuwerfen

2 Strukturelle Befunde

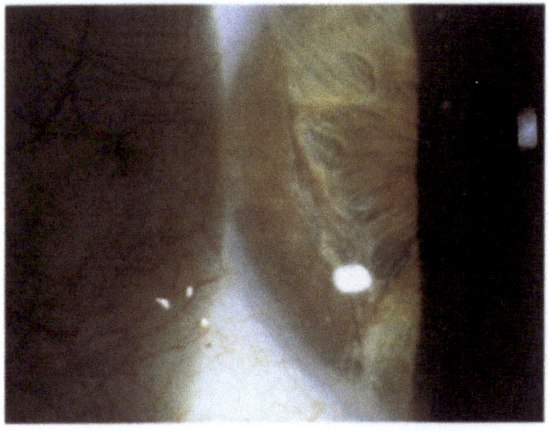

Abb. 205. Pigmentierter Iristumor – Befund seit 2 Monaten bekannt. Die schrumpfende Tendenz ist anhand der Iristrabekel zu erkennen

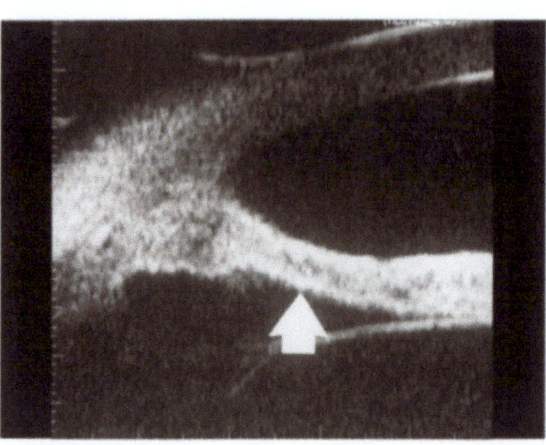

Abb. 206. Das UBM zeigt ein hyperreflexives Areal der peripheren Iris (*Pfeil*), obwohl der Befund nicht ideal senkrecht abgebildet wird. Der Ziliarkörper ist in den diffusen Nävus nicht miteinbezogen

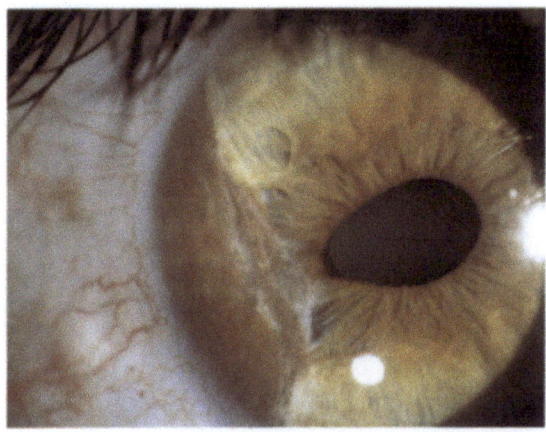

Abb. 207. Im Fotovergleich sieht man ein Jahr später eine Vergrößerung der Tumorausdehnung nach zentral – Pupillenverziehung an dieser Stelle

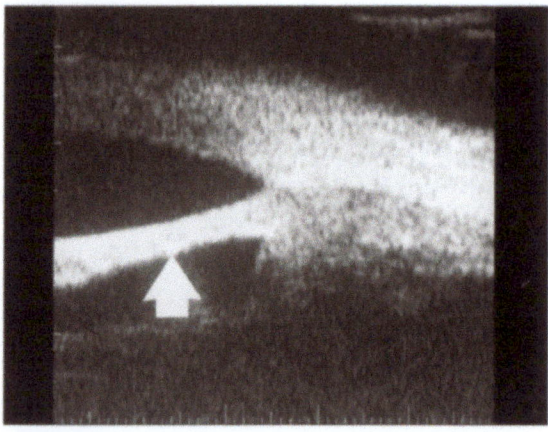

Abb. 208. Im UBM nimmt das Areal an Hyperreflexivität zu und wird größer, die Irisdicke nimmt ab (*Pfeil*)

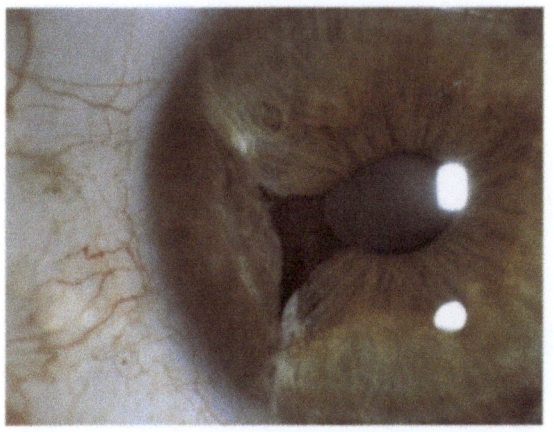

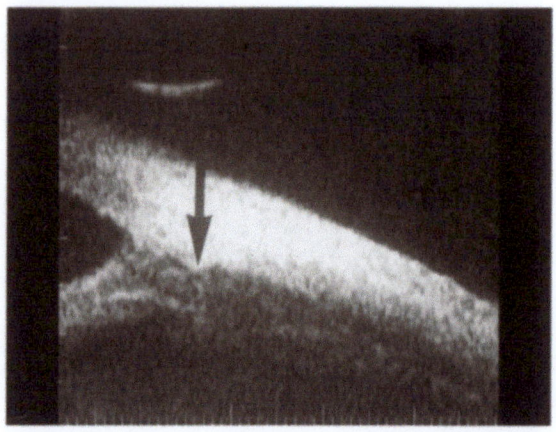

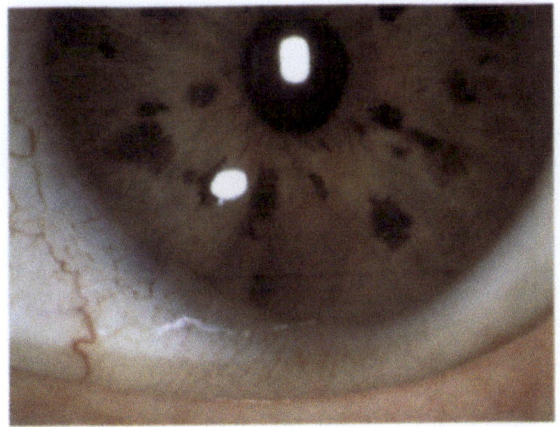

Abb. 211. Periphere, vaskularisierte, prominente Irisverfärbung mit Pupillenverziehung bei einer 48-jährigen Frau mit mehreren Nävuszellnävi

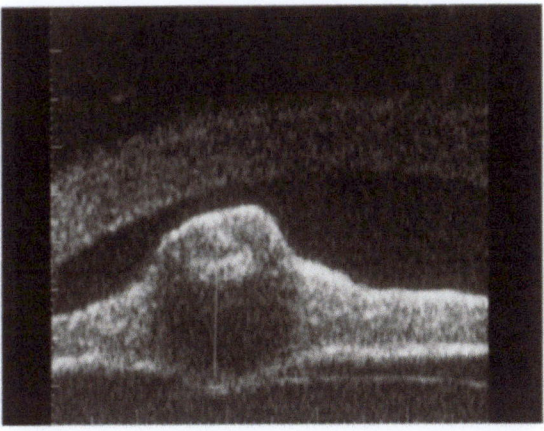

Abb. 212. Das UBM zeigt einer sehr aufgelockerte, unregelmäßige, mittelreflexive Strukturierung der Irisbasis ohne initiale hyperreflexive Zone und mit klarer Trennung vom Ziliarkörper. Breiter Iris-Linsen-Kontakt. Die Gates kennzeichnen die Tumorhöhe. Die Histologie ergab einen spindelzelligen Nävuszellnävus

2.5.3 Andere benigne Iristumore

Iristumore sind eher weniger reflexiv als das umgebende Irisstroma (**Abb. 213–216**). Eine Standardisierung der Reflexivität ähnlich der A-Bild-Diagnostik von Ossoinig [33] ist (noch) nicht möglich. Somit sind die wichtigsten Parameter für die Verlaufsbeobachtung die Infiltrationszeichen mit fehlender Respektierung der Organgrenzen und das Größenwachstum, um Malignome von benignen Tumoren zu trennen. Es sollten wenigsten 1,5 Jahre Befundbeobachtung zugrunde liegen um einen Nävus sicher von einem langsam wachsenden Melanom zu unterscheiden. Aber auch nach vielen Jahren können Nävi noch zu einem malignen Melanom transformieren.

Schwierig ist besonders die Differentialdiagnose zu selteneren Iristumoren wie Leiomyomen, Hämangiomen, Xanthogranulomen [25], Pigmentblattadenomen [45] oder auch amelanotischen Irismelanomen.

◁

Abb. 209 *(links)*. Wieder ein Jahr später hat das Ektropium uveae zugenommen mit weiterer Iristrabekelverziehung bei unveränderter Nävusgröße

Abb. 210 *(rechts)*. Das UBM-Bild der Irisbasis. Die Schrumpfung betrifft jetzt auch die Adhäsion an der Sklera. Neben dem prominenten Skeralsporn wirken die traktiven Kräfte des pigmentierten Tumors auch etwas peripherer (*Pfeil*)

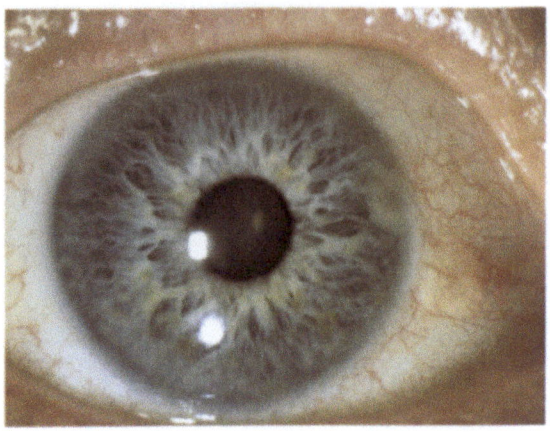

Abb. 213. Neurofibrom der Iris. Zufallsbefund bei einem 60-jährigen Mann mit bekannter Neurofibromatose

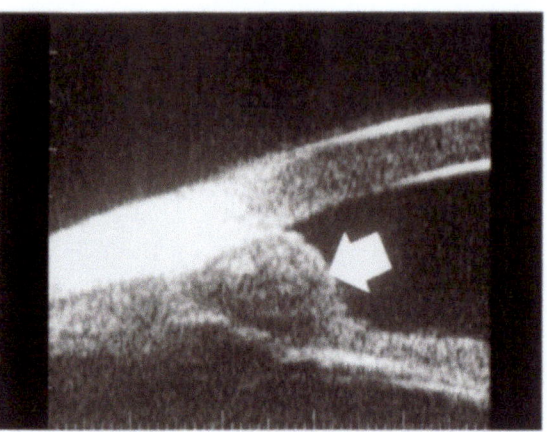

Abb. 214. Das UBM-Bild zeigt eine hyporeflexive Dickenzunahme der Iris im Kammerwinkel (*Pfeil*) mit Verlegung des Trabekelmaschenwerks. Die seitliche Ausdehnung zum Irisgewebe verläuft unscharf, die Irispigmentepithelschicht ist respektiert, der Ziliarkörper ist nicht betroffen

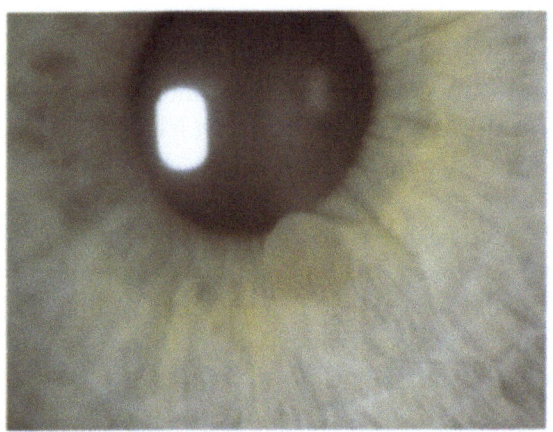

Abb. 215. 11-jähriges Mädchen mit vaskularisiertem Iristumor am Pupillarsaum

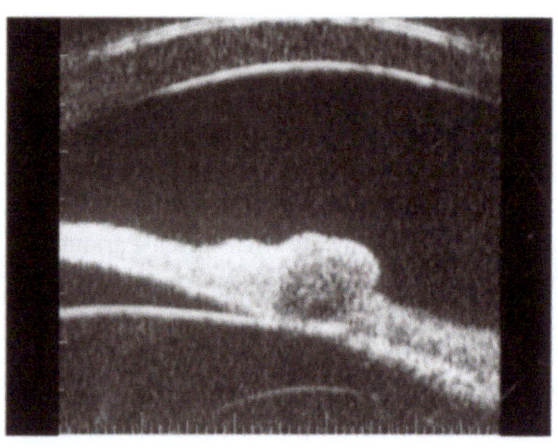

Abb. 216. Der Befund ist im UBM sehr hyporeflexiv mit umschriebener Irisverdickung. Eine Neurofibromatose wurde durch Bildgebung ausgeschlossen. Im Verlauf über 2 Jahre ist kein Wachstum messbar

2.5.4 Maligne Iristumore

Irismelanome sind die häufigsten malignen Iristumore und bilden 4–5% aller uvealen Melanome. Sie sind meist klein, wachsen nur langsam und metastasieren wenig (in 3–5% der Fälle [20]). Irismelanome sind mit der Spaltlampe allein oft schwierig zu diagnostizieren. Das UBM bietet hier eine enge Korrelation zum pathologisch-histologischen Befund ([18]; s. Abb. 11, 12). Auch wenn keine hohe Vergrößerung mit Zelldiagnostik möglich ist, so kann doch der Zellverband eines Melanoms mit den locker zusammenhängenden Gewebsschichten ein charakteristisches Echomuster geben. Die starke Vaskularisation und eine mögliche zentrale Nekrosezone des malignen Tumors verursachen hyporeflexive "leere" Zonen in der Tumorstruktur. Diese echographischen Hinweise sollen aber nicht bedeuten, dass die Diagnosestellung eines Melanoms im Unterschied zum Nävus einfach wäre; durch die variable Erscheinungsform ist man doch häufig auf das alleinige Kriterium des Größenwachstums angewiesen (**Abb. 217–219**).

2.5.4 Maligne Iristumore

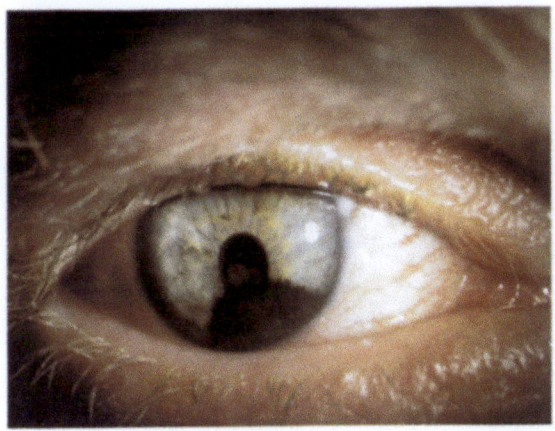

Abb. 217. Klinisches Bild eines großen pigmentierten Iristumors mit Pupillenverziehung. Retroiridale Tumoranteile sind durch die Pupille zu sehen. 47-jähriger Mann, der Tumor wurde erstmals vor 3 Jahren bemerkt

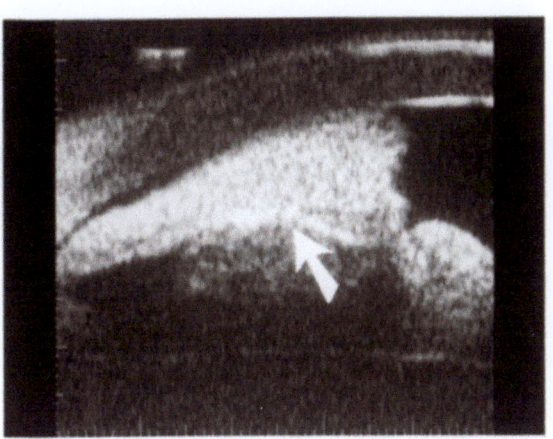

Abb. 218. Das UBM zeigt ein höher reflexives Echomuster mit Kontakt zur Hornhautrückfläche. Das Irisgewebe ist von Tumorgewebe durchbrochen (*Pfeil*) – die Irisoberfläche ist nicht mehr glatt abgrenzbar. Die retroiridalen Anteile sind niedriger reflexiv und überragen den Irisrand. Der Befund ist verdächtig für ein Malignom, da Organgrenzen nicht respektiert werden

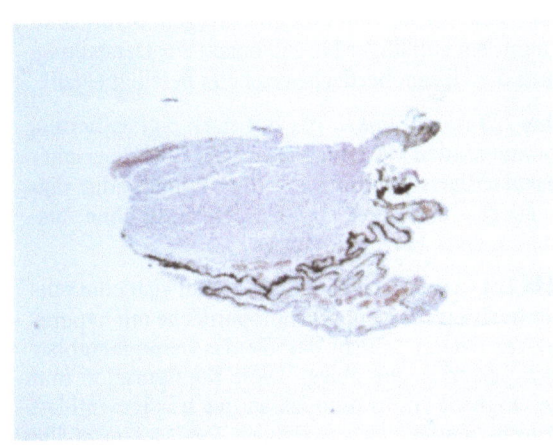

Abb. 219. Das histologische Präparat nach En-bloc-Resektion weist einen wenig zusammenhängenden reinen Tumoranteil an der Oberfläche und Tumorinfiltration in das Irisstroma im tieferen Bereich. Das Präparat umfasst den Ziliarkörper und Skleralsporn (*links* im Bild), die ebenfalls noch von dem gemischtzelligen Irismelanom infiltriert werden

Das UBM zeigt eine mögliche Tumorinfiltration von Hornhaut, Vorderkammer, Hinterkammer, Linse, Sklera und Ziliarkörper. Mögliche Satelliten mit/ohne Verbindung zum Haupttumor lassen sich darstellen.

Für die Diagnostik und die Therapie ist die Tumorgröße entscheidend und eine mögliche Tumorausdehnung bis zur Iriswurzel [18] oder auch bis auf die Ziliarkörperoberfläche [13]. Mit dem UBM kann die Tumordimension vor Therapie genau bestimmt, die Tumorränder können nach einer Resektion kontrolliert oder die Tumorverkleinerung nach der Bestrahlung beobachtet werden (**Abb. 220–224**).

In Anbetracht der geringen Metastasierungsrate ist es im Falle des geringsten Zweifels vor einer Therapie gerechtfertigt, in einem kurzen Abstand (z. B. 1–2 Monate) das Größenwachstum zu sichern.

2 Strukturelle Befunde

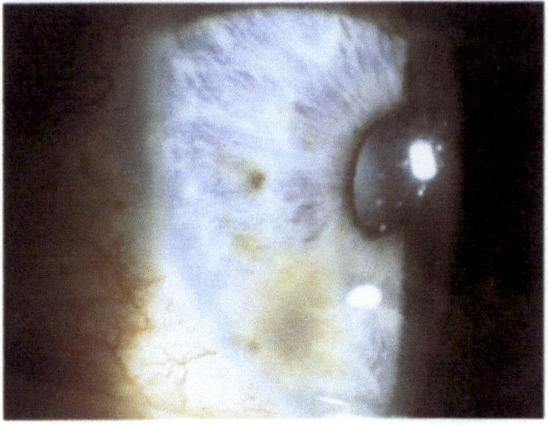

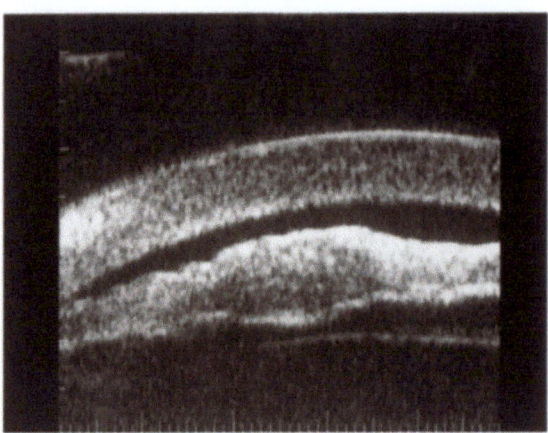

Abb. 220. Pigmentierter Iristumor mit gesichertem Wachstum über den Verlauf von 6 Jahren. Die Tumorränder haben Ausläufer in das umgebende Irisstroma, und eine Vaskularisation des Tumors machen die Diagnose eines malignen Prozesses wahrscheinlich. Die Pupille ist verzogen, ohne ein Ektropium uveae auszubilden. Der 72-jährige Patient verweigerte jede Therapie

Abb. 221. Das limbusparallele UBM-Schnittbild zeigt eine unregelmäßige Oberfläche und ein linear angeordnetes, höher reflexives Muster im oberflächlichen Tumoranteil mit einer niedrigeren, sehr unregelmäßigen Reflexivität im tieferen Bereich. Das Pigmentblatt ist nicht mehr scharf abgrenzbar und nach posterior durchgebogen

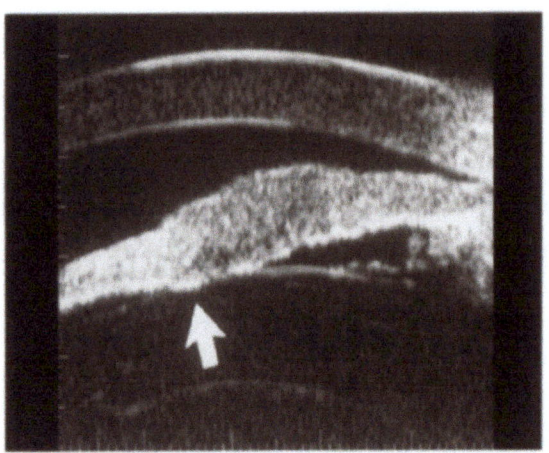

◁
Abb. 222 *(links)*. In einem schrägen Schnittbild kommt ein auffälliger Linsenkontakt zur Darstellung. Auch die Linsenoberfläche erscheint beteiligt *(Pfeil)*

Abb. 223 *(unten links)*. Iris mit stark pigmentierten, konfluierenden Nävi im Niveau. Bei 6 Uhr peripher vaskularisierte Prominenz – nur mittelgradig pigmentiert – und einer Pupillenverziehung ohne Ausbildung eines Ektropium uveae

Abb. 224 *(unten rechts)*. Im UBM stellt sich eine mittelreflexive prominente Tumoroberfläche mit hyporeflexiver tieferer Schicht dar, die das Irispigmentblatt nach posterior durchbiegt. Diese Konfiguration und die mögliche Infiltration lassen das Irispigmentblatt schlecht abgrenzbar erscheinen. Der Patient stellte sich nicht erneut vor
▽

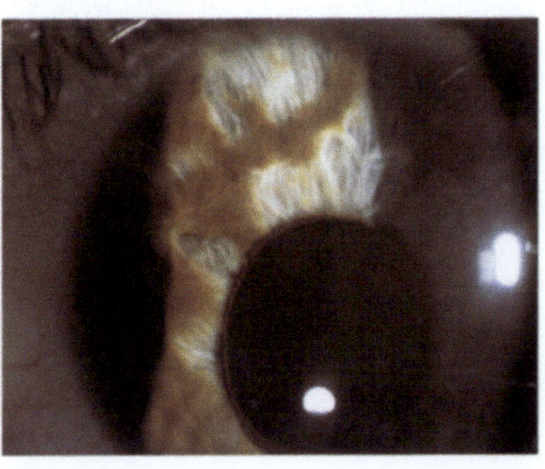

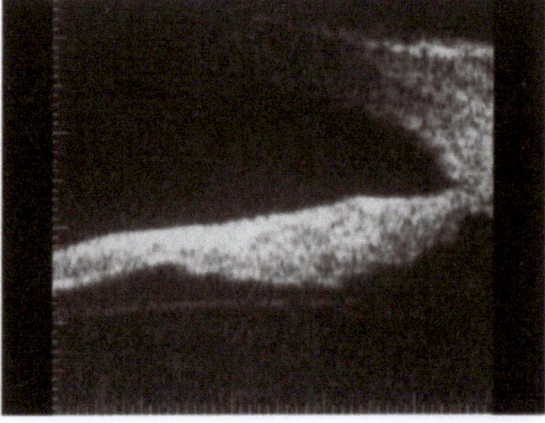

2.6 Linse

Sowohl die Linse als auch der Zonulaapparat kann mit dem UBM dargestellt werden. Abhängig von der Dicke der Linse und der Tiefe der Vorderkammer kann das hintere Linsenecho aufgrund der geringen Eindringtiefe nicht dargestellt werden. Verschiedene Kataraktformen verursachen die entsprechenden Reflexivitätsänderungen (Abb. 226, 230).

Die Zonula stellt sich normalerweise hinter der Iris mit einer zarten Reflexivitätsanhebung dar. Sie ist meist weniger als 1 mm lang. Pavlin und Mitarbeiter [34] prägten den Begriff des "Zonula stretch", wenn sie mehr als 2 mm lang ist. Ist sie trotz eines senkrechten Schallstrahls nicht sichtbar, muss ein Zonulaverlust in Erwägung gezogen werden. Auch gerissene Zonulafasern mit Resten auf der Linsenkapsel sind darstellbar. Dies sind alles Zeichen der direkten Zonulainsuffizienz. Indirekte Zeichen sind eine erhöhte Linsenkrümmung, ein flacher Ziliarkörper und eine erhöhte Ziliarkörper-Linsenäquator-Distanz. Die häufigste Ursache ist eine okuläres Trauma, das auch einen über mehrere Uhrzeiten begrenzten Zonuladefekt verursachen kann. Weniger häufig ist das Marfan-Syndrom oder auch die Sphärophakie (Abb. 227–229), die einen ausgeprägten "Zonula stretch" aufweisen [12, 28].

Ein primärer Ziliarblock könnte mit Zonuladefekten einhergehen, wenn die steilere Linsenkrümmung die Durchströmung mit Kammerwasser behindert und die defekte Zonula die anteriore Bewegung möglich macht (s. Kap. 3.1.3). Bei einem Pupillarblock ist "nur" die Durchströmung der Pupille behindert, der steigende Druck der Hinterkammer wölbt die Irisvorderfläche vor das Trabekelmaschenwerk, die Zonula aber ist intakt und die Linse am Ort (s. Kap. 3.1.2).

Eine verbesserte Zonuladarstellung mit Reflektivitätserhöhung – auch der Linsenvorderkapsel – ist gelegentlich nach fibrinöser Iritis (s. Abb. 226) und beim Pseudoexfoliationsglaukom (PEX-Glaukom) zu sehen (Abb. 225). Dieses Phänomen ist aber abhängig von der Quantität der Ablagerungen. Die makroskopisch sichtbaren Ablagerungen auf Linsenkapsel und Zonula

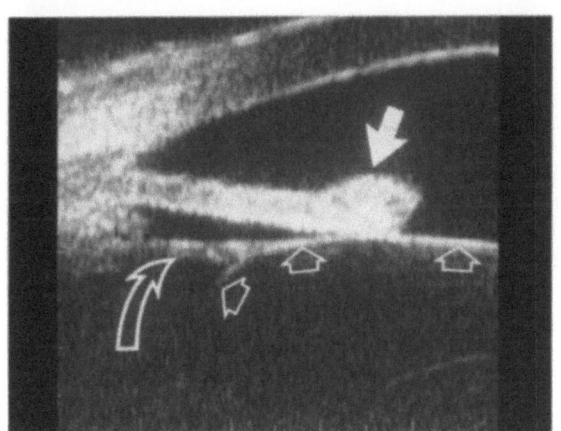

Abb. 225. Linsenkapsel im UBM bei PEX-Syndrom (*transparente Pfeile*) mit auffällig guter Sichtbarkeit der Zonulafasern (*gebogener Pfeil*). Nur das Initialecho reflektiert vermehrt – das Binnenecho der Linse ist sehr hyporeflexiv (vgl. Katarakt). Nebenbefund: Irisnävus (*weißer Pfeil*)

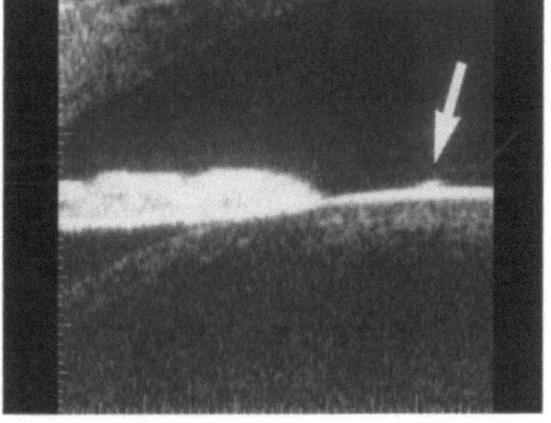

Abb. 226. Die Darstellung einer Linsentrübung ist schwierig, weil sie am besten mit senkrechtem Schallstrahl abgebildet wird. Wegen der begrenzten Reichweite des UBM und dem Fokusabstand in 5,5 mm stellen normal tiefe Vorderkammern ein Problem dar. Hier bei einer flachen Vorderkammer mit 1,94 mm (bis zum Hornhautendothel gemessen) kann die Cataracta complicata bei rezidivierender fibrinöser Iritis gut gezeigt werden. Die hintere subkapsuläre Trübung kann mangels Eindringtiefe nicht dargestellt werden. Die auffallend reflexreiche Linsenvorderfläche ist mit fibrinösen Restbelägen verdichtet, eine größere Flocke ist gesondert sichtbar (*Pfeil*)

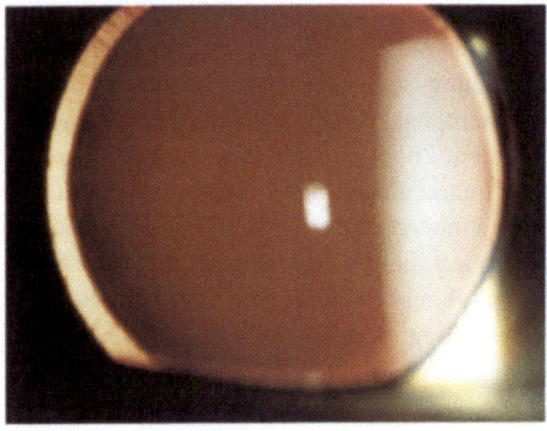

Abb. 227. Sphärophakie bei Weill-Marchesani-Syndrom

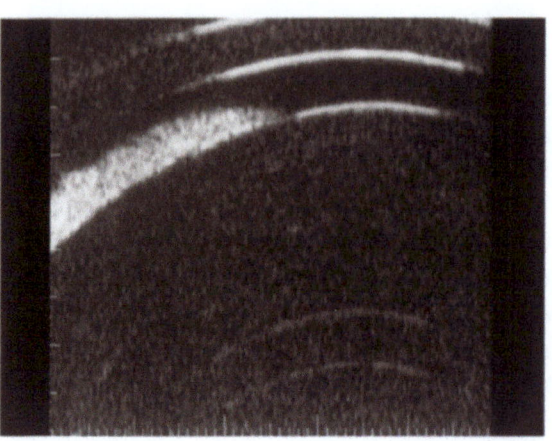

Abb. 228. Im UBM sieht man die sehr flache Vorderkammer mit der auffällig starken Linsenwölbung. In der Tiefe stellen sich Hornhautwiederholungsechos dar

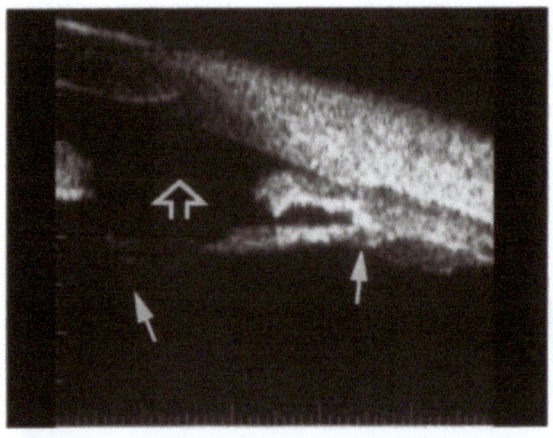

Abb. 229. UBM (gleicher Patient): Der Zilarkörper ist atrophisch, die basale Iridektomie (*offener Pfeil*) hat die Vorderkammer nicht wesentlich vertieft (kornealer Zugang oberhalb). Die Zonulafasern sind deutlich sichtbar und – bei einer Länge von 2,8 mm – sehr gedehnt (*Pfeile*)

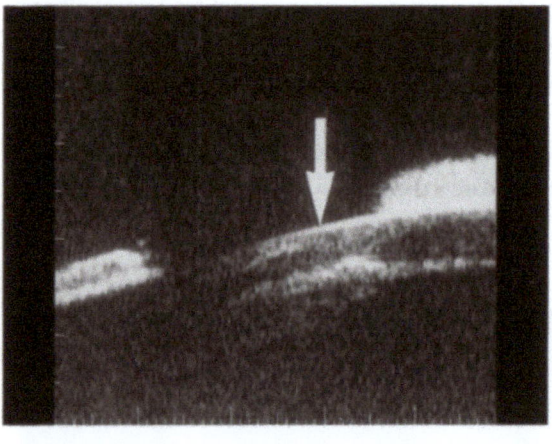

Abb. 230. UBM: Reine kortikale Linsentrübung (*Pfeil*) in der Pupillarebene dargestellt. Dort fällt die Schallstrahlabschwächung durch die Iris weg. Die Linsentrübung ist mit einer Quellung verbunden, sodass das Irisdiaphragma konvex der Linsenoberfläche aufliegt

(sichtbar z. B. bei der Kataraktoperation) zeigen eine enge Korrelation mit der Sichtbarkeit im UBM. Die Stärke der Reflexivitätsanhebung ist durch die Menge der Auflagerungen mit dem z. B. amorphen PEX-Material erklärt. Laut Pavlin und Mitarbeiter [34] sind auch vermehrt Zonulareste am Linsenäquator sichtbar, die bereits vor einer Kataraktoperation die Fragilität des Aufhängeapparates anzeigen.

2.7 Ziliarkörper und Kammerwinkel

Die Kammerwinkelstrukturen mit Hornhaut, Sklera, Iris, Linsenoberfläche, Ziliarkörper und Zonulafasern können mit der Ultraschallbiomikroskopie gut unterschieden werden. Reguläres Gewebe und pathologische Veränderungen können gut sichtbar gemacht, ein Tumorursprung durch die Darstellung der Haupttumormasse angegeben werden. Die genaue Vermessung der Tumorgröße und der betroffenen Strukturen ist für die Therapieplanung (Strahlentherapie oder

Iridozyklektomie) wichtig. Auch im weiteren Therapieverlauf ist man auf das UBM angewiesen. Bei größeren Tumoren benötigt man wieder Ultraschallgeräte mit besserer Eindringtiefe. Ähnlich wie bei Iristumoren werden kleinere Prozesse im Ziliarkörperbereich zunächst auf mögliches Größenwachstum hin beobachtet. Häufig sind mittelreflexive Tumore anzutreffen, die abhängig von ihrer Größe zu einer Schallabschwächung in der Tiefe führen. Hinweise auf Malignität sind wie bei Iristumoren:

- Infiltrationen von Nachbargeweben,
- Überschreitung von Grenzstrukturen,
- Verziehungen der Pupille
- auffällige Vaskularisationen (Vasa privata),
- Nekrosezonen und
- Satellitenbildung.

Benigne Zeichen sind eine scharfe Abgrenzung und/oder Kapselbildung und ein eher verdrängendes Wachstum (s. Abb. 180).
Der Kammerwinkel verändert sich mit dem Alter. Die Vorderkammertiefe, der Trabekel-Iris-Winkel und die Kammerwinkelöffnungsstrecke - 250 und 500 µm vom Skleralsporn entfernt - nehmen mit dem Alter zu [21].
Als weitere Altersveränderung wird eine abnehmende Ziliarmuskelfläche beschrieben, die Ziliarmuskeldicke bleibt gleich [46]. Ein Erklärungsversuch für diese Ziliarmuskelverkürzung ist die nachgewiesene Anteversion des Ziliarmuskels im Alter. Auch die Achsenlänge spielt eine Rolle in der Position des Ziliarkörpers – verglichen mit normalen und myopen Augen ist der Ziliarkörper bei kurzen Augen deutlich weiter vorne gelegen, er hat einen signifikant niedrigeren Trabekel-Ziliarkörperabstand (TCPD) (s. Kap. 3.1.1) und einen geringeren Kammerwinkelöffnungsgrad [29].
Mit zunehmender Linsenquellung im Alter erschlafft der Zonulaapparat, falls die Quellung auch eine Zunahme des Linsenäquatordurchmessers bedeutet. Die Position der Linse wird dann entsprechend lagelabil. Bei weiteren disponierenden Faktoren (z. B. kurzes Auge) können Strömungsbehinderungen des Kammerwassers auftreten, die zu einem Winkelblock führen können (s. Kap. 3.1.2).
Die hypotonen und entzündlichen Ziliarkörperveränderungen behandeln die jeweiligen Kapitel Hypotonie (Kap. 4.2) und Uveitis (Kap. 3.2).

2.7.1 Ziliarkörperzysten

Ziliarkörperzysten befinden sich meistens an der Pars plicata des Ziliarkörpers oder im iridoziliaren Winkel. Dort sind sie von Iriszysten nur sehr schwer zu unterscheiden. Mit maximaler Mydriasis sind sie manchmal durch die Spaltlampenmikroskopie und Gonioskopie sichtbar. Sie sind aber verglichen mit den Iriszysten wesentlich häufiger (eigenes Patientengut: 95% Ziliarkörperzysten). Ziliarkörperzysten können kongenital oder erworben, solitär oder multipel, uni- oder bilateral, benigne oder maligne sein.
Sie sind meist in der unteren Zirkumferenz oder/und temporal anzutreffen. In einer Gruppe von unter Zufallskriterien ausgewählten Probanden sind sie in über 50% darstellbar [23]. Augsburger und Mitarbeiter beziffern die Häufigkeit für multifokale bzw. bilaterale Zysten auf über 90% [3]. Sie scheinen eine Abnahme in Größe und Zahl mit zunehmendem Lebensalter zu erfahren [10].
Bei multipler Anlage können die Iris- und Ziliarkörperzysten sekundär einen Kammerwinkelverschluss herbeiführen (Abb. 233, 234; [8, 48]). Der Kammerwinkel wird meistens um so eher verschlossen, je größer und prall gefüllter die Zysten sind (Abb. 231, 232).
Es gilt folgende Zystenformen zu unterscheiden [3]:

- primäre neuroepitheliale Zysten mit echofreiem Inhalt und dünner hochreflexiver Wand. Diese Zysten sind multifokal und bilateral (Abb. 231–243);
- neuroepitheliale Zysten mit einem Tumor (s. Abb. 178–180);
- epitheliale Implantationszysten mit zelligem, frei flottierenden Inhalt (Schuppen). Diese Zysten sind unilateral, oft sehr groß, haben eine dicke Wandung und meist auch eine Verbindung zur Vorderkammer (s. Abb. 174–176, 441–443).

2 Strukturelle Befunde

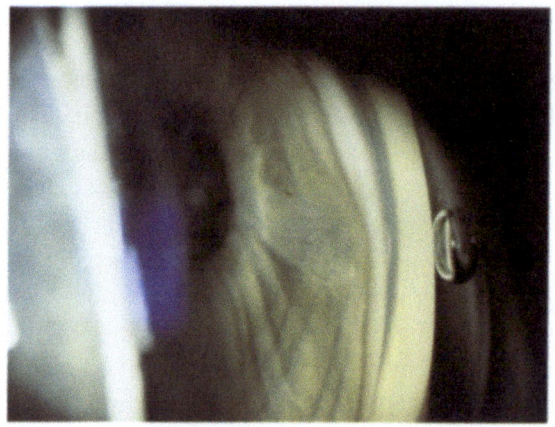

Abb. 231. UBM-Indikation: periphere Irisvorwölbung bei einer 36-jährigen Frau

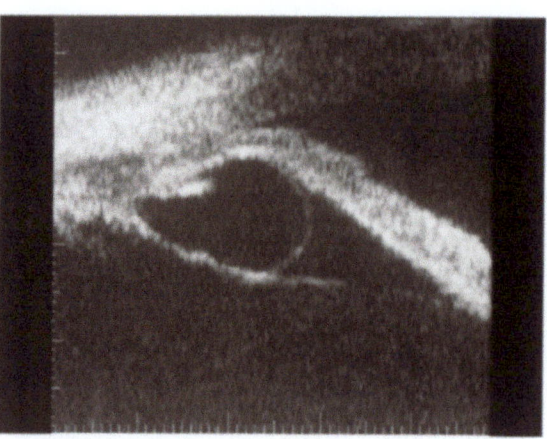

Abb. 232. Im UBM ist eine Ziliarkörperzyste sichtbar. Kein Hinweis auf einen tieferliegenden Tumor, keine echoreiche "Füllung". Der Kammerwinkel in diesem Bereich ist verschlossen

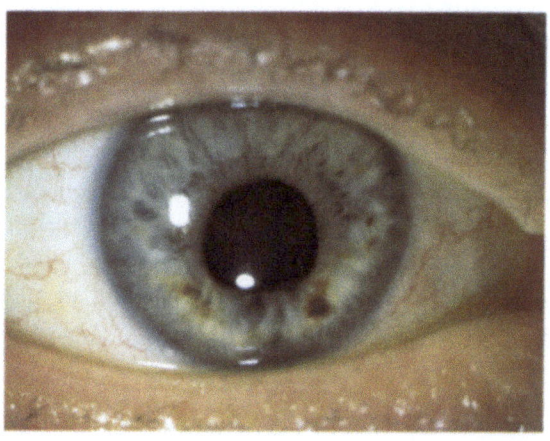

Abb. 233. UBM-Indikation: Irisvorwölbung in der unteren Zirkumferenz mit Pupillenentrundung

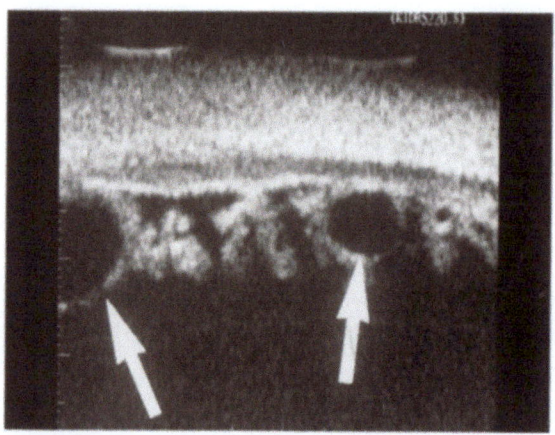

Abb. 234. UBM: Zwei Ziliarkörperzysten (*Pfeile*) im limbusparallelen Abbildungsschnitt nebeneinander. Ein radiärer Schnitt könnte jeweils immer nur eine von beiden darstellen

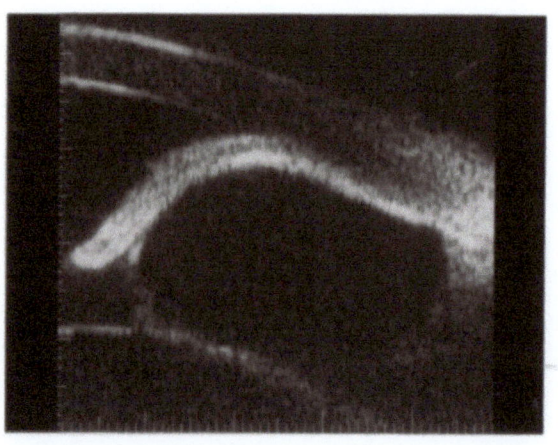

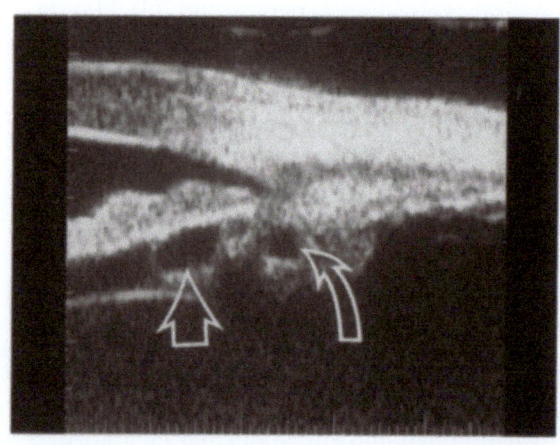

2.7.1 Ziliarkörperzysten

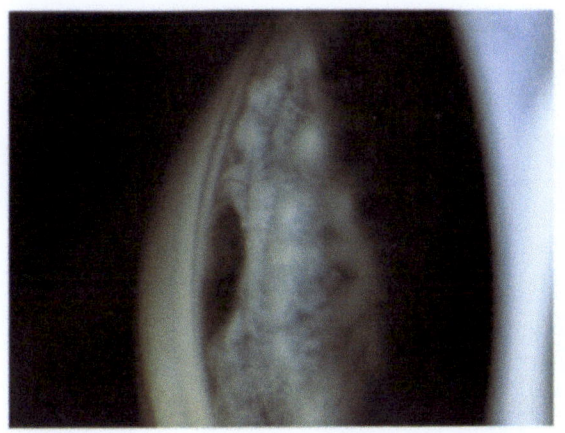

Abb. 237. Zysten, die sich am Übergang vom Ziliarkörper zur Irisbasis befinden, können ab einer gewissen Größe auch von anterior sichtbar sein. Gonioskopische Abbildung dazu: umschriebener Kammerwinkelverschluss in diesem Bereich

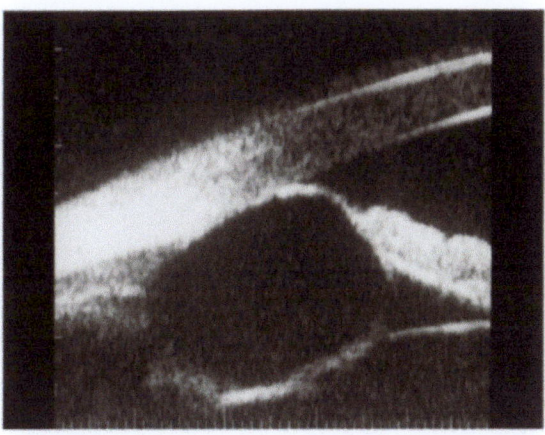

Abb. 238. Das UBM zeigt die Größe der Zyste und ihre Ausdehnung nach posterior. Es ist auch für die Verlaufsbeobachtung geeignet. Die Zystenwand wurde von anterior aufgelasert und war nach 2 Monaten größer als der Ausgangsbefund

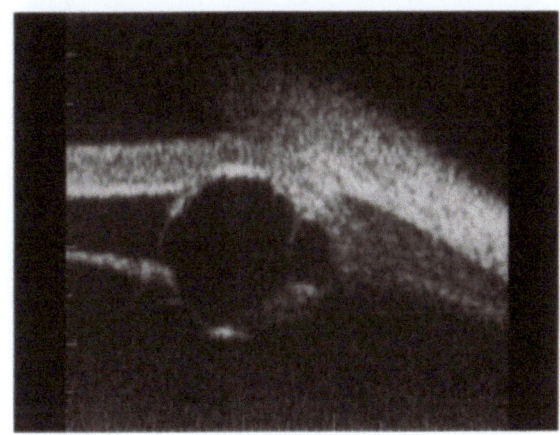

◁
Abb. 239. Abhängig vom zystisch veränderten Ziliarkörperanteil (hier eher posterior) kann auch eine große pralle Ziliarkörperzyste im UBM die Iriskonfiguration nicht beeinflussen

◁
Abb. 235 *(links).* Ziliarkörperzysten können auch sehr groß werden

Abb. 236 *(rechts).* Ziliarkörperzysten können auch subklinisch als Zufallsbefund nachweisbar sein. Sie können so klein sein, dass sie nur schwer von aberrierenden Zotten zu unterscheiden sind (*transparente Pfeile*)

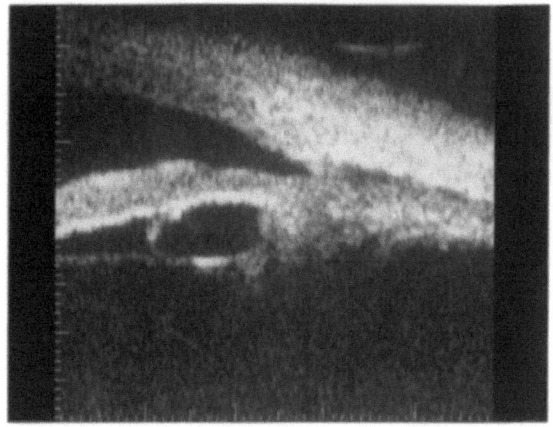

Abb. 240. UBM: Die Ziliarkörperzysten können die unterschiedlichsten Formen annehmen: einzeln

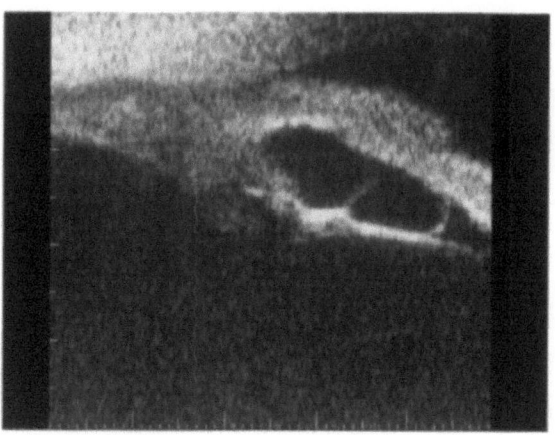

Abb. 241. UBM: Ziliarkörperzysten im Doppel

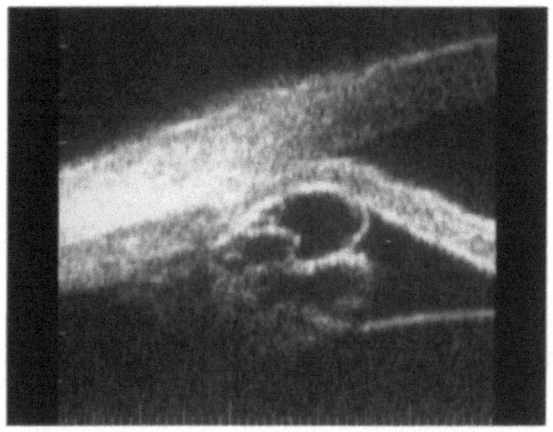

Abb. 242. UBM: Ziliarkörperzysten zu dritt (maulbeerförmig)

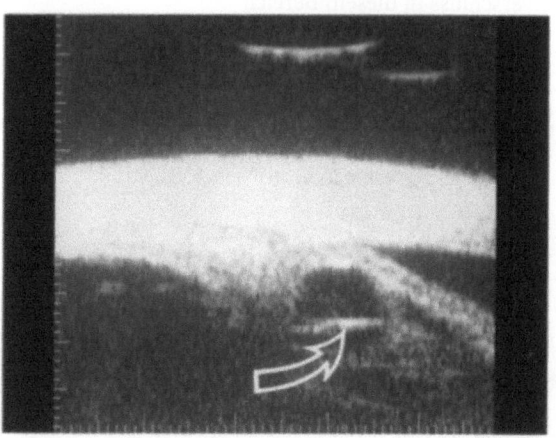

Abb. 243. UBM: Ziliarkörperzyste mit vermeintlicher Spiegelbildung durch Membran (*Pfeil*)

2.7.2 Benigne Ziliarkörpertumore

Nur mit der Ultraschallbiomikroskopie kann man kleine Ziliarkörpertumore entdecken, die von der Iris verdeckt sind. Mit dem UBM gelingt die Unterscheidung eines Ziliarkörpertumors mit peripheren Irisanteilen von einem reinen Iristumor. Dies ist in einer spiegelmikroskopischen Untersuchung nicht möglich. Die Tumorbegrenzung hilft bei der Entscheidung der Dignität und der Größenkontrolle im Verlauf (**Abb. 244–245**).

2.7.3 Ziliarkörpermalignome

Mit der Ultraschallbiomikroskopie kann man hervorragend bereits kleine Ziliarkörpertumore mit und ohne Ausbreitung in die Irisstrukturen untersuchen. Klinisch ist oft nur eine Erhebung im Kammerwinkel sichtbar. Die Iris verbirgt den Tumoraufblick (oft auch in Mydriasis). Ein kleinerer Tumor ist, wenn überhaupt, dann nur bei weiter Pupille im Gonioskop sichtbar (**Abb. 246-249**). Mit der Diagnostik bereits kleiner Tumore verbessern sich dann auch die therapeutischen Möglichkeiten.

2.7.3 Ziliarkörpermalignome

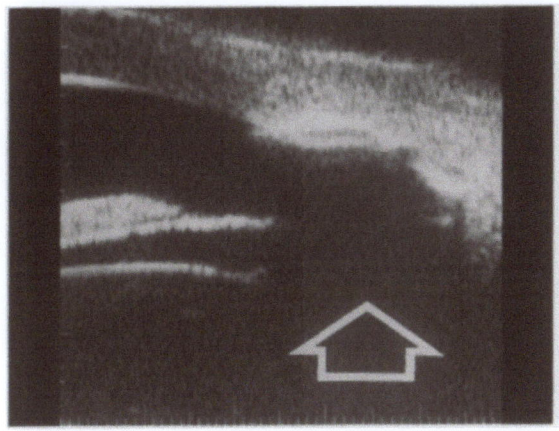

Abb. 244. Hochreflexiver Ziliarkörperprozess am korneoskleralen Übergang mit Schlagschatten im UBM (*Pfeil*). Scheinbare Eröffnung der Vorderkammer mit freier Verbindung zum Glaskörperraum

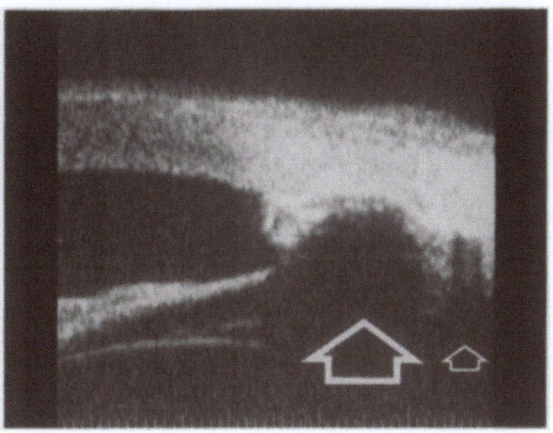

Abb. 245. Eine kleine weitere Rotation des Bulbus im UBM verdeutlicht zwei getrennte Prozesse mit Schlagschatten (*Pfeil*). V. a. kalzifizierende Veränderungen. Die periphere Irisstruktur ist atrophisch in diesem Bereich

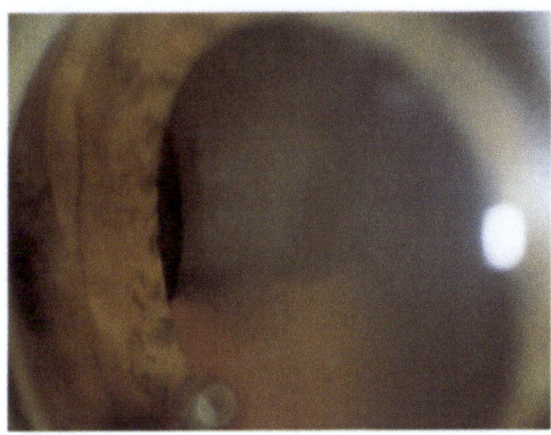

Abb. 246. Großer prominenter, pigmentierter Ziliarkörpertumor mit Durchbruch in den Kammerwinkel. Hochgradiger V. a. ein Ziliarkörpermelanom bei einem 62-jährigen Mann. Subjektive Sehverschlechterung seit 3 Jahren (Visus: 0,8)

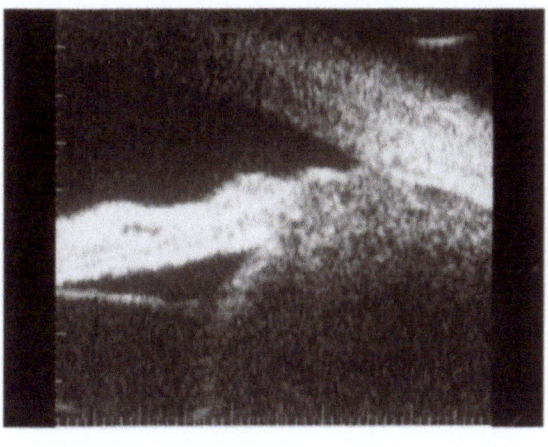

Abb. 247. Das UBM bestätigt eine Beteiligung der peripheren Irisstruktur bis zur anterioren Begrenzung, die Hinterkammer ist nach medial verdrängt durch den mittel- bis niedrig-reflexiven Tumor. Die sklerale Begrenzung ist auf dieser Abbildung intakt. Auffällig ist die hochreflexive Umhüllung des Tumors, die sich auch bei schrägem Auftreffen des Schallstrahls darstellt

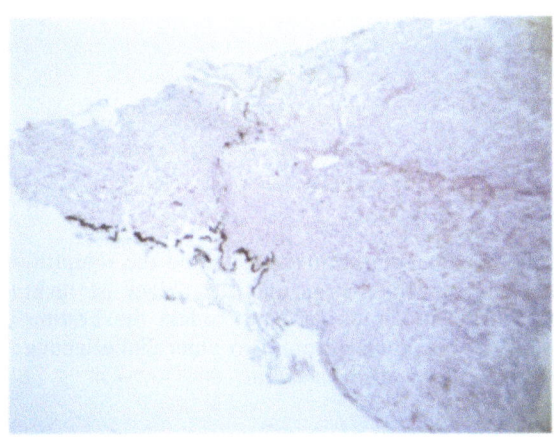

◁

Abb. 248. Nach Endoresektion sieht man im histologischen Schnittbild am linken Rand die Irisbasis mit dem verbliebenen pigmentierten Ziliarepithel. Es ist ein regelmäßiges Zellmuster sichtbar mit viel Zytoplasma und nur kleinen Zellkernen. Es handelt sich um ein Adenom des nichtpigmentierten Ziliarepithels; die Immunhistochemie auf Melanomzellen war negativ

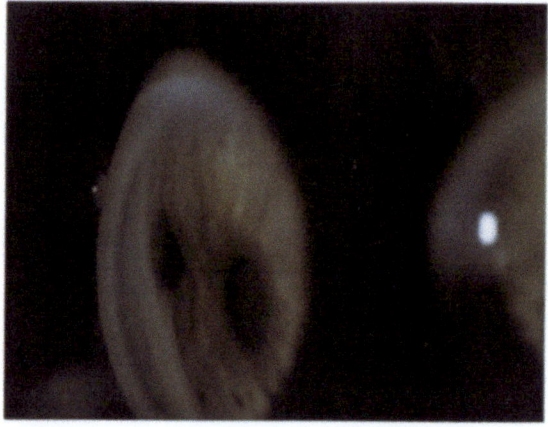

Abb. 249. Zufallsbefund im Gonioskop einer pigmentierten Prominenz an der Irisbasis

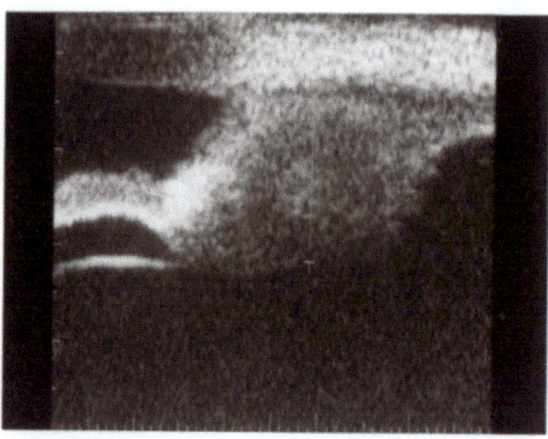

Abb. 250. Im UBM wird die Verlagerung der Irisbasis nach medial durch einen Tumor deutlich. Die Tumorgröße lässt sich abschätzen und das mittelreflexive Tumorecho wird deutlich. Der Ziliarkörper ist infiltriert, die Skleragrenze intakt

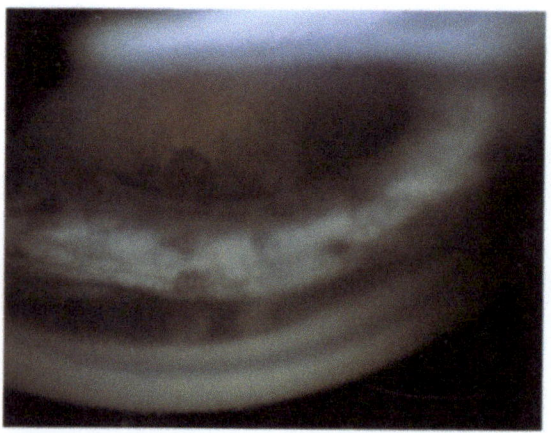

Abb. 251. Periphere Kammerwinkelpigmentierung mit fraglicher Glaskörperinfiltration. 84-jähriger Mann mit einseitiger Augendruckproblematik

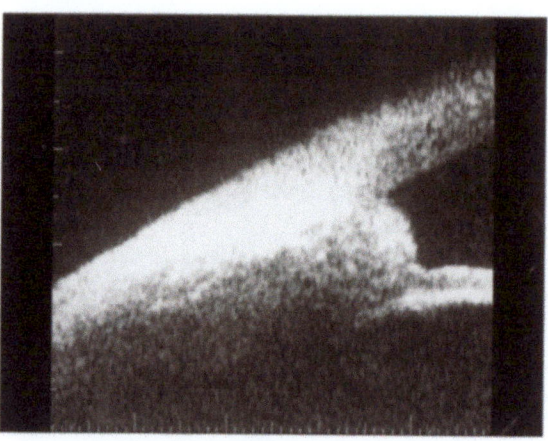

Abb. 252. Im UBM stellt sich die Verfärbung als mittelreflexiver Kammerwinkeltumor, der unscharf in die Irisstrukturen übergeht, dar

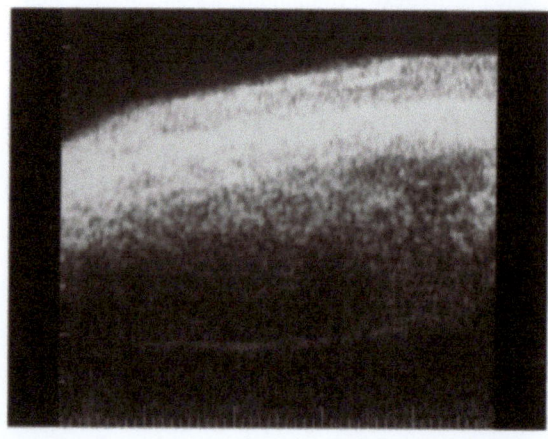

Abb. 253. Im Ziliarkörperbereich sind die Haupttumormassen. Die Begrenzung zur Sklera ist nicht deutlich vom Tumor getrennt, sodass die Bestimmung der maximalen Prominenz unter Einbeziehung der Skleradicke erfolgen sollte

2.7.3 Ziliarkörpermalignome

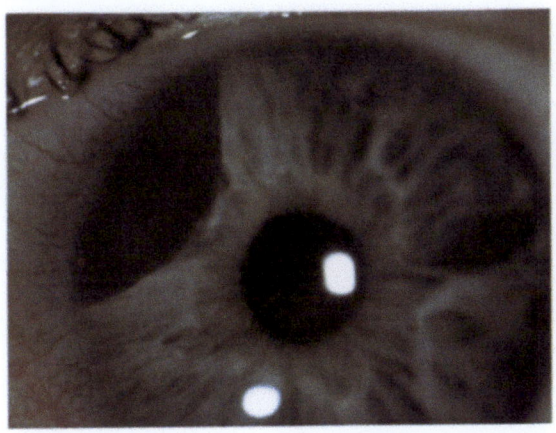

Abb. 254. Großer pigmentierter Ziliarkörpertumor mit Durchbruch in die Vorderkammer bei einer 42-jährigen Patientin

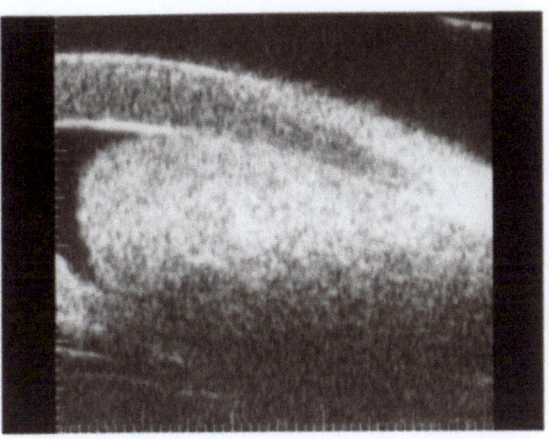

Abb. 255. UBM-Abbildung der Tumorausdehnung in der Vorderkammer

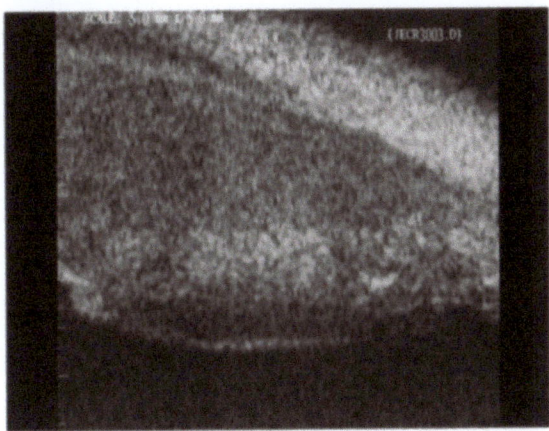

Abb. 256. Im UBM kann die Ausdehnung nach posterior quantifiziert werden. Der Tumor präsentiert sich mittelreflexiv mit wechselndem Binnenecho. Die Verdachtsdiagnose eines Ziliarkörpermelanoms wird unterstützt durch die Sklerainfiltration (*links oben*)

Ähnlich den Irismelanomen werden kleine Ziliarkörpertumore ohne eindeutigen Malignitätsverdacht (wie z. B. Infiltration, große Versorgungsgefäße) zunächst in 6- bis 12-Wochenabständen auf ein mögliches Größenwachstum kontrolliert. Dabei sind Melanome meist mittelreflexiv mit unregelmäßigen Zonen. Der Zellreichtum der Tumore führt zu einer erheblichen Schallabschwächung in der Tiefe, sodass die Darstellung der tiefen Tumorbegrenzung schwierig werden kann (s. Abb. 42, 43). Bei einer Tumorhöhe über 3–4 mm müssen daher zusätzlich niedrigere Ultraschallfrequenzen mit besserer Eindringtiefe die Ausmessung unterstützen. Aber auch bei großen Tumoren findet die Ultraschallbiomikroskopie ihren Einsatz bei der Frage der anterioren Sklerainfiltration.

Hat der Tumor eine größere Basis als 5 mm, sollte unterstützend die Diaphanoskopie zur Anwendung kommen. Für die operative Planung ist die Tumordimension und Infiltration wichtig. Kommt eine Kontaktbestrahlung infrage, sollte die Tumorprominenz mit und ohne Skleraecho ausgemessen werden. Nach der Bestrahlung wird die Skleragrenze oft unscharf und das zunehmend dichter werdende Tumorecho gleicht sich dem Reflexverhalten der Sklera an. Hat man die Strecke Tumor + Sklera als Basisgröße zur Verfügung, kann die Verlaufskontrolle unverändert genau vorgenommen werden (**Abb. 249–265**).

2 Strukturelle Befunde

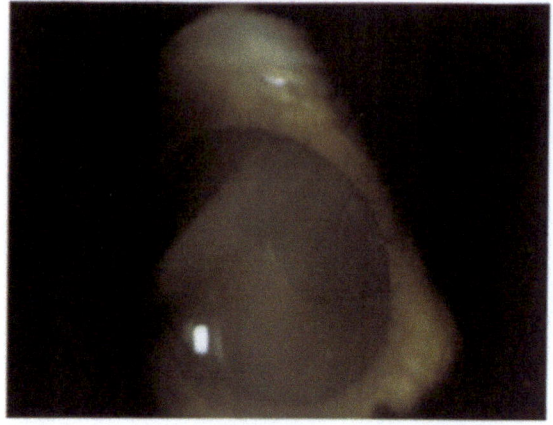

Abb. 257. Großer pigmentierter Ziliarkörpertumor durch die weite Pupille sichtbar. 70-jährige Patientin, die wegen der Sehverschlechterung gekommen war

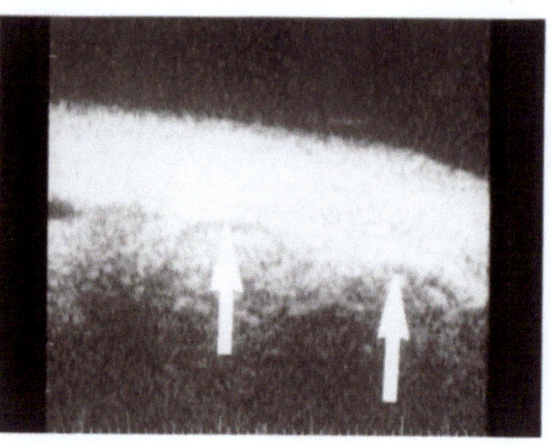

Abb. 258. Das UBM sichert die fehlende Sklerainfiltration. Die auffallend unruhige Strukturierung entspricht möglicherweise der Vaskularisation oder einer Nekrose (*Pfeile*). Dieses ist neben dem Wachstum ein weiterer Hinweis für ein Malignom

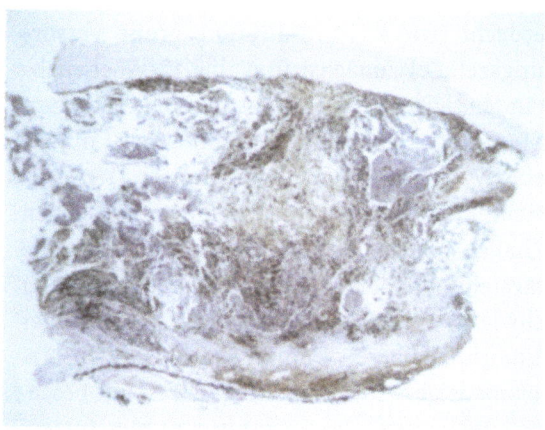

Abb. 259. Die Histologie bestätigt ein gemischtzelliges Melanom mit Nekrosezonen und Einblutungen

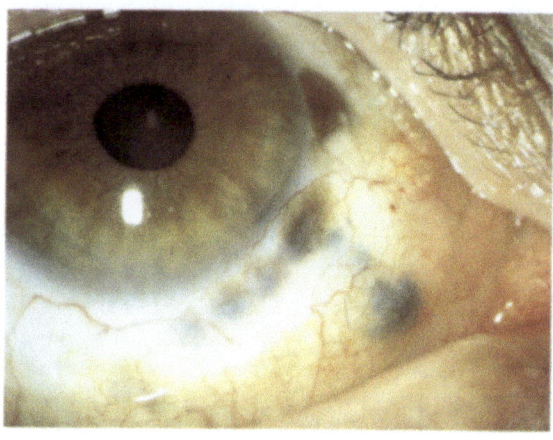

Abb. 260. 52-jährige Frau mit Pigmentflecken auf der Sklera – erstmalig vor einem halben Jahr bemerkt. Keine Sehverschlechterung

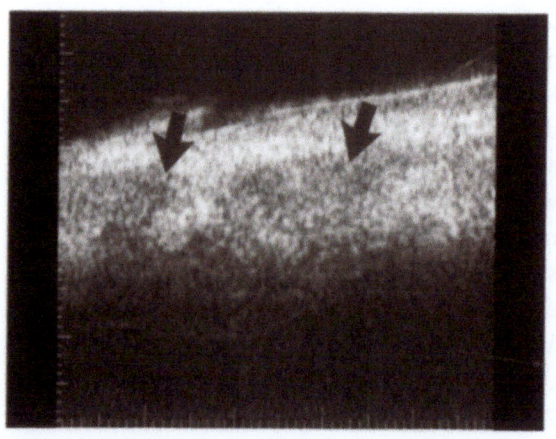

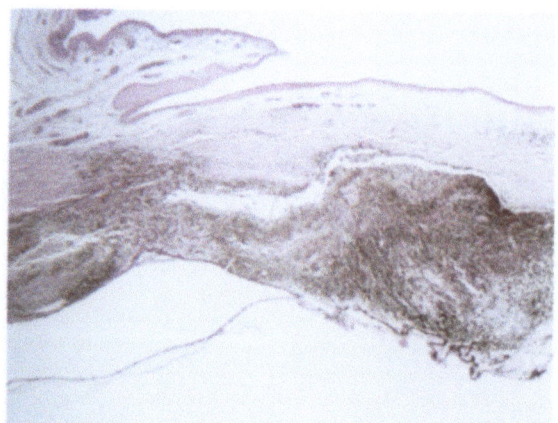

2.7.3 Ziliarkörpermalignome

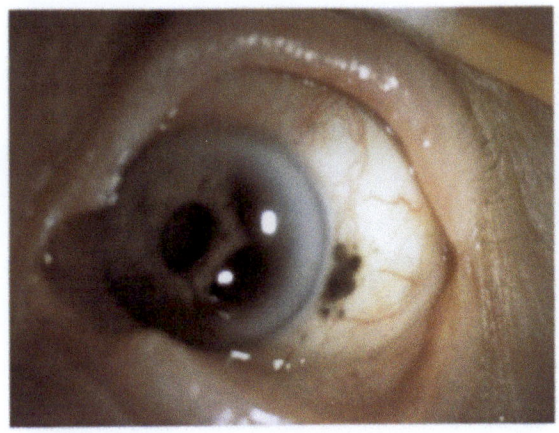

Abb. 263. Großer pigmentierter Tumor einer 96-jährigen Patientin. V. a. ein Aderhautmelanom mit Skleradurchbruch im Ziliarkörperbereich

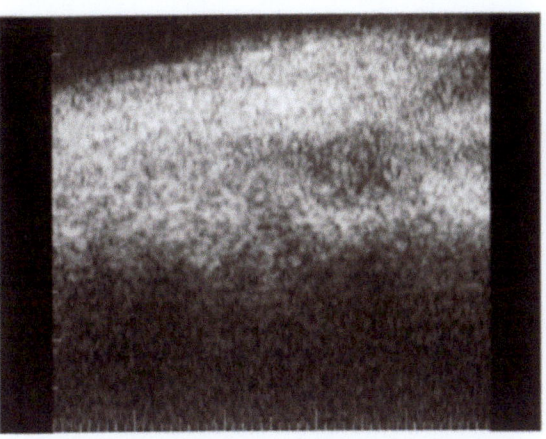

Abb. 264. UBM: Sklera im Bereich der Infiltration. Unregelmäßig aufgelockerte Sklerastruktur, wobei die Tumoranteile echoärmer erscheinen. Unscharfer Übergang zum Aderhauttumor in der Tiefe

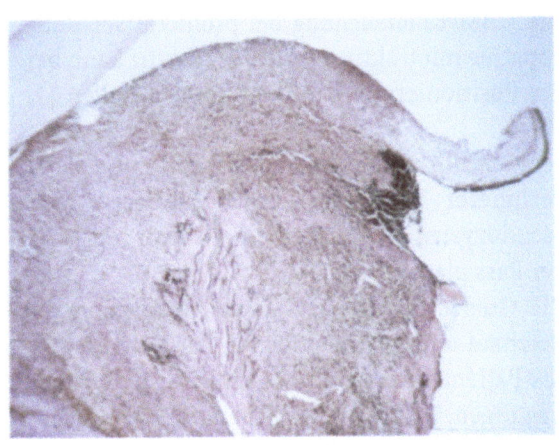

◁

Abb. 265. Die Histologie bestätigt ein Melanom (gemischtzellig). Der Tumor infiltriert auch die Iris durchgreifend. Am *rechten oberen Bildrand* befindet sich die Pupille

◁

Abb. 261 *(links).* Das UBM zeigt ein Ziliarkörpermelanom mit Skleradurchbruch *(Pfeile)*

Abb. 262 *(rechts).* Histologisches Schnittbild (6,3:1 – HE-Färbung) mit dem Ziliarkörpermelanom und der intakten Sklera – zur Vorderkammer zeigend – auf der rechten Hälfte und dem Skleradurchbruch mit Bindehautfalte auf der linken Hälfte

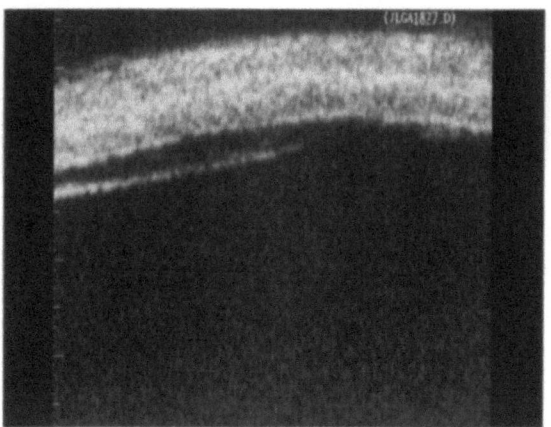

Abb. 266. Periphere Glaskörperlakunen im UBM (Zufallsbefund)

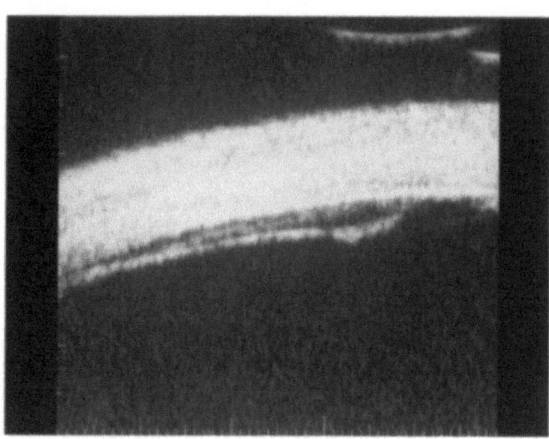

Abb. 267. Glaskörpertraktion im UBM peripher; auffällig ist die zarte membranöse Struktur zwischen Glaskörpergrenzmembran und Netzhaut. Klinisch "Weiß-ohne-Druck-Areal"

2.8 Netzhaut-Glaskörper-Peripherie

Die entscheidenden Einsatzgebiete der Ultraschallbiomikroskopie im anterioren Hinterabschnittsbereich sind tumoröse Prozesse. Die Evaluierung der Ausdehnung in die Ora serrata und Pars plana hinein ist für eine präzise Therapieplanung möglich.

Weiterhin lassen sich eine Retinoschisis, eine Amotio retinae, Glaskörpertraktion, ROP, Netzhautlochbildung, Oradialyse und entzündliche Veränderungen (s. Kap. 3.2, Uveitis) darstellen (**Abb. 266–276**) [15]. Bei klaren brechenden Medien macht die Erhebung dieser Befunde spaltlampenmikroskopisch keine Probleme, bei trüben Medien oder enger Pupille kann die Diagnose mit Hilfe des UBM im Bereich des untersuchbaren peripheren Areals erfolgen.

Ein uveales Effusionssyndrom macht in der Diagnostik auch spaltlampenmikroskopisch Probleme. Das UBM zeigt die hypotonen Veränderungen, die zurückgezogene Irisbasis, die flachere Vorderkammer und die abgehobene Aderhaut mit der darunter liegenden echoarmen Flüssigkeit (s. Kap. 3.3). Die periphere Ausdehnung einer Aderhautabhebung wird nicht durch die Ora serrata (vgl. Amotio retinae), sondern durch den Ansatz des Ziliarkörpers am Skleralsporn begrenzt. Septierungen im suprachorioidalen Raum sind dabei unterschiedlich ausgeprägt (Abb. 276).

Die UBM-Untersuchung bei proliferativer Retinopathie mit traktiver retinaler Distanz kann bei der Positionierung der Sklerotomien helfen [2, 30].

Sehr spezifisch sind auch die Veränderungen bei peripherer Toxocariasis mit maulbeerartigen Pseudozysten des anterioren Glaskörpers und der Pars planitis [47].

Die Grenze der Darstellbarkeit von peripherer Netzhaut und Aderhaut liegt in der Kooperation des Patienten und der Möglichkeit für Blickbewegungen. Die Lider mit/ohne Trichter/Lidsperrer begrenzen die Bewegung des Schallkopfs und damit die Abbildungsmöglichkeit.

Das UBM kann oft die vollständige Ausdehnung von *Aderhauttumoren* nicht erfassen. Die seitliche Reichweite ist durch die eingeschränkte Motilität des Auges und durch die Lider für den großen, pendelnden Schallkopf begrenzt. Die anteriore Begrenzung kann jedoch, im Gegensatz zur direkten Ophthalmoskopie oder der 3-Spiegel-Kontaktglas-Untersuchung, oft gut festgelegt werden (**Abb. 277–280**; [27]). Die anteriore Ausdehnung ist für den Tumorursprung (Ziliarkörper oder Chorioidea) und für die Therapieplanung wichtig, speziell für die Kontaktbestrahlung.

Die Diaphanoskopie ist hilfreich, aber auch von gewissen Tumorbedingungen wie hohem Melaningehalt mit dunkler Pigmentierung oder Blutung abhängig.

2.8 Netzhaut-Glaskörper-Peripherie

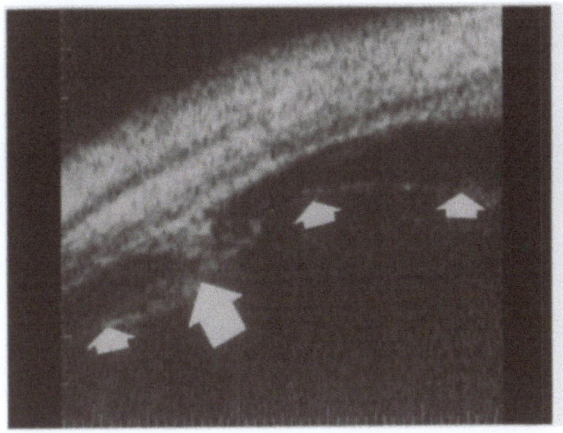

Abb. 268. Glaskörpertraktion mit kleiner Blutfahne im UBM (oberhalb *dickem Pfeil*). Die Blutbestandteile legen sich auf die abgehobene Glaskörpergrenzmembran (*Pfeile*) und verstärken das Echo

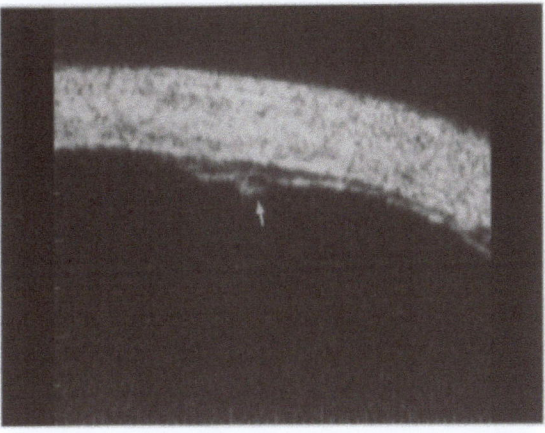

Abb. 269. UBM-Abbildung einer Verdichtung der Glaskörpergrenzmembran bei Glaskörperanlage. Kleinzystisches Degenerationsareal ist angeschnitten (*Pfeil*)

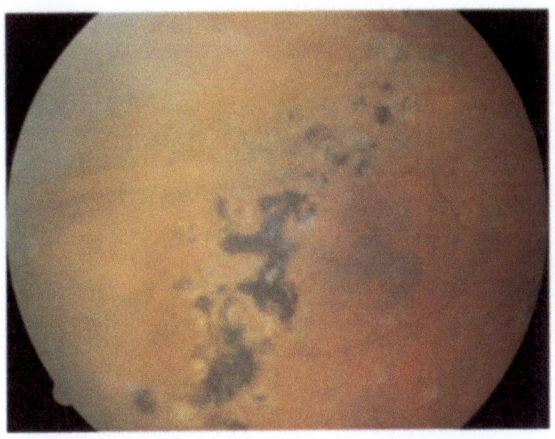

Abb. 270. Retinoschisis seit 7 Jahren bekannt – Zustand nach Laserabriegelung

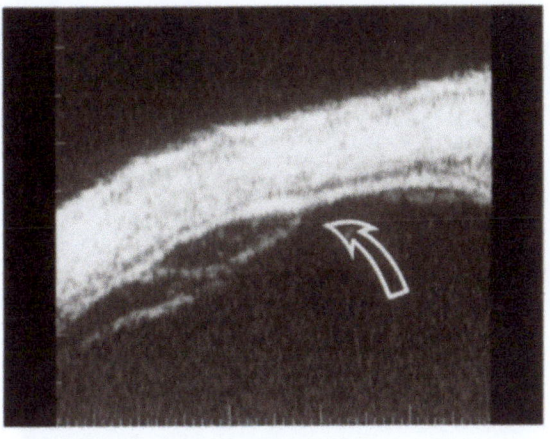

Abb. 271. Im UBM beginnt die niedrig reflexive Doppellinie ab der Ora serrata (*Pfeil*). Der Zwischenraum ist zellig gefüllt und unterteilt

Die Einteilung, ob ein Ziliarkörpertumor mit Ausbreitung in die periphere Aderhaut oder ein peripherer Aderhauttumor mit Ausbreitung in den Ziliarkörper vorliegt, richtet sich nach der Lokalisation der höchsten Prominenz als Kennzeichen des maximalen Tumorwachstums (s. Abb. 43). Die Kriterien zur Dignitätsbeurteilung unterscheiden sich nicht von denen für Ziliarkörpertumore.
Mit der Ultraschallbiomikroskopie erhält man Informationen über die Binnenstruktur und eine mögliche Sklerainfiltration. Eine simultane Diagnostik mit einem 10-MHz-Ultraschallgerät ist zwingend notwendig, da wegen der begrenzten Reichweite und Eindringtiefe des UBM ein Tumorausläufer für den Haupttumor gehalten werden könnte (**Abb. 281–288**).

2 Strukturelle Befunde

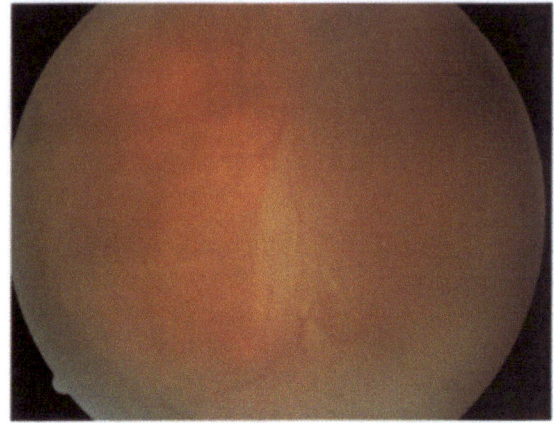

Abb. 272. Periphere rhegmatogene Amotio retinae

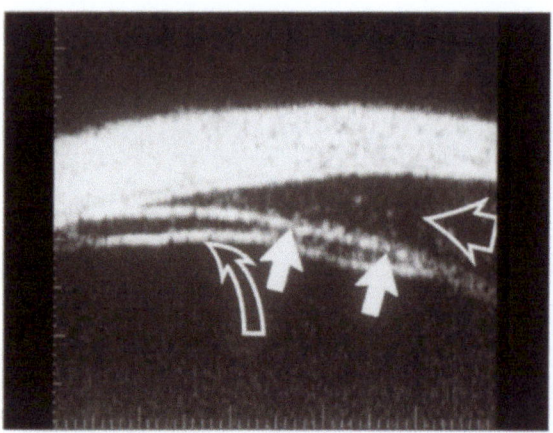

Abb. 273. UBM: Amotio retinae (*2 weiße Pfeile*) mit subretinalen Zellen (*gerader transparenter Pfeil*) und flacher Glaskörperseparation (*gebogener Pfeil*). Das Foramen lag zu weit zentral für eine Abbildung im UBM

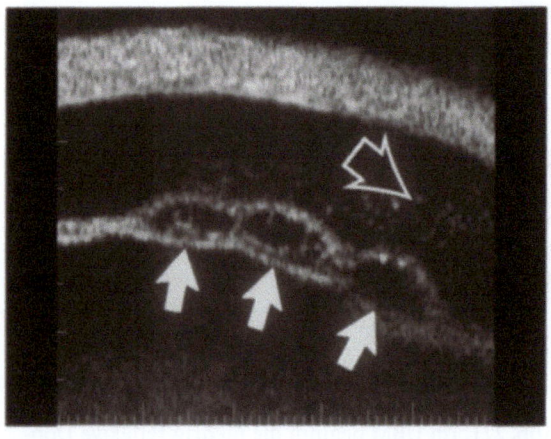

Abb. 274. Im UBM gelingt die Darstellung von retinalen Pseudozysten (*weiße Pfeile*) als Hinweis für eine beginnende Vitreoretinopathie und von subretinalen Zellen (*transparenter Pfeil*) im limbusparallelen Schnittbild. Die Zysten beweisen eine schon länger bestehende Amotio

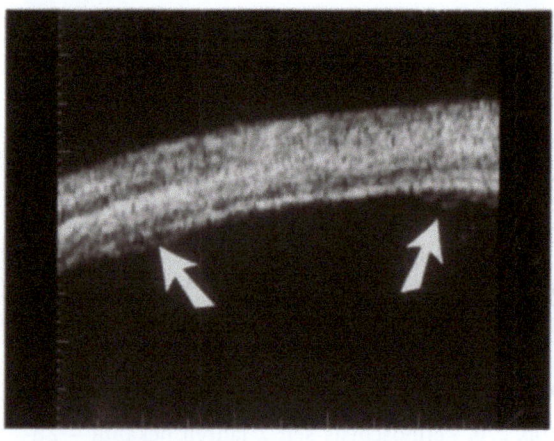

Abb. 275. Zwei Monate nach limbusparalleler Plombenoperation liegt die Netzhaut im UBM glatt an. Die *Pfeile* weisen auf präretinale Glaskörperverdichtungen. Nebenbefund: In der linken Bildhälfte ist im Skleraecho ein Muskelansatz abgebildet

▷

Abb. 279 *(links)*. Großer mäßig pigmentierter Aderhauttumor

Abb. 280 *(rechts)*. Im UBM wird eine Beteiligung des Ziliarkörpers ausgeschlossen. Der Tumor ist so groß, dass die Reichweite und Eindringtiefe des UBM überschritten wird. Man kann eine kleine exudative Distanz als differentialdiagnostisches Kriterium für einen malignen Prozess erkennen

2.8 Netzhaut-Glaskörper-Peripherie

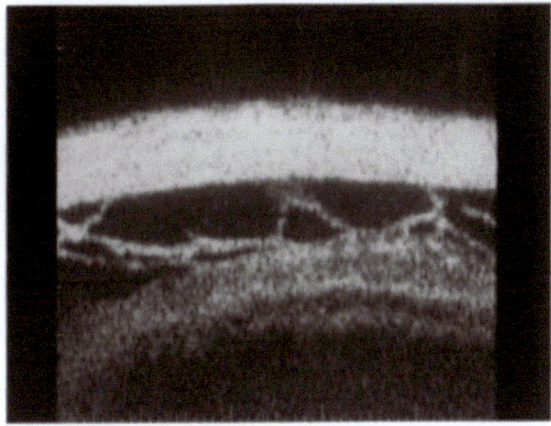

◁
Abb. 276. Die Aderhautabhebung bei Hypotonie hat gelegentlich viele Membranen und spongiöse Strukturen im suprachorioidalen Raum. Es ist unklar, warum und wann dieser Raum teilweise Septierungen aufweist

Abb. 277. Weit anterior gelegener, pigmentierter Aderhauttumor

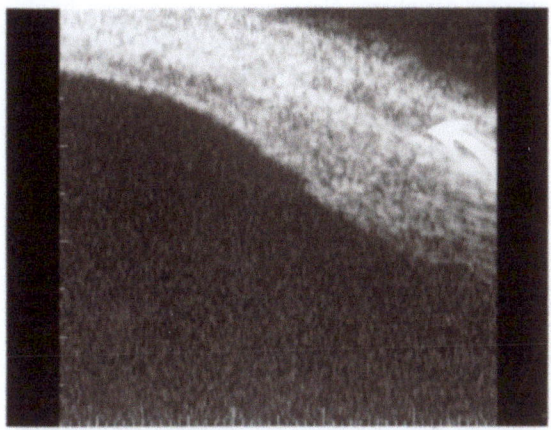

Abb. 278. Die Struktur ist mit dem UBM gerade noch erreichbar; der Schallkopf schlägt aber gegen den Trichter an (s. Verzeichnung des Echomusters am *rechten Bildrand*). Die Aussage über Details (z. B. Sklerainfiltration) ist nicht möglich, da der Tumor nicht vollständig abgebildet werden kann. Sicher jedoch ist, dass keine Verbindung mit dem Ziliarkörper besteht. Der *Pfeil* zeigt den Muskelansatz an

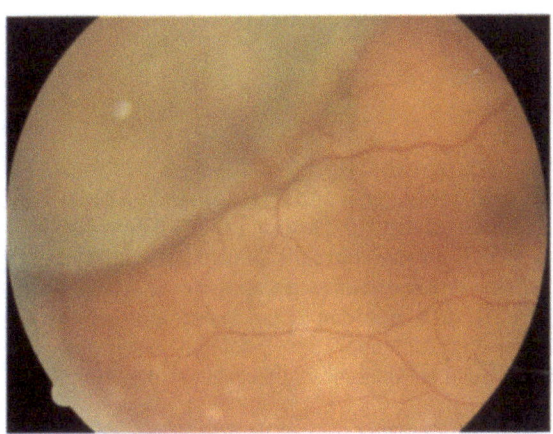

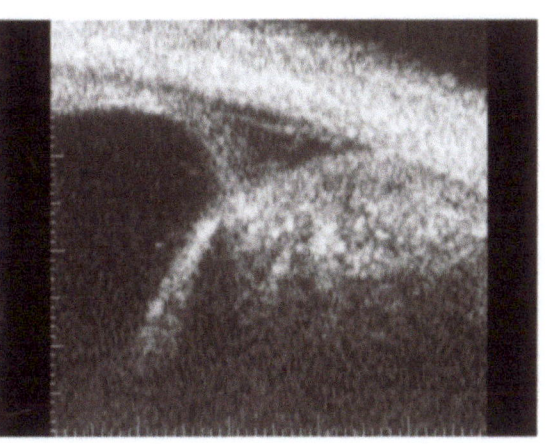

2 Strukturelle Befunde

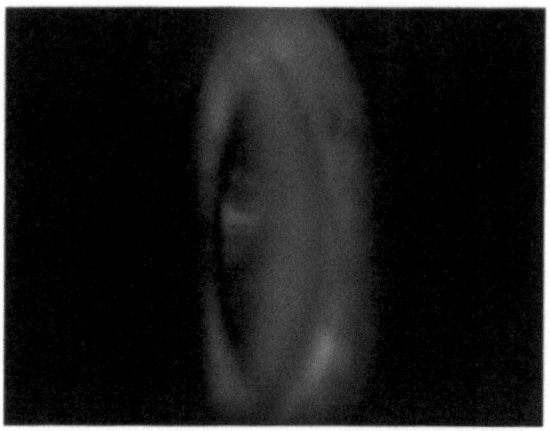

Abb. 281. Gonioskopie bei einem 52-jährigen Mann mit unklarer weißlich-grau prominenter Raumforderung des peripheren Netzhaut-Aderhaut-Bereichs als Zufallsbefund. In der Anamnese ist eine Infektion mit Taenia saginata und eine ausgeheilte Borreliose bekannt

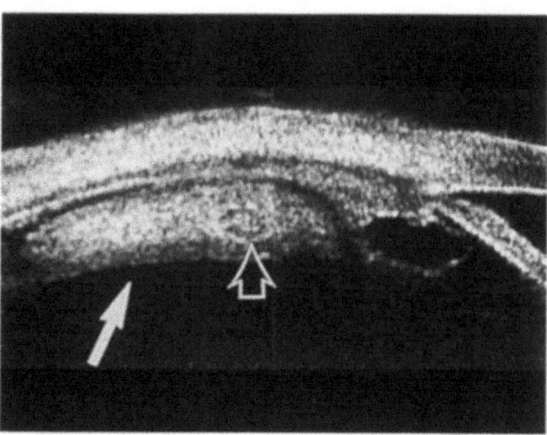

Abb. 282. Im zusammengesetzten UBM-Bild ist der Prozess (*weißer Pfeil*) von einer hyporeflexiven Kapsel gegen die Aderhaut und den Ziliarkörper abgegrenzt. Er hat eine unregelmäßige hochreflexive Binnenstruktur mit einem ringförmigen Gebilde (*transparenter Pfeil*). Der Ziliarkörper weist eine Zyste auf

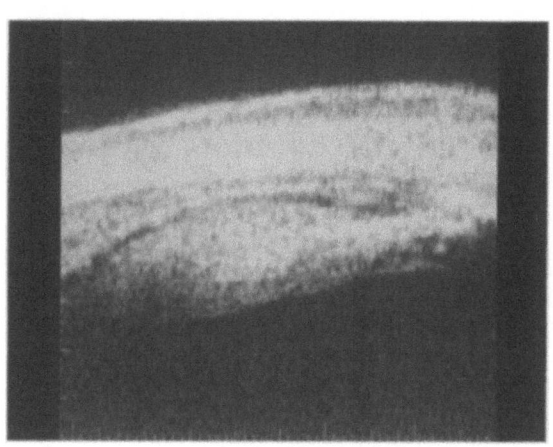

◁
Abb. 283. Deutliche Verkleinerung des Befunds nach 9 Monaten – klinisch und im UBM. Die Abgrenzung zum Ziliarkörper ist nicht mehr so abgekapselt und in diesem Bereich auch noch höher reflexiv. V. a. Granulombildung nach Infektion

▷

Abb. 287 *(links).* 12-jähriges Mädchen mit pigmentiertem großem Aderhauttumor. Die sklerale Pigmentierung ist seit dem 4. Lebensjahr bekannt, die Irisveränderung wurde erstmals vor 3 Monaten gesehen

Abb. 288 *(rechts).* Das konventionelle B-Bild weist eine Tumorgröße von 9 mm Prominenz und 18 mm Tumorbasis aus. Im UBM wurden die Skleraverfärbungen als Tumordurchbruch identifiziert. Die Tumormassen verdrängen das Irisdiaphragma nach anterior (*Pfeile*), infiltrieren den Ziliarkörper und weisen retroiridal Zysten auf. Die Histologie ergab ein gemischtzelliges Melanom mit ausgeprägten Nekrosezonen

2.8 Netzhaut-Glaskörper-Peripherie

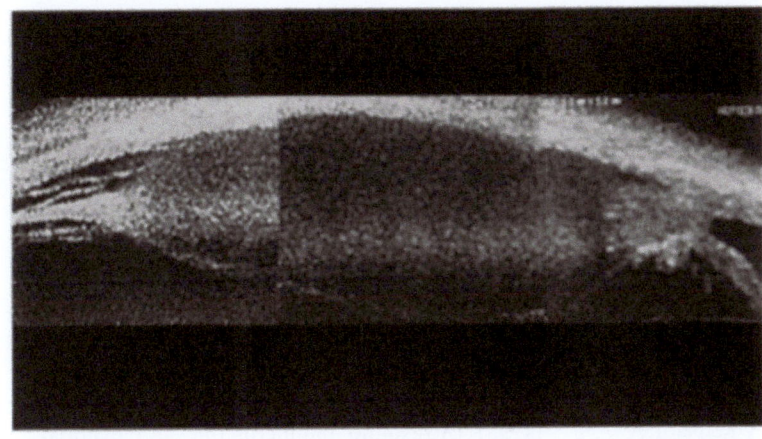

Abb. 285. Die zusammengesetzten UBM-Bilder zeigen einen mittel- bis niedrig-reflexiven Prozess, der den Ziliarkörper gerade eben mit einbezieht. Die Sklera ist glatt abgrenzbar

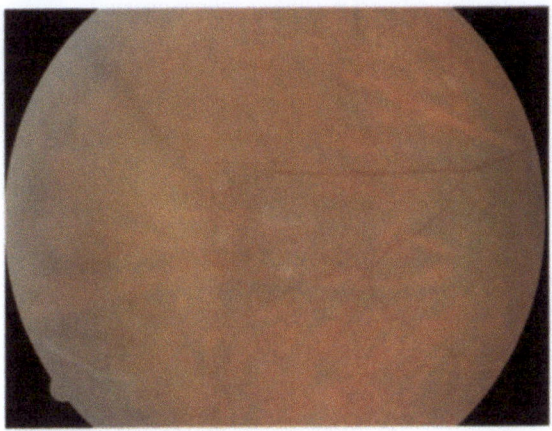

Abb. 284. Zufallsbefund im Kernspintomogramm bei bekanntem Non-Hodgkin-Lymphom. Großer nichtpigmentierter Aderhauttumor ohne sichtbare exudative Distanz – kein ophthalmologischer Reizzustand

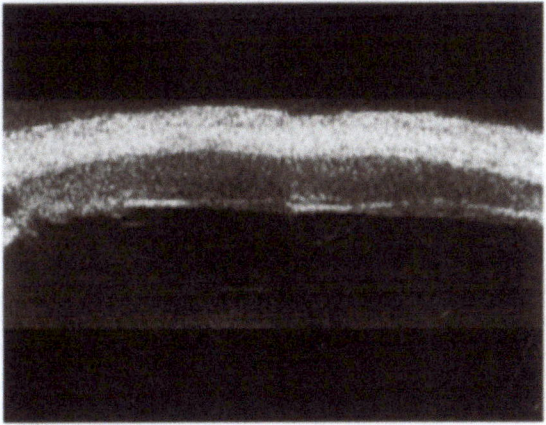

Abb. 286. 7 Tage nach hochdosierter Kortisontherapie ist der Befund deutlich kleiner und der Verdacht auf ein Lymphom im Rahmen der Grunderkrankung ist bestätigt. Das UBM beweist die Befundverkleinerung auf ein Drittel der Ausgangsgröße. Auch die Tumorbasis ist wesentlich kleiner geworden. Der Patient wurde einer Bestrahlung ab externo zugeführt

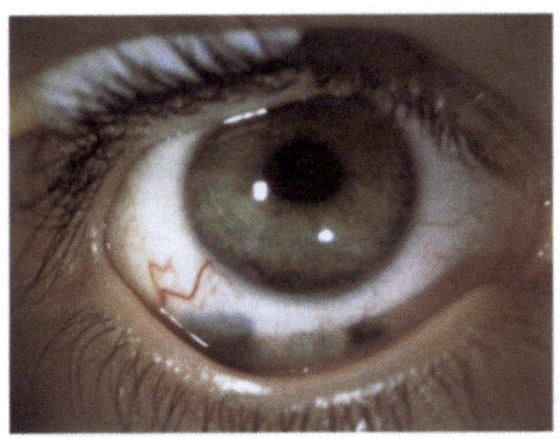

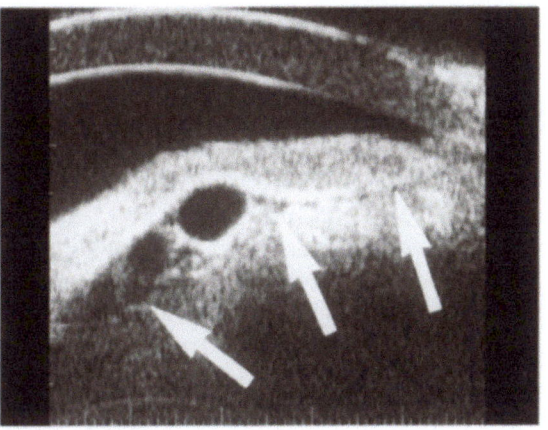

Literatur

1. Alleman N, Chamon W, Silverman RH, Azar DT et al. (1993) High-frequency ultrasound qualitative analyses of corneal scarring following eximer laser keratectomy. Arch Ophthalmol 111:968–973
2. Arakawa A, Tamai M (1998) Ultrasound biomicroscopic analysis of anterior proliferative vitreoretinopathy. Am J Ophthalmol 126(6):838–9
3. Augsburger JJ, Affel LL, Benarosh DA (1996) Ultrasound biomicroscopy of cystic lesions of the iris and ciliary body. Trans Am Ophthalmol Soc 94:259–71
4. Avitabile T, Marano F, Castiglione F, Reibaldi A (1998) Keratoconus staging with ultrasound biomicroscopy. Ophthalmologica 212 (Suppl 1):10–2
5. Avitabile T, Marano F, Uva MG, Reibaldi A (1997) Evaluation of central and peripheral corneal thickness with ultrasound biomicroscopy in normal and keratoconic eyes. Cornea 16(6):639–44
6. Avitabile T, Russo V, Ghirlanda R, Castiglione F, Marino A, Reibaldi A (1998) Corneal oedemas: diagnosis and surgical planning with ultrasound biomicroscopy. Ophthalmologica 212 (Suppl 1):13–6
7. Azar D, Salvat M, Benson A (1996) Corneal topography, ultrasound biomicroscopy, and scatterometry. Curr Opin Ophthalmol 7(4):83–93
8. Azuara-Blanco A, Spaeth GL, Araujo SV, Augsburger JJ, Terebuh AK (1996) Plateau iris syndrome associated with multiple ciliary body cysts. Report of three cases. Arch Ophthalmol 114(6):666–8
9. Bergmann U, Guthoff R (1995) Ultrasound biomicroscopy for evaluation of space-occupying lesions of the anterior eye segment. Initial results. Ophthalmologe 92(6):844–8
10. Buchwald HJ, Spraul CW, Wagner P, Lang GK (1999) Ultrasound biomicroscopy in iris lesions. Ophthalmologe 96(2):108–13
11. Crichton AC, McWhae JA, Reimer J (1994) Ultrasound biomicroscopy for the assessment of Molteno tube position. Ophthalmic Surg 25(9):633–5
12. Dietlein TS, Jacobi PC, Krieglstein GK (1998) Ciliary body is not hyperplastic in Weill-Marchesani syndrome. Acta Ophthalmol Scand 76(5):623–4
13. Finger PT, McCormick SA, Lombardo J, Tello C, Ritch R (1995) Epithelial inclusion cyst of the iris. Arch Ophthalmol 113(6):777–80
14. Fries U, Muller HM, Heider W (1996) Darstellbarkeit (Auflösung und Quantifizierung) von Hornhautbefunden mittels Ultraschallbiomikroskopie. Ophthalmologe 93(3):257–61
15. Gentile RC, Berinstein DM, Liebmann J, Rosen R, Stegman Z, Tello C, Walsh JB, Ritch R (1998) High-resolution ultrasound biomicroscopy of the pars plana and peripheral retina. Ophthalmology 105(3):478–84
16. Guthoff R, Pauleikhoff D, Hingst V (1999) Bildgebende Diagnostik in der Augenheilkunde. Enke Stuttgart, S 100–112
17. Jakobiec FA, Silbert G Are most iris melanomas really nevi? A clinicopathological study of 189 lesions. (1981) Arch Ophthalmol 99:2117–2132
18. Katz NR, Finger PT, McCormick SA et al. (1995) Ultrasound biomicroscopy in the management of malignant melanoma. Arch Ophthalmol 113:1462–1463
19. Kim T, Cohen EJ, Schnall BM, Affel EL, Eagle RC Jr (1998) Ultrasound biomicroscopy and histopathology of sclerocornea. Cornea 17(4):443–5
20. Klink FV, De Keizer RJ, Jager MJ (1992) Iris nevi and melanomas: a clinical follow-up study. Doc Ophthalomol 82:49–55
21. Kobayashi H, Kiryu J, Kobayashi K, Kondo T (1997) Ultrasound biomicroscopic measurement of anterior chamber angle in premature infants. Br J Ophthalmol 81(6):460–4
22. Kraft HE, Moller DE, Volker L, Schmidt WA (1996) Color Doppler ultrasound of the temporal arteries - a new method for diagnosing temporal arteritis. Klin Monatsbl Augenheilk 208 (2): 93–5
23. Kunimatsu S, Araie M, Ohara K, Hamada C (1999) Ultrasound biomicroscopy of ciliary body cysts. Am J Ophthalmol 127(1):48–55
24. Lanzl IM, Augsburger JJ, Hertle RW, Rapuano C, Correa-Melling Z, Santa Cruz C (1998) The role of ultrasound biomicroscopy in surgical planning for limbal dermoids. Cornea 17(6):604–6
25. Lichter H, Yassur Y, Barash D, Kremer I, Snir M, Weinberger D (1999) Ultrasound biomicroscopy in juvenile xanthogranuloma of the iris. Br J Ophthalmol 83(3):375–6
26. Liebmann JM, Ritch R (1996) Ultrasound biomicroscopy of the anterior segment. J Am Optom Assoc 67(8):469–79
27. Maberly DA, Pavlin CJ, McGowan HD, Foster FS, Simpson ER Ultrasound biomicroscopic imaging of the anterior aspect of peripheral choroidal melanomas. Am J Ophthalmol 123(4):506–14
28. Macken PL, Pavlin CJ, Tuli R, Trope GE (1995) Ultrasound biomicroscopic features of spherophakia. Aust N Z J Ophthalmol 23(3):217–20
29. Marchini G, Toscano A, Tosi R, Marraffa M, Bonomi L (1997) Ultrasound biomicroscopy study of ciliary body and its influence on anterior chamber angle width. Acta Ophthalmol Scand Suppl (224):27–8
30. Matsumura S, Takeuchi S, Hayashi M, Yamamoto S, Kasai H (1998) Ultrasound biomicroscopic findings of anterior hyaloidal fibrovascular proliferation. Nippon Ganka Gakkai Zasshi 102(11):759–63

31. McWhae J, Willerscheidt A, Gimbel H, Freese M (1994) Ultrasound biomicroscopy in refractive surgery. J Cataract Refract Surg 20(5):493–7
32. Milner MS, Liebmann JM, Tello C, Speaker MG, Ritch R (1994) High-resolution ultrasound biomicroscopy of the anterior segment in patients with dense corneal scars. Ophthalmic Surg 25(5):284–7
33. Ossoinig KC (1979) Standardized echography: Basic principles, clinical applications and results. Int Ophthalmol Clin 19:127–210
34. Pavlin CJ, Buys YM, Pathmanathan T (1998) Imaging zonular abnormalities using ultrasound biomicroscopy. Arch Ophthalmol 116(7):854–7
35. Pavlin CJ, Easterbrook M, Hurwitz JJ, Harasiewicz K, Eng P, Foster FS (1993) Ultrasound biomicroscopy in the assessment of anterior scleral disease. Am J Ophthalmol 116(5):628–35
36. Pavlin CJ, Foster FS (1995) Ultrasound biomicroscopy of the eye. Springer, Berlin Heidelberg New York, S 50–60
37. Pavlin CJ, Harasiewicz K, Foster FS (1994) Ultrasound biomicroscopic assessment of the cornea following excimer laser photokeratectomy. J Cataract Refract Surg 20 Suppl:206–11
38. Pavlin CJ, McWhae JA, McGowan HD, Foster FS (1992) Ultrasound biomicroscopy of anterior segment tumors. Ophthalmology 99(8):1220–8
39. Pavlin CJ, Sherar MD, Foster FS (1990) Subsurface ultrasound microscopic imaging of the intact eye. Ophthalmology 97(2):244–250
40. Reinstein DZ, Silverman RH, Sutton HF et al. (1999) Very high-frequnecy ultrasound corneal analysis identifies anatomic correlates of optical complications of lamellar refractive surgery: anatomic diagnosis in lamellar surgery. Ophthalmology 106(3):474–482
41. Reminick, LR, Finger PT, Ritch R, Stacey Weiss BS, Ishikawa, MD (1998) Ultrasound biomicroscopy in the diagnosis and management of anterior segment tumors. J Am Optom Assoc 69:575–581
42. Roters S, Engels BF (1998) Ist mit der Ultraschallbiomikroskopie (UBM) eine feingewebliche Diagnostik bei M. Horton möglich? Der Ophthalmologe 95:S64
43. Sader R, Obermeier M, Sendtner-Gress K, Prechtel D, Zeilhofer HF, Horch HH (1997) Using ultrasound biomicroscopy in the mouth cavity for in vivo diagnosis of mucous membrane diseases. Biomed Tech (Berl) 42 (Suppl):209–10
44. Schmidt WA, Kraft HE, Vorpahl K et al. (1997) Color Duplex ultrasonography in the diagnosis of the temporal arteritis. N Engl J Med 337 (19):1336–42
45. Shields JA, Shields CL, Mercado G, Gunduz K, Eagle RC Jr (1999) Adenoma of the iris pigment epithelium: a report of 20 cases: the 1998 Pan-American Lecture. Arch Ophthalmol 117(6):736–41
46. Tello C, Liebmann J, Potash SD, Cohen H, Ritch R (1994) Measurement of ultrasound biomicroscopy images: intraobserver and interobserver reliability. Invest Ophthalmol Vis Sci 35(9):3549–52
47. Tran VT, Lumbroso L, LeHoang P, Herbort CP (1999) Ultrasound biomicroscopy in peripheral retinovitreal toxocariasis. Am J Ophthalmol 127(5):607–9
48. Vela A, Rieser JC, Campbell DG (1984) The heredity and treatment of angle closure glaucoma secondary to iris and ciliary body cysts. Ophthalmology 91:332–337
49. Verbeek AM (1995) Conventional diagnostic ultrasound of the iris. Doc Ophthalmol 90:43–50
50. Wenkel H, Michelson G (1997) The use of Ultrasound Biomicroscopy in the diagnosis of giant cell arteritis. Klin Monatsbl Augenheilkd 2210:48–52
51. Zografos L, Chamot L, Bercher L, Schalenbourg A, Egger E, Gailloud C (1996) Contribution of ultrasound biomicroscopy to conservative treatment of anterior uveal melanoma. Klin Monatsbl Augenheilkd 208(5):414–7

3 Spezielle Erkrankungen

3.1 Die Kammerwinkel- und Ziliarkörperstrukturen bei verschiedenen Glaukomformen

Glaukome, speziell die Engwinkelveränderungen, sind zu einer Domäne der UBM-Analyse geworden. Die Möglichkeit, den Grad der Engwinkelsituation zu bestimmen, zusammen mit der Darstellung der umgebenden anatomischen Strukturen in vivo, hat dazu beigetragen den Mechanismus der verschiedenen Glaukomarten besser zu verstehen. Entscheidend ist die Iriskonfiguration und -insertion, die Lage und Dimension der Linse und die Ziliarkörperanordnung. Geometrische Besonderheiten und die Strömungsverhältnisse können genau abgebildet werden [3]. Erstmalig kann auch die bislang nicht sichtbare Konfiguration der Hinterkammer in die Unterscheidung der jeweiligen Glaukomform mit einbezogen werden. Die Konfiguration des Ziliarkörpers lässt Glaukomformen abgrenzen, bei denen eine Ziliarkörperrotation sekundär eine Augendrucksteigerung hervorruft – Okklusionen durch die Glaskörpergrenzmembran werden sichtbar. Das genau radiär angeordnete Schnittbild bietet meist die beste Darstellung.

Obwohl Provokationstestungen heute kaum noch durchgeführt werden, kann die Gonioskopie in einem abgedunkelten Raum bei V. a. einen Winkelblockmechanismus aussagekräftig angewendet werden. Hierbei ist jedoch die Spaltlampenbeleuchtung zur Beurteilung der Kammerwinkelkonfiguration erforderlich. Mit dem UBM hingegen lässt sich bei fast vollständiger Dunkelheit untersuchen. Nur der Monitor stellt eine geringe Lichtquelle dar, die aber vom Patienten weggedreht werden kann. Oftmals zeigt sich eine Kammerwinkelverlegung in Dunkelheit, die mit der Winkelmessstrecke genau quantifiziert werden kann [35, 39].

Nach einer Einführung in die sonographische Gonioskopie werden im Folgenden zunächst die Winkelblockglaukomformen dargestellt. Über die Ausbildung der einen oder anderen Winkelblockform entscheidet die Iriskonfiguration, die Ziliarkörperorientierung und die Linsenlage und -größe, die einen mehr oder weniger straffen Zonulaapparat besitzen. Einige der Glaukomformen sind in ihrem ursächlichen Mechanismus noch nicht vollständig geklärt. Das UBM zeigt die Anordnung der intraokularen Strukturen im Zusammenhang mit der Augendruckproblematik (**Abb. 289**). Über einige zugrunde liegende Pathologien, die z. B. zur anterioren Ziliarkörperrotation führen, kann bislang nur spekuliert werden.

Auf die sekundären Kammerwinkelblockierungen durch Tumore oder Ziliarkörperzysten,

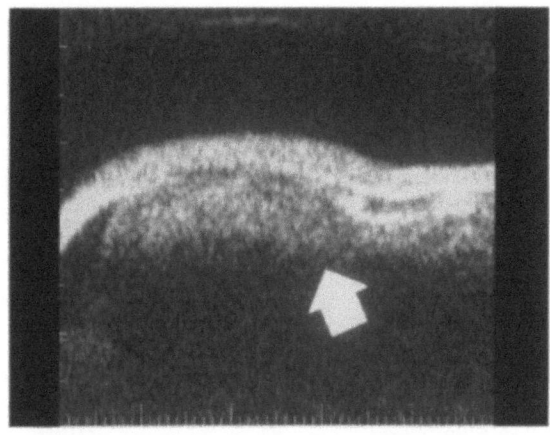

Abb. 289. 19-jährige Patientin mit therapieresistentem Aphakieglaukom. Das UBM beweist eine phakolytische Komponente, da retroiridal noch Linsenreste nachweisbar sind (*Pfeil*)

durch Trauma oder postoperative Öl- oder Gasauffüllung des Glaskörperraums gehen die folgenden Kapitel ein.

3.1.1 Sonographische Gonioskopie

Pavlin und Mitarbeiter [34] haben verschiedene quantitative Messstrecken als Standard präsentiert (**Tabelle 3, Abb. 290, 291**).
Der Skleralsporn ist als Referenzpunkt für die meisten Messstrecken angegeben. Diese posteriore Begrenzung des Sulcus scleralis, die in den Kammerwinkel etwas vorspringt, kann im UBM sichtbar sein und an dem Reflexivitätsverhalten – ähnlich dem der Sklera – von den anderen Kammerwinkelstrukturen unterschieden werden.

Potash und Mitarbeiter [38] präsentierten eine Messstrecke für das Ausmaß der Irisbeugung um Konfigurationsänderungen zu dokumentieren. Man verbindet den äußersten Punkt der Iriswurzel mit dem zentral gelegenen Punkt des Irispigmentepithels. Die Senkrechte zum Irispigmentepithel bestimmt in ihrer Dimension das Ausmaß der Konkavität oder Konvexität der Iriskrümmung (**Abb. 292**).

Tello und Mitarbeiter [45] berichteten im Zusammenhang mit Strukturvermessungen über die Reproduzierbarkeit der Messwerte von Pavlin. Diese war für denselben Untersucher gut (ausgenommen die Kammerwinkelöffnungs-

Tabelle 3. Standardisierte Messstrecken und ihre Normwerte. (Nach Paulin u. Mitarb. [34])

Name der Messstrecke	Abk.	Beschreibung	Normwerte
Kammerwinkel-Öffnungsstrecke	AOD 500	Strecke zwischen Trabekelmaschenwerk und Iris 500 µm vor dem Skleralsporn	347 ± 181 µm
Kammerwinkel-Öffnungsstrecke	AOD 250	Strecke zwischen Trabekelmaschenwerk und Iris 250 µm vor dem Skleralsporn	208 ± 109 µm
Trabekel-Iris-Winkel	TIA θ1	Winkelgrad des Kammerwinkels	30 ± 11°
Trabekel-Ziliarkörper-Strecke	TCPD	Strecke zwischen Trabekelmaschenwerk und Ziliarkörper 500 µm vor dem Skleralsporn	1122 ± 232 µm
Irisdicke 1	ID1	Irisdicke 500 µm vor dem Skleralsporn	372 ± 58 µm
Irisdicke 2	ID2	Irisdicke 2 mm von der Iriswurzel entfernt	457 ± 80 µm
Irisdicke 3	ID3	Maximale Irisdicke nahe dem Pupillarsaum	645 ± 103 µm
Iris-Ziliarkörper-Strecke	ICPD	Strecke zwischen Iris und Ziliarkörper entlang der TCPD-Strecke	393 ± 164 µm
Iris-Zonula-Strecke	IZD	Strecke zwischen Iris und Zonulafasern entlang der TCPD-Strecke	671 ± 124 µm
Iris-Linsen-Kontakt-Strecke	ILCD	Strecke des Iris-Linsen-Kontakts	1388 ± 370 µm
Iris-Linsen-Winkel	θ2	Winkel zwischen Iris und Linse nahe dem Pupillarsaum	12 ± 3°
Sklera-Iris-Winkel	θ3	Winkel einer Skleratangente mit Irisdiaphragma	30 ± 7°
Sklera-Ziliarkörper-Winkel	θ4	Winkel einer Skleratangente mit Ziliarkörperachse	52 ± 18°
Vorderkammertiefe	ACD	Strecke von Hornhautrückfläche zu Linsenvorderfläche	3,128 ± 372 mm

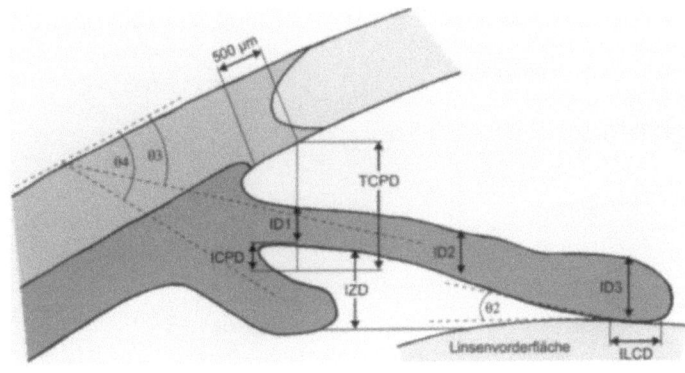

Abb. 290. Schema des vorderen Augenabschnitts mit den von Pavlin und Mitarbeitern [34] angegebenen Messstrecken (Beschreibung und Normwerte in Tabelle 3)

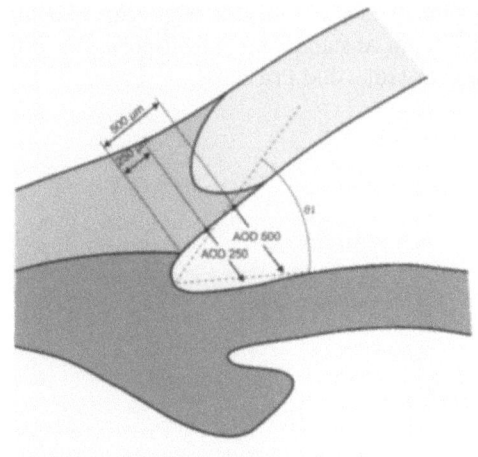

Abb. 291. Die Messstrecken des Kammerwinkels nach Pavlin et al. [34]

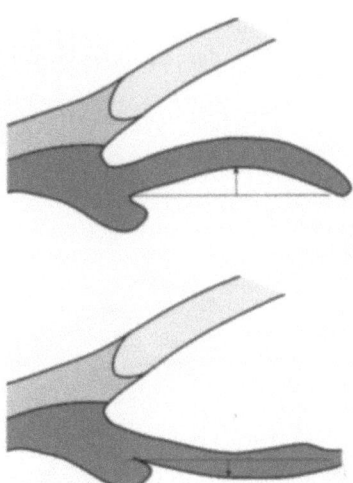

Abb. 292. Schema des vorderen Augenabschnitts mit der Messstrecke zur Bestimmung der Iriskonvexität oder -konkavität nach Potash et al. [38].

strecke), jedoch zwischen verschiedenen Untersuchern sehr schlecht. Auch Urback und Kollegen kamen zu diesem Ergebnis [47, 49, 50]. Die bildliche Darstellbarkeit der untersuchten Struktur durch den einzelnen Untersucher war die größte Fehlerquelle. Man darf aber auch nicht die Spannweite der eigentlichen Messung vergessen.

Die Messung selbst erfolgt auf dem UBM-Monitor und erfordert die Ausmessung von Strecken oder Winkeln. Das Gerät gestattet eine Punkt-zu-Punkt-Messung oder die Bestimmung eines Winkels mittels zweier gerader Linien und einer Dreipunktmessung. Eine zu einem früheren Zeitpunkt erfolgte Messung lässt sich nicht simultan auf den Bildschirm bringen. Dieses birgt schon eine Verschlechterung der Reproduzierbarkeit, die aber bei ein- und demselben Untersucher keine entscheidende Auswirkung zu haben scheint. Verschiedene Untersucher tendieren aber zu verschiedenen Ansätzen für die jeweiligen Messpunkte, die die unterschiedlichen Messergebnisse bewirken. Hier wäre eine automatisierte Auswahl des Messpunkts ideal. Leider gibt es bislang keine Möglichkeit den Skleralsporn automatisch als Bezugsmarke zu identifizieren. Ishikawa und Mitarbeiter [16] haben jedoch eine Software entwickelt, die nach Markierung des Skleralsporns die Kammerwinkelöffnungsstrecke halbautomatisch bestimmt (UBM Pro 2000, Paradigm Medical Industries, Inc., Salt Lake City, Utah, USA). Die Programmanwender berichten über eine deutliche Verbesserung in der Reproduzierbarkeit der Messungen [16].

Die von Pavlin und Mitarbeitern [34] empfohlene Vermessung der Kammerwinkelöffnungs-

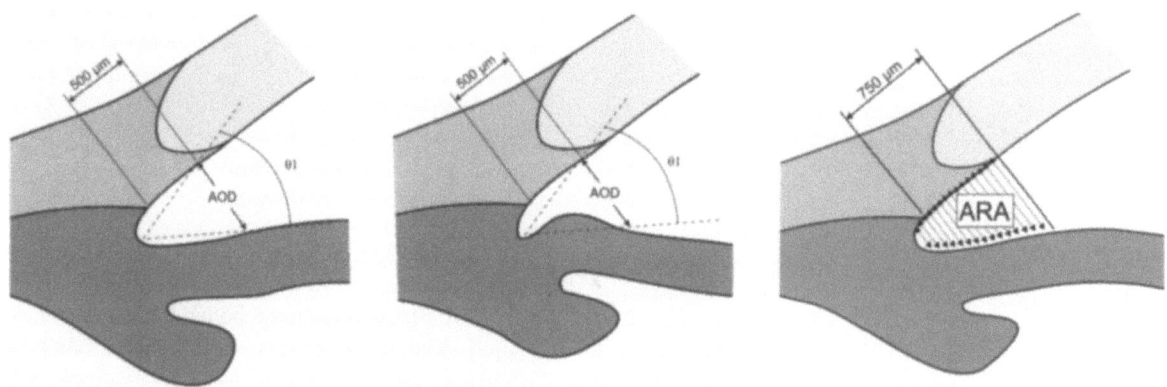

Abb. 293 *(links, Mitte).* Zwei Schemata eines Kammerwinkels mit den gleichen Werten für AOD und TIAθ1. Der Kammerwinkel links ist gonioskopisch enger und anfallsgefährdeter als der Kammerwinkel rechts. (Nach Ishikawa et al. [16])

Abb. 294 *(rechts).* Die dreieckige Kammerwinkeltiefenfläche (ARA) ist begrenzt durch die Irisoberfläche, das Hornhautendothel und eine senkrechte Linie davon in 750 μm Abstand vom Skleralsporn. (Nach Ishikawa et al. [16], UBM Pro 2000)

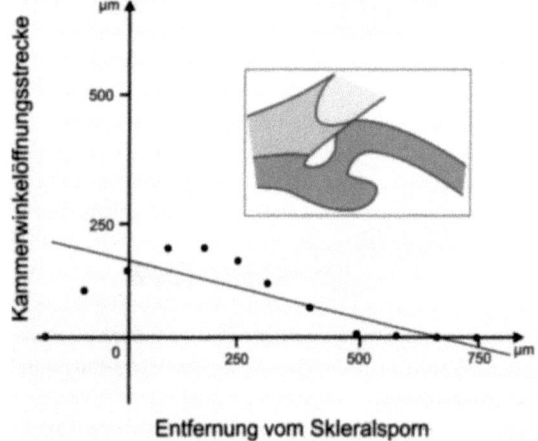

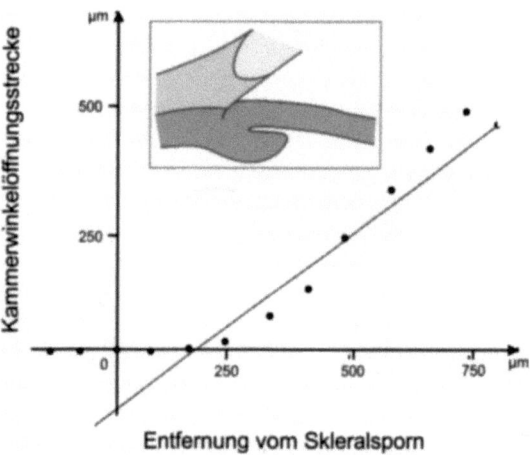

Abb. 295. Eine negative Steigung der linearen Regression bedeutet einen Kammerwinkelverschluss beginnend an der Schwalbe-Linie mit verbleibender Öffnung im Bereich des Trabekelmaschenwerkes. (Nach Ishikawa et al. [16], UBM Pro 2000)

Abb. 296. Ein geringer Achsenabschnitt der linearen Regression kennzeichnet einen peripheren Kammerwinkelverschluss mit steiler Öffnung nach zentral. (Nach Ishikawa et al. [16], UBM Pro 2000)

strecke und des Trabekel-Iris-Winkels ist in **Abb. 293** dargestellt. Sie berücksichtigt jedoch nicht die oft unregelmäßige Iriskontur und -oberfläche. Besonders bei der Kammerwinkelbestimmung in der Engwinkelsituation kann dies zu fehlerhaften Angaben führen. Ishikawa und Mitarbeiter [16] lösten das Problem über das zuvor schon erwähnte Kammerwinkelprogramm UBM Pro 2000. Nach Identifikation des Skleralsporns durch den Untersucher wird eine Fläche zwischen dem Hornhautendothel und der Irisoberfläche bestimmt, die durch eine senkrechte Linie 750 μm anterior des Skleralsporns begrenzt wird (**Abb. 294**). Die Autoren bezeichnen sie als Kammerwinkeltiefenfläche ("angle recess area", ARA). Darüber hinaus werden die Kammerwinkelöffnungsstrecken, beginnend an der Kammerwinkelbasis bis 750 μm vom Skleralsporn entfernt, als lineare Regression dargestellt. Man erhält eine Steigung und einen Achsenabschnitt entsprechend der Gleichung $y = ax + b$ wobei a die Steigung und b den Achsenabschnitt bedeutet.

Die Steigung zeigt an, wie steil der Kammerwinkel weiter wird und zwar als Strecke der Irisoberfläche zur Tangente der Sklera anstelle von Gradzahlen. Hierdurch wird auch eine unregelmäßige Irisoberfläche berücksichtigt. Der Achsenabschnitt beschreibt die Strecke zwischen Skleralsporn und Irisoberfläche entlang einer Senkrechten zum Trabekelmaschenwerk. Da diese Werte in eine lineare Regressionsgleichung eingehen, können sie auch negative Zahlen annehmen. Eine negative Steigung bedeutet hierbei einen weiten Kammerwinkel im peripheren Anteil, aber eine Annäherung der Irisoberfläche zum Hornhautendothel zentral davon (**Abb. 295**). Ein gringer Achsenabschnitt zeigt einen sehr flachen peripheren Kammerwinkel an, die Steigung bedeutet die Öffnung nach zentral (**Abb. 296**). Mit diesen 3 numerischen Werten – ARA, Achsenabschnitt und Steigung – lassen sich nahezu alle Arten von Kammerwinkelkonfigurationen beschreiben.

Mit gleich mehreren standardisierten Messstrecken wird durch Pavlin und Mitarbeiter [34] die Irisdimension beschrieben, um Veränderungen in der Konfiguration zu dokumentieren (s. Abb. 290, 291). Ishikawa und Mitarbeiter [16] entwickelten eine Software zur Vermessung des Irisvolumens. Bei Einzelmessungen hat dies eher den Stellenwert eines Index, als den eines präzisen Volumens. Interessant ist diese Möglichkeit eher für vergleichende Messungen eines Auges unter verschiedenen Bedingungen und Anforderungen.

Kobayashi und Mitarbeiter [21] fanden heraus, dass der Kammerwinkel nach Pilocarpinapplikation bei Engwinkelsituationen aufgeweitet, aber bei normalem oder sehr weitem Kammerwinkel eher enger wird. Brimonidine lässt die Iris dünner werden und vertieft die Hinterkammer mit Erhöhung der Iris-Ziliarkörper-Strecke, verändert aber die Vorderkammertiefe und den Kammerwinkel nicht [27].

Neue Möglichkeiten für quantitative Analysen eröffnet hier das Video-UBM. Mit Video-Analyse Bild für Bild können morphologische Änderungen von Iris, Kammerwinkel und Ziliarkörper im zeitlichen Verlauf in Fläche, Volumen, Bewegungsgeschwindigkeit oder Bewegungsrichtung gemessen werden. Hierzu wird das UBM-Signal mit einem digitalen Videosystem aufgezeichnet und an einen Computer angeschlossen. Es gelingt, die Kontraktions- und Dilatationsgeschwindigkeit der Iris in mm/s unter verschiedenen Beleuchtungsbedingungen darzustellen und zu zeigen, dass die Dilatationsgeschwindigkeit nur ein Drittel der Kontraktionsgeschwindigkeit beträgt [17].

3.1.2 Pupillarblockglaukom

In dieser Kategorie des primären Winkelblockglaukoms kommt es zu einer funktionellen Blockierung des Kammerwasserstroms zwischen Pupillarsaum der Iris und der Linsenvorderfläche (**Abb. 297**). Prädisponierende Faktoren sind z. B. ein straffes Irisdiaphragma und enge Vorderabschnittsverhältnisse und/oder Dickenzunahme der Linse – Indikator: Relation Linsendicke zu Achsenlänge (**Abb. 298**; [31]). Hierdurch steigt der Druck in der Hinterkammer und der mechanisch schwächere periphere Irisanteil wölbt entsprechend dem Druckgradienten nach anterior in die Vorderkammer (**Abb. 299**; [41]).

Im UBM lassen sich die Iriswölbung und die Konfiguration der Hinterkammer besser beurteilen als im Gonioskop, wo an der konvexen Iris rückspiegelartig entlang geschaut werden muss. Je nach Ausprägung der Wölbung kann die Irisbasis nicht eingesehen werden. Die Iris-Linsen-Kontaktfläche kann ebenfalls nur im UBM beurteilt werden. Sie ist beim Pupillarblock deutlich vermindert, da die Iris konvexbogig von der Linsenvorderfläche abgehoben ist.

Über den zeitlichen Ablauf entscheidet der Irisansatz. Bei hohem Irisansatz liegt der mechanisch instabile Anteil nahe der Iriswurzel, und die Ausbildung der Irisanlagerung an die Hornhautinnenfläche beginnt peripher direkt am Trabekelmaschenwerk (Abb. 312) Bei tiefem Irisansatz ist die mittlere Irisperipherie nachgiebig und der erste Kontakt mit der Hornhautrückfläche findet anterior vom Trabekelmaschenwerk statt (Abb. 310, 311). Der akute Augendruckanstieg beginnt dann erst mit der Verlegung des Trabekelwerks. Spaltlampenmikroskopisch und gonioskopisch kann die Einbeziehung der Irisbasis in den Verschlussmechanismus nicht von dem reinen iridokornealen Kontakt unterschieden werden (**Abb. 300-302**).

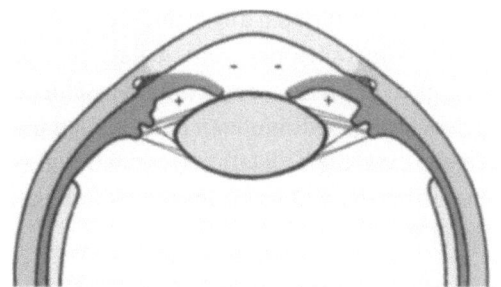
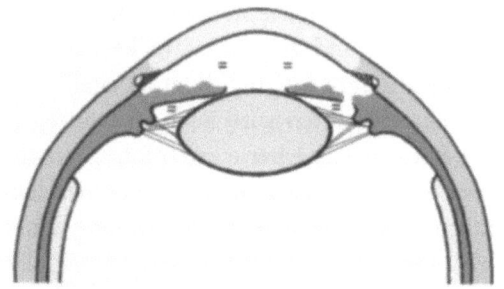

Abb. 297. Skizze eines Pupillarblocks. Enge Vorderabschnittsverhältnisse und/oder eine Dickenzunahme der Linse schaffen eine Strömungsbehinderung an der Pupille und führen mit einer konvexen Irisformation zum Verschluss des Trabekelmaschenwerks. Die Hinterkammer ist sehr tief mit dem höheren Druckgradienten, der Ziliarkörper mit Zonula normal

Abb. 298. Skizze eines Pupillarblockes nach Druckentlastung mit einer Iridektomie. Die Vorderkammer wird nicht tiefer, sondern die Irisschenkel flachen ab. Die Hinterkammer ist flacher, der Druckgradient ist ausgeglichen

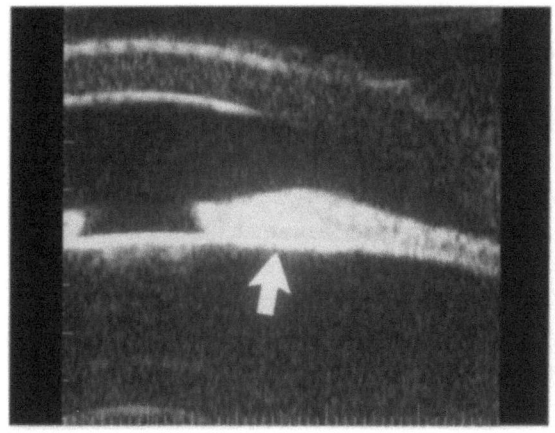
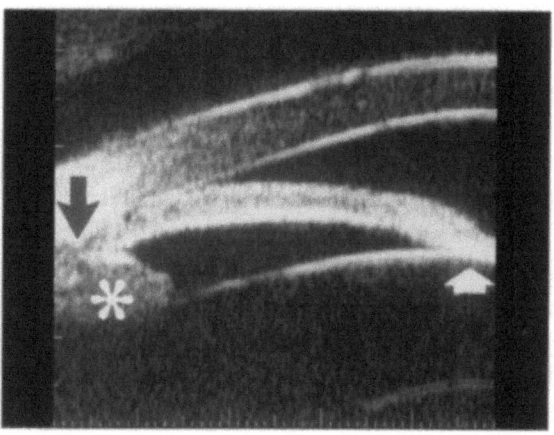

Abb. 299. UBM: Strömungsbehinderung an der Pupille (hier mit Ausbildung von Synechien, *Pfeil*) und eine Zunahme der Linsendicke mit straffer Ausspannung des Irisdiaphragmas schaffen die Voraussetzung für einen primären Pupillarblock

Abb. 300. Konvexes Iris-Diaphragma im UBM mit Verlegung des Trabekelmaschenwerks durch steigenden Druck in der Hinterkammer kennzeichnen den Pupillarblock – wenig Iris-Linsen-Kontakt (*breiter Pfeil*) und abnorm tiefe Hinterkammer. Den Skleralsporn markiert ein *schwarzer Pfeil*. Der Sklera-Ziliarkörper-Winkel (*Stern*) beträgt 48° – innerhalb der Norm

Diese Veränderungen können aber auch nur sektoriell vorkommen, ohne dass selbst durch eine Mydriasis ein akuter Winkelblockglaukomanfall ausgelöst wird [13].

Nach einer Iridotomie oder Iridektomie nimmt das Vorderkammervolumen bei ca. gleicher Tiefe zu (**Abb. 304–309**), der Iris-Linsen-Kontakt vergrößert sich [4] und der Kammerwinkel weitet sich durch eine Begradigung des Irisverlaufs (**Abb.** 298, 303).

Bei ultraschallbiomikroskopischer Verlegung des Trabekelmaschenwerks kann nicht sofort auf eine Strömungsbehinderndung geschlossen werden, da nur sektorielle Okklusionen oder feine Spalträume für einen Kammerwasserfluss immer noch möglich sind (**Abb. 313**).

Eine Verbesserung der Strömungsbedingungen ist auch durch eine Linsenentfernung zu erreichen. Die trübungsunabhängige Dickenzunahme wurde von Hoffer [15] ultraschallbiometrisch bewiesen. Mit größerer Linsendicke wird natürlich auch der Pupillarwiderstand erhöht. Bezeichnend ist die erhöhte Inzidenz eines Pupillarblocks bei sehr dicker oder sogar kugelförmiger Linse (Sphärophakie). Mit einer Kataraktoperation wird dann die Strömungsbehinderung am Iris-Linsen-Kontakt (Pupillenbereich) ursächlich behandelt. Der Abstand zwischen Kunstlinse und Pupille ist sogar so groß, dass eine periphere Iridektomie nicht angelegt werden muss (**Abb. 314, 315**).

Aber auch bei funktionierender Iridektomie kann ein Winkelblock durch eine weitere Dickenzunahme der Linse ausgelöst werden. Man spricht von einem ziliolentikulären Block (Ziliarblockglaukom, s. Kap. 3.1.3), wenngleich in den Abbildungen **316–323** weniger der Ziliarkörper selbst als viel mehr die Irisbasis in den Blockmechanismus einbezogen wird (möglicherweise handelt es sich um einen beginnenden Ziliarblock). Kurze Augen sind hierbei bevorzugt betroffen.

VERLAUF: Pupillarblock vor und nach Iridektomie (Abb. 301-312)

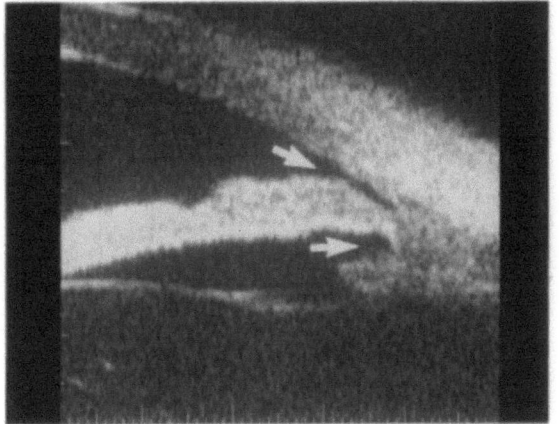

Abb. 301. UBM-Bild eines Pupillarblocks mit beginnendem Kammerwinkelverschluss (*oberer Pfeil*) in Mydriasis. Normal langes Auge (23,77 mm) mit hoher Linsendicke (5,4 mm). Kein Ziliarblockmechanismus oder Plateau-Iris-Syndrom (s. unten) bei freiem Ziliarkörper (*unterer Pfeil*)

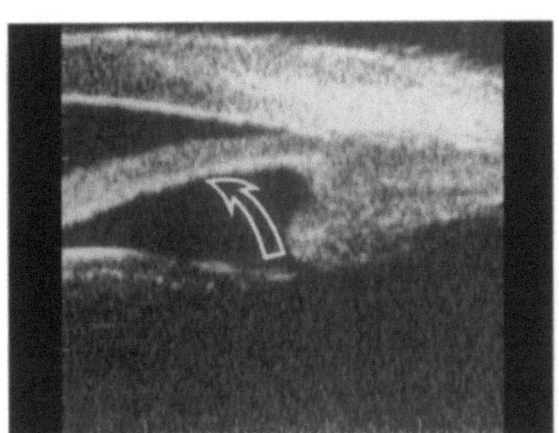

Abb. 302. Kammerwinkel im UBM-Bild eines sehr kurzen Auges (Achsenlänge 21,0 mm). Die Irisbasis kommt mit Druckerhöhung in der Hinterkammer (*Pfeil*) vor dem Trabekelmaschenwerk zu liegen und verursacht einen anfallsgefährdeten Kammerwinkel

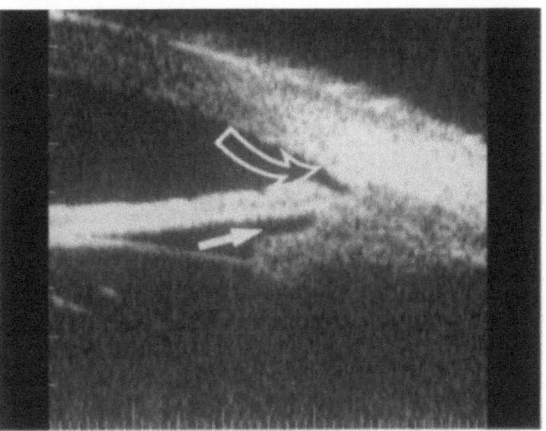

Abb. 303. UBM: Nach der Iridektomie sinkt die Irisbasis zurück (*Pfeil*). Das Trabekelmaschenwerk ist frei einsehbar, der Kammerwinkel ist offen (*transparenter Pfeil*)

3 Spezielle Erkrankungen

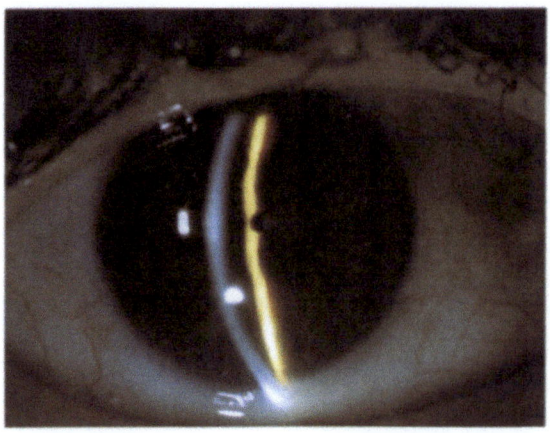

Abb. 304. Vorderkammer nach durchbrochenem Engwinkel-Glaukomanfall. Die Pupille ist in maximaler medikamentöser Miosis

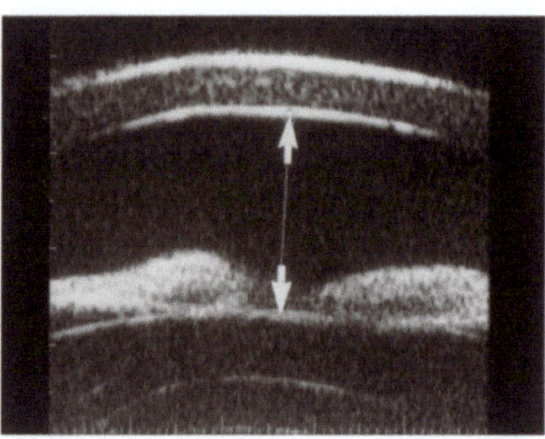

Abb. 305. Die Vorderkammertiefe (*Pfeile*) beträgt im UBM 2,02 mm vor Iridektomie. Der Sphincter pupillae demarkiert sich pupillennah an der Kontaktfläche zur Linse

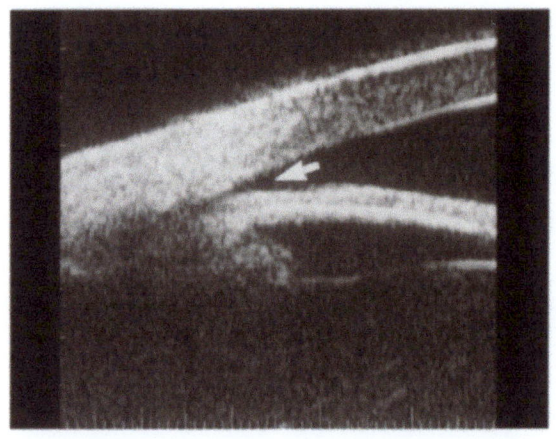

Abb. 306. UBM-Abbildung einer Engwinkelsituation unter Miotika (*Pfeil*). Das konvexe Irisdiaphragma und die tiefe Hinterkammer kennzeichnen den Pupillarblock

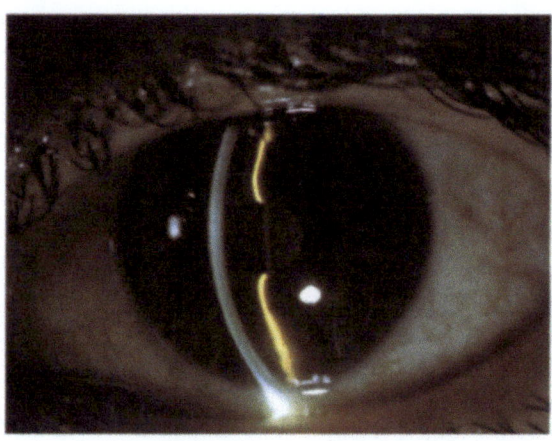

Abb. 307. Vorderkammer nach basaler Iridektomie

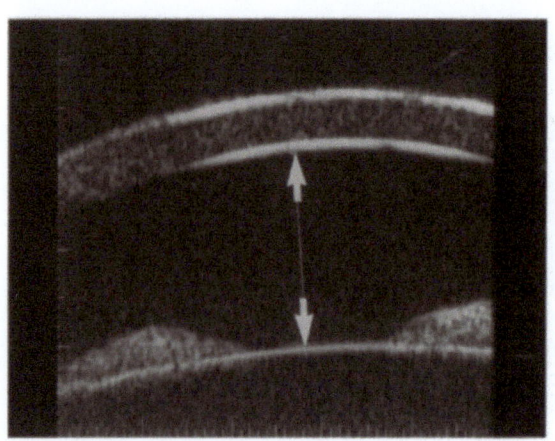

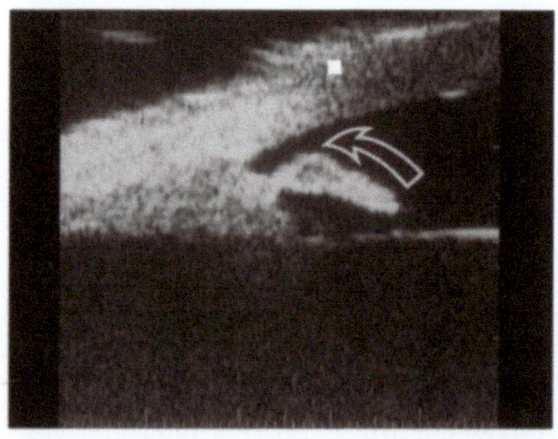

3.1.2 Pupillarblockglaukom

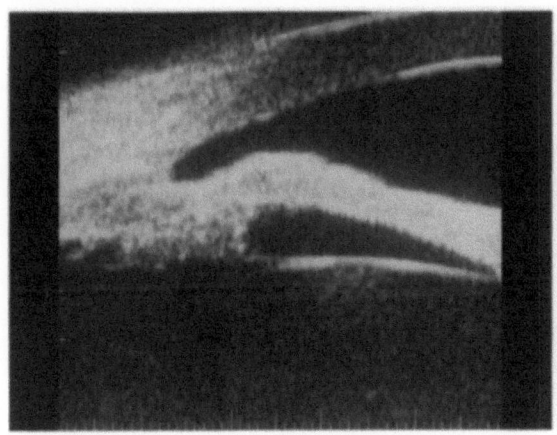

Abb. 310. UBM: Beginnende iridokorneale Anlagerung bei tiefem Irisansatz. Ohne Therapie wird das Trabekelwerk dann nachfolgend blockiert

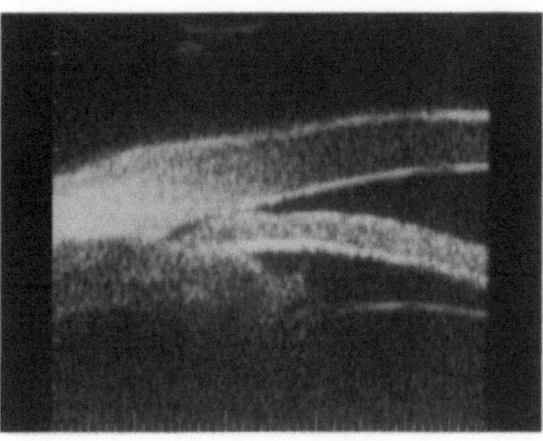

Abb. 311. UBM: Bei tiefem Irisansatz beginnt die Konvexität in der mittleren Irisperipherie mit einer primären iridokornealen Anlagerung. Die Pars plicata ist nach anterior rotiert

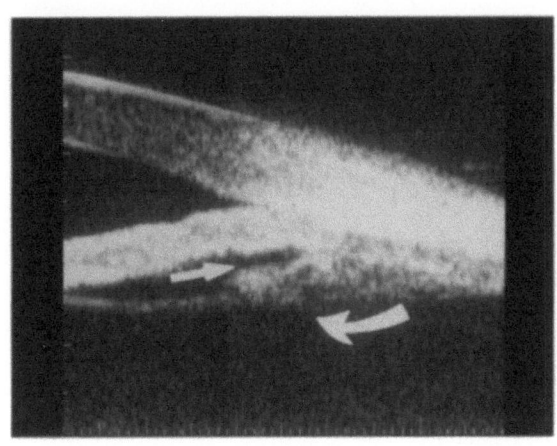

◁
Abb. 312. UBM: Bei hohem Irisansatz erfolgt primär eine iridotrabekuläre Anlagerung. Die Pars plicata des Ziliarkörpers ist anterotiert (*gebogener Pfeil*) ohne direkten Iriskontakt (*gerader Pfeil*)

◁
Abb. 308 *(links)*. Die Vorderkammertiefe *(Pfeile)* hat sich nach der Iridektomie im UBM nicht verändert (2,12 mm). Durch die Abflachung des konvexen Irisdiaphragmas nimmt aber das Vorderkammervolumen zu. Bei weiterer Dickenzunahme der Linse wird der Kammerwinkel auch mit basaler Iridektomie wieder verlegt

Abb. 309 *(rechts)*. Kammerwinkel im UBM nach basaler Iridektomie. Das Zurücksinken des Irisdiaphragmas öffnet den Kammerwinkel *(Pfeil)*

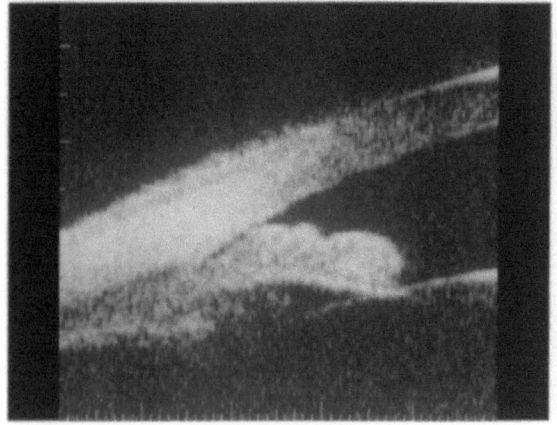

Abb. 313. UBM-Abbildung eines zirkulär verschlossenen Kammerwinkels in Mydriasis bei dicker Linse und Engwinkelsituation. Trotzdem kommt es zu keinem anfallsartigem Augendruckanstieg

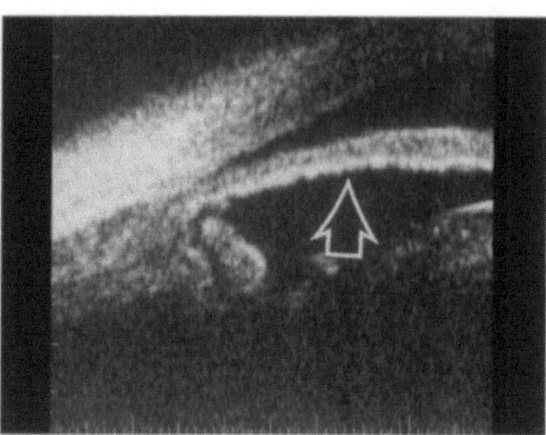

Abb. 314. Pupillarblockmechanismus mit konvexer Iriskonfiguration *(Pfeil)* und beginnender Verlegung des Trabekelmaschenwerkes – unter frühzeitigem Miotikatherapieschutz kein Augendruckanstieg

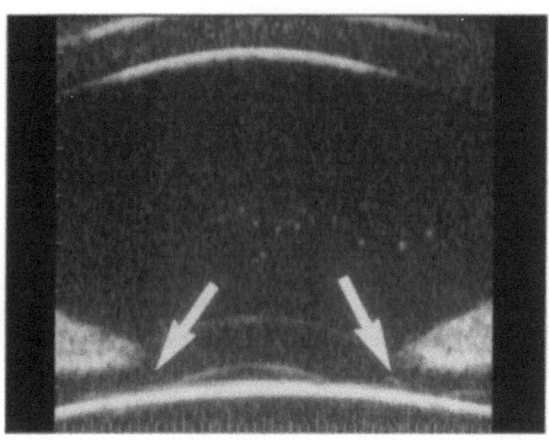

◁
Abb. 315. Nach primärer Kataraktextraktion mit Hinterkammerlinsenimplantation ist der Iris-Linsen-Abstand *(Pfeile)* groß genug um auf eine periphere Iridektomie verzichten zu können. Zellen in der Vorderkammer kennzeichnen den unmittelbaren postoperativen Zustand

Ein *sekundäres Winkelblockglaukom mit Pupillarblock* entsteht durch eine Synechierung der Pupille mit sekundärer Strömungsbehinderung **(Abb. 324)**. Ursächlich ist hier eine massive Schrankenstörung mit Eiweiß und Entzündungsmediatoren im Kammerwasser. Die vollständige Verklebung der Pupille mit der Linsenvorderfläche führt auch bei geometrisch normal konfigurierten Augen zur schnell zunehmenden Irisvorwölbung mit Verlegung des Trabekelmaschenwerks (*Iris bombata*). Die Iris-Hinterkammer-Konfiguration ist dem primären Winkelblockglaukom ähnlich.

VERLAUF: Winkelblock trotz basaler Iridektomie durch Linsenquellung (Abb. 316-323, S. 99-100)

▷

Abb. 320 *(links).* Nach der Phako-Kataraktextraktion mit Hinterkammerlinsenimplantation ist die Vorderkammer sehr viel tiefer geworden

Abb. 321 *(rechts).* UBM: Die Irisschenkel weisen einen großem Abstand zur implantierten Kunstlinse auf

3.1.2 Pupillarblockglaukom

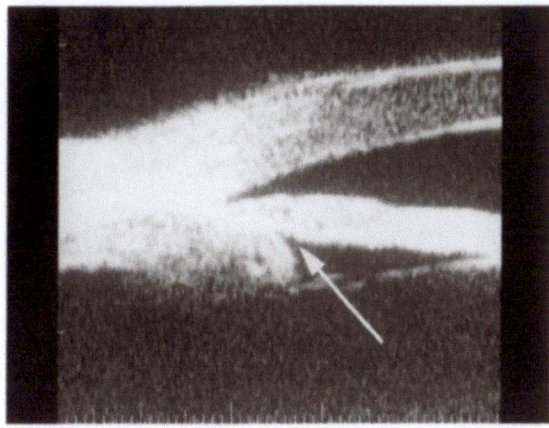

Abb. 316. Akutes Pupillarblockglaukom, reguliert nach basaler Iridektomie. Die Hinterkammer ist flach und die Iriskonfiguration gerade. Der Ziliarkörper ist anterotiert mit verstrichenem Sulcus ciliaris (*Pfeil*), der Kammerwinkel ist aber nicht (mehr) verlegt

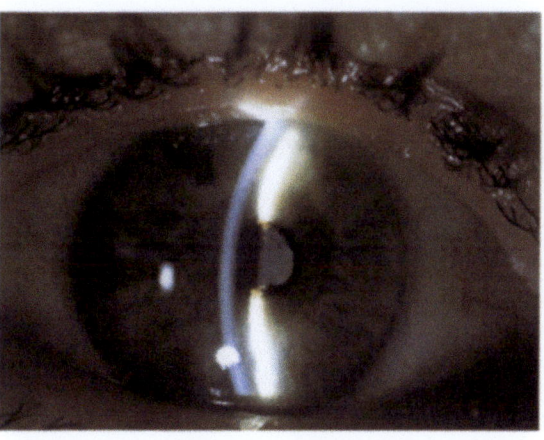

Abb. 317. Drei Jahre später gibt es wieder Augendruckprobleme. Die Vorderkammer ist flach trotz durchgängiger basaler Iridektomie

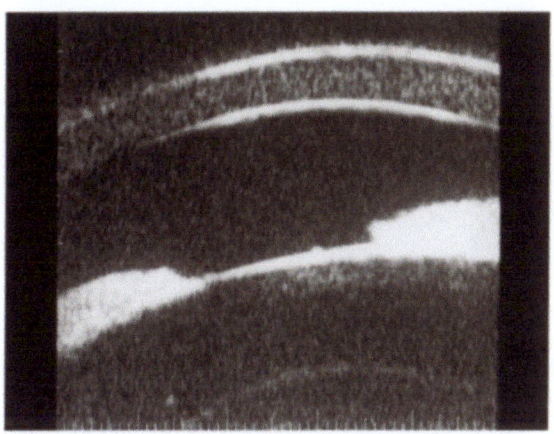

Abb. 318. Die Vorderkammertiefe im UBM misst 1,63 mm. Der Pigmentabklatsch auf der Linsenvorderfläche durch jahrelange Miotikaanwendung kommt zur Darstellung

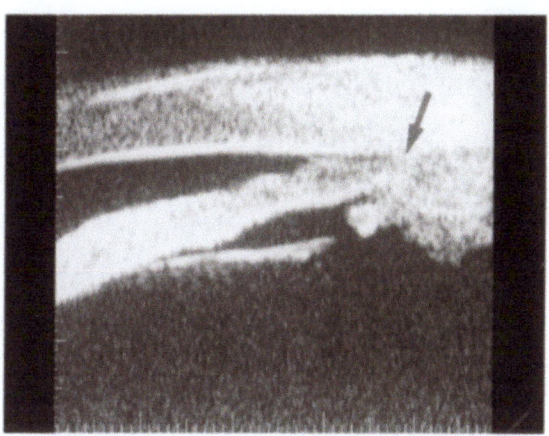

Abb. 319. Der Kammerwinkel ist jetzt verlegt; die Position des Ziliarkörpers ist unverändert wie zuvor; die Hinterkammer ist weiterhin flach, aber die Linsendicke hat zugenommen und die Irisbasis ist anterotiert (*Pfeil* Skleralsporn)

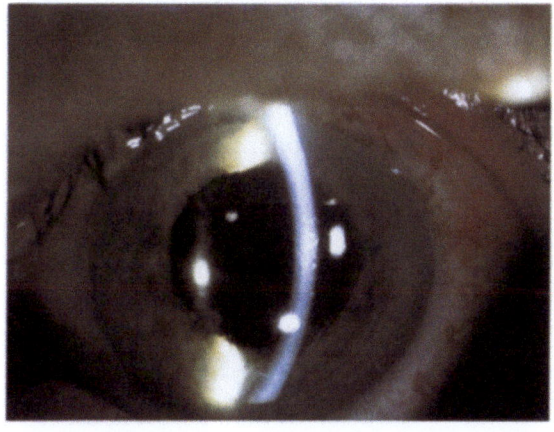

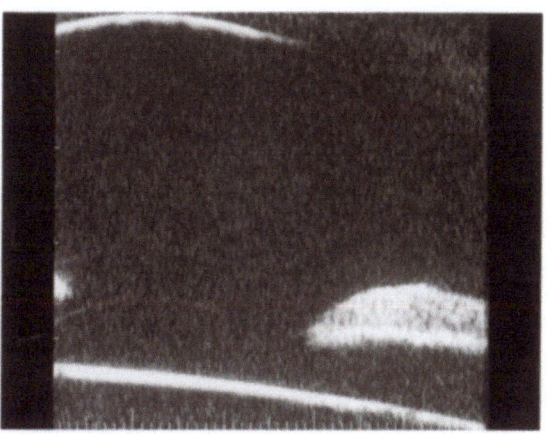

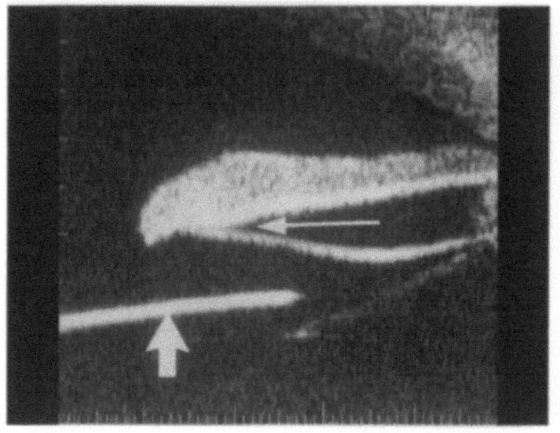

Abb. 322. Zufallsbefund: An einer Stelle ist die Vorderkapsel zur pupillennahen Irisrückfläche umgeschlagen und synechiert (*dünner Pfeil*). Die Kunstlinse sitzt sicher im Kapselsack (*Pfeil*)

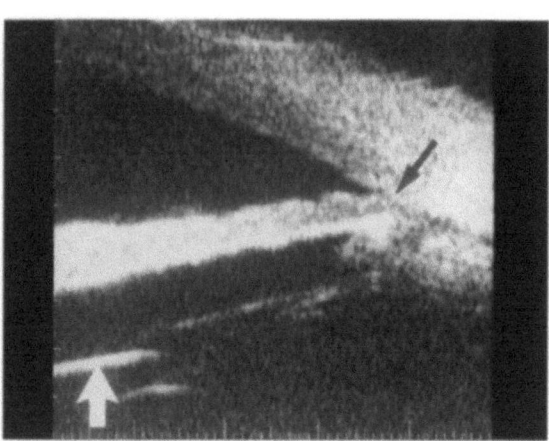

Abb. 323. Trotz Kammerwinkeldekompression (*schwarzer Pfeil* weist auf den Skleralsporn) nach Kataraktoperation (*weißer Pfeil* zeigt auf die Kunstlinse) hat der Ziliarkörper die Position nahe der Irisrückfläche beibehalten. Der Sulcus ciliaris ist unverändert verstrichen

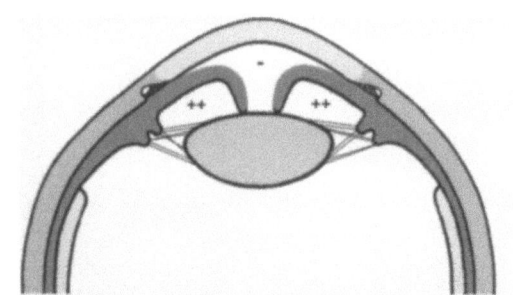

Abb. 324. Skizze eines sekundären Pupillarblocks. Durch Verklebung der Pupille mit der Linsenvorderfläche baut sich ein Druckgradient in der tiefer werdenden Hinterkammer auf, der mit der konvexen Irisformation zum Verschluss des Trabekelmaschenwerkes führt. Ziliarkörper, Linse und Zonula sind normal

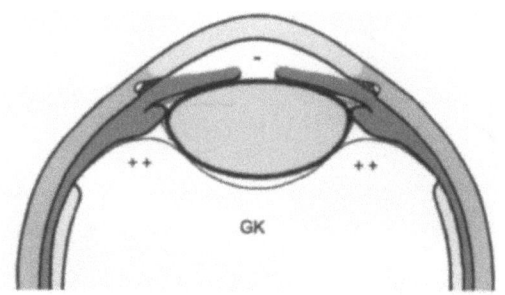

Abb. 325. Skizze eines Ziliarblockglaukoms ohne vorangegangene Operation (primärer Ziliarblock). Der Durchmesser der Linse ist größer als der des Ziliarmuskelrings. Dadurch baut sich ein Druckgradient im retrolentalen und/oder Glaskörperraum auf. Die Vorderkammer wird flach, die Hinterkammer ist aufgehoben, die Iris liegt der Linsenvorderfläche auf, der Ziliarkörper ist nach anterior rotiert und die Zonulafasern sind locker

3.1.3 Ziliarblockglaukom (malignes Glaukom)

Das Ziliarblockglaukom (malignes Glaukom) gehört in die Kategorie der sekundären Winkelblockglaukome mit einem Druckgradienten von posterior. Es kann spontan auftreten, nach Miotika, nach intraokularer Entzündung oder nach operativen Eingriffen [41]. Der Begriff des malignen Glaukoms bedeutet folgende klinische Kennzeichen:

- zentral und peripher aufgehobene Vorderkammer,
- Augeninnendruckerhöhung,
- kein Ansprechen oder Verschlimmerung durch Miotika,
- Besserung mit Zykloplegika/Mydriatika.

Naumann [30] spricht von einem primären Ziliarblock, wenn dieser spontan – ohne vorherige Operation – entsteht (**Abb. 325**). Durch eine abnorme Verlagerung des Ziliarkörpers nach anterior kann das Kammerwasser an dem Übertritt

3.1.3 Ziliarblockglaukom (malignes Glaukom)

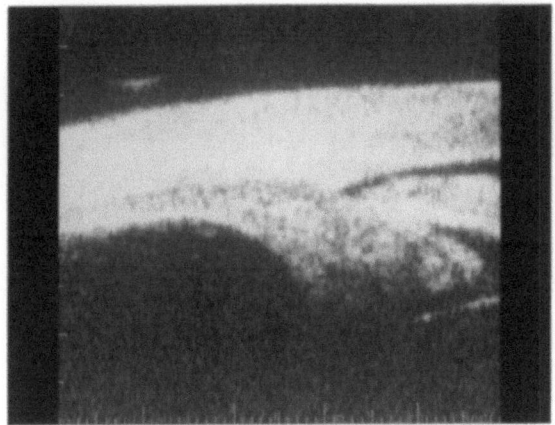

Abb. 326. Glaukomanfall mit flacher Vorderkammer. Das radiäre UBM-Schnittbild bei 12 Uhr zeigt einen anterotierten Ziliarkörper und einen hinter der Ziliarkörperachse gelegenen Linsenäquator als Ausdruck eines Ziliarblockglaukoms

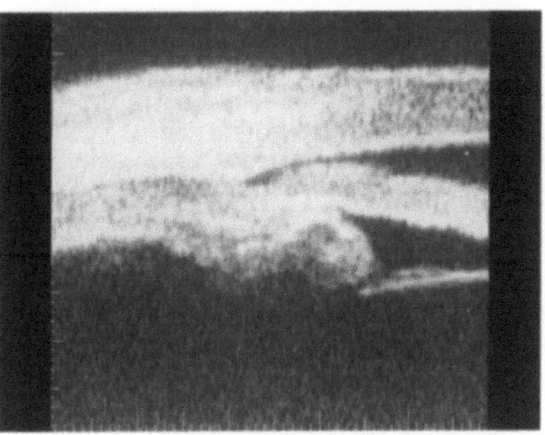

Abb. 327. Der gleiche Patient zum selben Untersuchungszeitpunkt: Hier bei 3 und 9 Uhr befindet sich der Linsenäquator auf gleicher Höhe mit dem Ziliarkörper. Der Kammerwinkel ist unverändert verschlossen

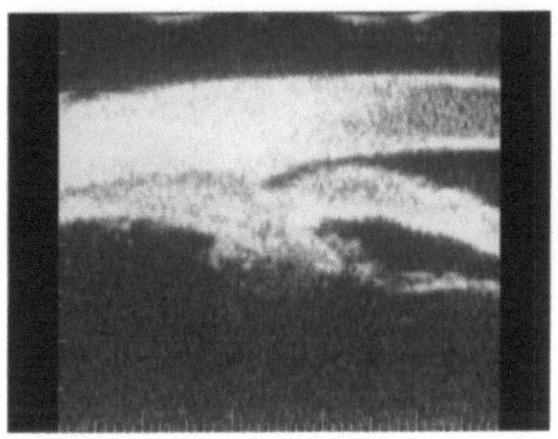

Abb. 328. Bei 6 Uhr wird der Ziliarblock- mit einem Winkelblockmechanismus überlagert. Die Hinterkammer hat sich vertieft und die Iris nimmt eine konvexe Form ein. Der Patient bekam zur Augendruckentlastung eine Cut-down-Drainage mit basaler Iridektomie

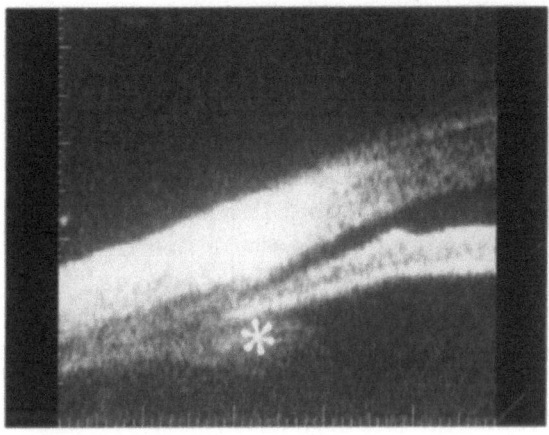

Abb. 329. Manchmal verursacht eine periphere Iridektomie eine Irisverdünnung im Bereich um die Irisausschneidung, sodass genügend Trabekelwerk freigegeben wird. Der Ziliarkörper (*Stern*) behält seine anterior orientierte Position bei

in die Hinterkammer gehindert werden (sog. Strömungsumkehr des Kammerwassers). Die lockeren Zonulafasern ermöglichen die Bewegung des Linsendiaphragmas nach vorne. Man spricht von einem ziliolentikulären Block. Bei vollständiger Ausprägung des Blockmechanismus ist die Vorderkammer nahezu aufgehoben. Die Linse liegt komplett der Irisrückfläche an, die Iris wird gegen den Kammerwinkel und die Hornhautrückfläche gedrückt. Im Unterschied zum Pupillarblock – mit abnorm tiefer Hinterkammer – ist hier die Hinterkammer meist gar nicht mehr abzugrenzen (**Abb. 330, 331**).

Bei einigen Augen ist die Kammerwinkelkonfiguration in den verschiedenen Sektoren durchaus unterschiedlich, sodass bei Darstellung eines Blockmechanismus nicht unmittelbar auf die Glaukomanfallsgefährdung rückgeschlossen werden kann. Bei ultraschallbiomikroskopischem Iris-Hornhaut-Kontakt kann z. B. über mikroskopisch feine Spalträume eine Kammerwasserzirkulation durchaus vorhanden sein (**Abb. 326–328**; s. Abb. 313).

Es wird deutlich, dass Miotika über die Ziliarkörperkontraktion diesen Prozess auslösen können. Der Mechanismus wird bei einer Zunahme des äquatorialen Linsendurchmessers ebenfalls gefördert. Atropin durchbricht die Anspannung des Ziliarmuskels.

Gelegentlich ist auch eine Kombination aus Pupillarblock und Ziliarblock mit anterior rotiertem Ziliarkörper zu beobachten. Hier wirkt (für eine gewisse Zeit) eine sehr basal angelegte Iridektomie (**Abb. 329**), da die zuvor konvex gebogene Iris das Trabekelmaschenwerk weder freigibt. Dennoch kann später eine erneute Verlegung des Kammerwinkels stattfinden (Abb. 335; [13]).

VERLAUF: Maligner Glaukomanfall nach basaler Iridektomie (Abb. 330–335)

Meistens jedoch tritt das maligne Glaukom in zeitlichem Zusammenhang mit einer Operation als deren Komplikation auf ([41], sekundärer Ziliarblock nach [30]; Abb. 335, 336).

Wie beim primären Ziliarblock ist der Ziliarkörper mit dem Ziliarmuskel in diesen Prozess entscheidend involviert, da Miotika den Prozess auslösen und Zykloplegika ihn durchbrechen können. Die Anspannung des Ziliarmuskels fördert wohl den Stau des Kammerwassers im Glaskörperraum, da das (Kunst-) Linsendiaphragma größer als der Muskelring ist. Prädisponiert sind Augen mit sehr engen Vorderabschnittsverhältnissen. Weitere Risiken sind die postoperative Anwendung von Miotika, die den Ziliarkörperring verengen und Verklebung mit der Linsenkapsel oder der vorderen Glaskörpermembran bewirken [40]. Gelegentlich wird auch eine geringe Flüssigkeitsansammlung im supraziliaren Raum gefunden (s. unten; [46]).

Eine basale Iridektomie verändert die Strömungspathologie nicht, da die Glaskörpergrenzmembran die Barriere darstellt. Auch eine Linsenentfernung durchbricht diesen Mechanismus nicht immer, denn das gleiche Ereignis wird danach auch mit der Kunstlinse beobachtet (**Abb. 337–340**). Erst eine anteriore Vitrektomie mit frei durchgängiger – vom Glaskörperresten

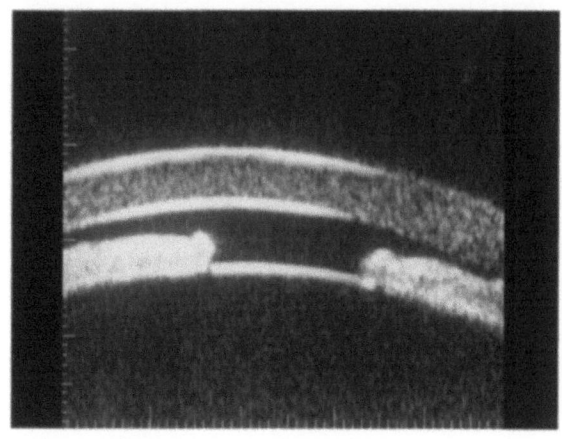

Abb. 330. UBM-Bild eines Glaukomanfalls bei einer 58-jährigen Frau mit Nanophthalmus. Die Vorderkammer ist fast aufgehoben

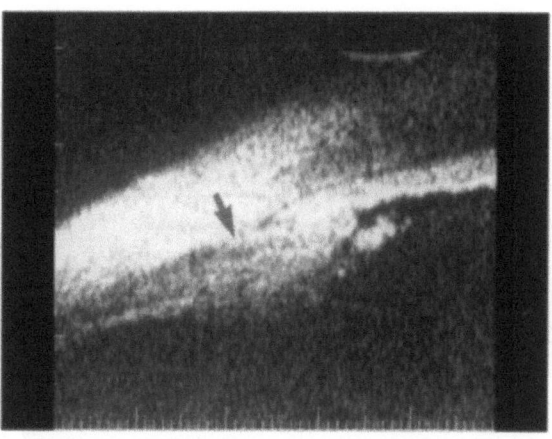

Abb. 331. Deutliche Anterotation des Ziliarkörpers im UBM mit Verlegung des Kammerwinkels. Die Vorderkammer ist flach. Iris und Ziliarkörper folgen der konvexen Linsenvorderfläche. Die Hinterkammer ist aufgehoben. Der *Pfeil* zeigt auf den Skleralsporn

befreiter – basaler Iridektomie schafft normale Strömungsverhältnisse mit tiefer Vorderkammer. Entscheidend ist hierbei die Eröffnung der Glaskörpergrenzmembran (**Abb. 341–347**).

3.1.3 Ziliarblockglaukom (malignes Glaukom)

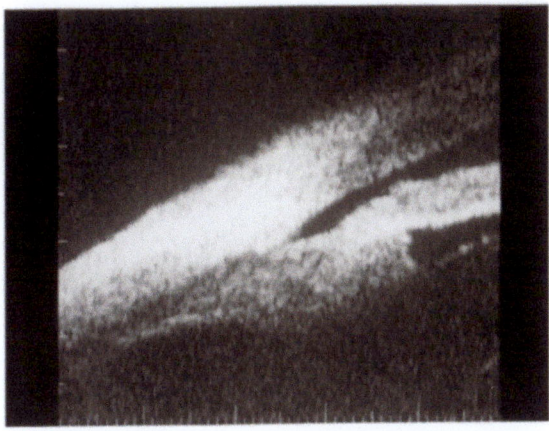

Abb. 332. Durchbrechung des Glaukomanfalls mit 250 ml einer hyperosmolaren Lösung (intravenös verabreicht) und sekretionshemmender, pupillenindifferenter Lokaltherapie. Das Irislinsendiaphragma sinkt etwas zurück

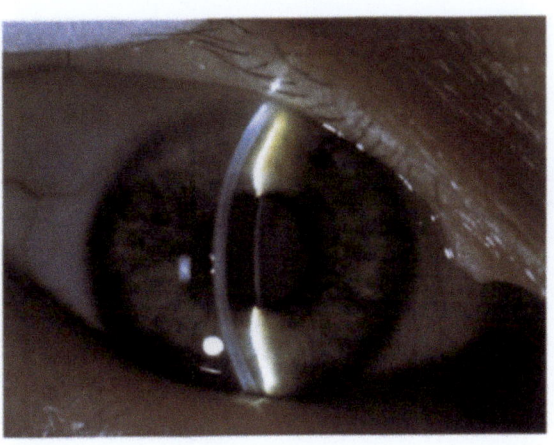

Abb. 333. Nach basaler Iridektomie wird die Vorderkammer etwas tiefer

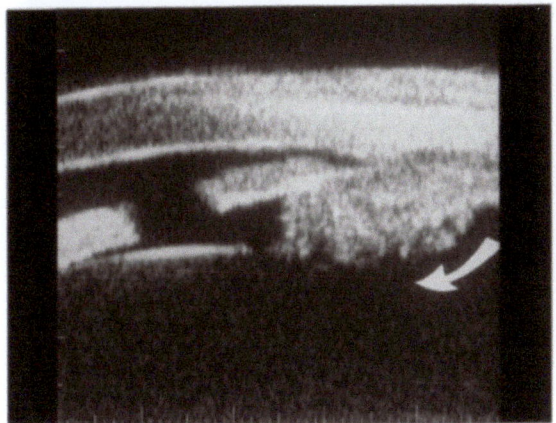

Abb. 334. Im UBM ist der Kammerwinkel immer noch sehr eng, der Ziliarkörper behält seine Anterotation bei (*Pfeil*). Die Zotten des Ziliarkörpers sind jetzt deutlicher und es imponiert eine Volumenzunahme - der Augendruck ist normoton

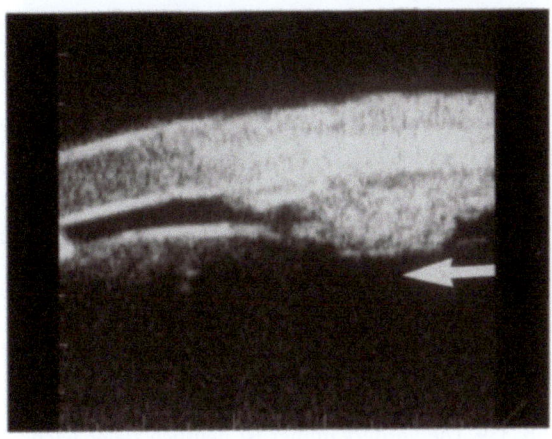

Abb. 335. Es kommt infolge zu einem malignen Glaukomanfall, bei dem das Kammerwasser in den hinteren Augenabschnitt gelangt und mit der Strömungsumkehr das Iris-Linsen-Diaphragma gegen die Hornhaut drückt (*Pfeil*). Die basale Iridektomie ist durch die Glaskörpergrenzmembran blockiert

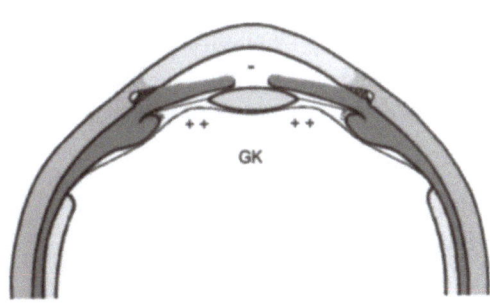

◁ Abb. 336. Skizze eines Ziliarblockglaukoms nach Kataraktoperation (sekundärer Ziliarblock). Wie beim primären Ziliarblock ist der Durchmesser des Ziliarmuskelrings kleiner als der der verbliebenen Linsenkapsel und/oder der vorderen Glaskörpergrenzmembran, wo der Druckgradient aufgebaut wird. Die Vorderkammer und die Hinterkammer sind aufgehoben, der Ziliarkörper ist anterior rotiert, die Zonulafasern sind locker und gestatten die Bewegung nach vorne. Der Druckgradient wird von Glaskörperseite her entlastet und erst mit einer freien Verbindung zur Vorderkammer aufgehoben.

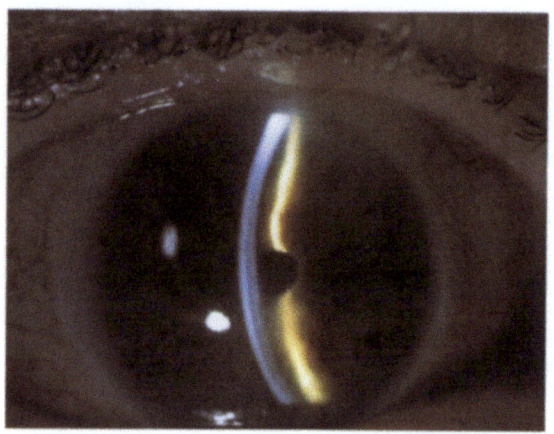

Abb. 337. Vorderkammerabflachung nach Phako-Kataraktextraktion

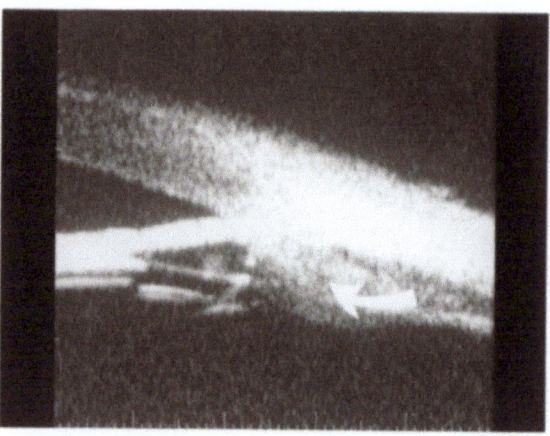

Abb. 338. Im UBM wird die Anterotation des Ziliarkörpers durch Kammerwasserstau von posterior deutlich. Das gesamte Iris-Linsen-Diaphragma wird nach vorne gedrückt

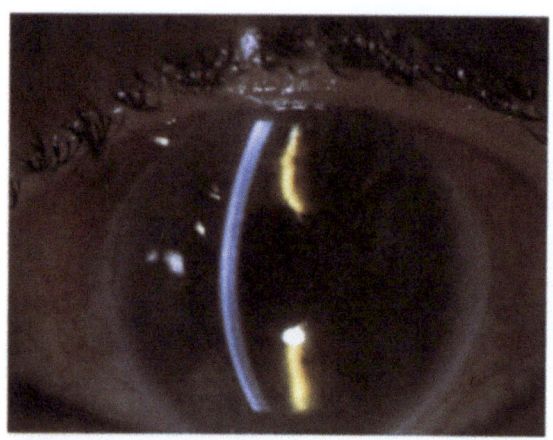

Abb. 339. Die Vorderkammer ist deutlich tiefer nach anteriorer (Core-) Vitrektomie

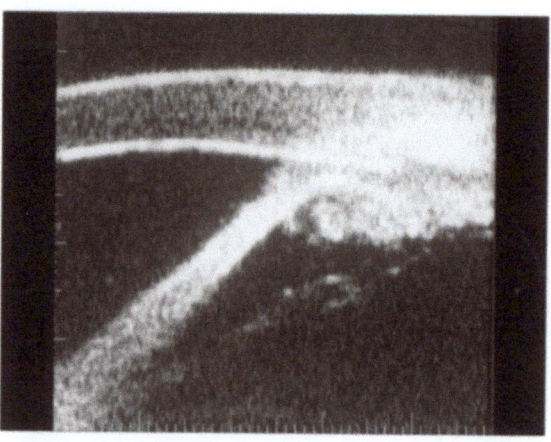

Abb. 340. Das UBM zeigt die Kammerwinkeldekompression nach anteriorer Vitrektomie – die Ziliarkörperposition normalisiert sich. Die Ziliarkörperzotten sind noch tendenziell anterior orientiert – der Sulcus ciliaris ist frei

VERLAUF: Therapie eines malignen Glaukoms mit anteriorer Vitrektomie (Abb. 337-340)

Die Differentialdiagnose zum malignen Glaukom ist neben dem Pupillarblock die *supraziliare Effusion*, die nur mit der Ultraschallbiomikroskopie beobachtet werden kann. Keine andere nichtinvasive Untersuchungsmethode hat die Möglichkeit der Beobachtung des supraziliaren Raums mit Übergang in den suprachorioidalen Raum. Bei Flüssigkeitsansammlungen oder Blutungen kann hier ebenfalls eine anteriore Rotation des Ziliarkörpers mit Winkelblock und Vorwärtsbewegung der Linse provoziert werden [32]. Da sich das therapeutische Vorgehen komplett vom malignen Glaukom unterscheidet, ist die Befunderhebung mit dem UBM wichtig. Klinisch ist die Unterscheidung schwierig [26].

VERLAUF: Therapie eines rezidivierenden Ziliarblocks (Abb. 341-347, S. 105-106)

3.1.3 Ziliarblockglaukom (malignes Glaukom)

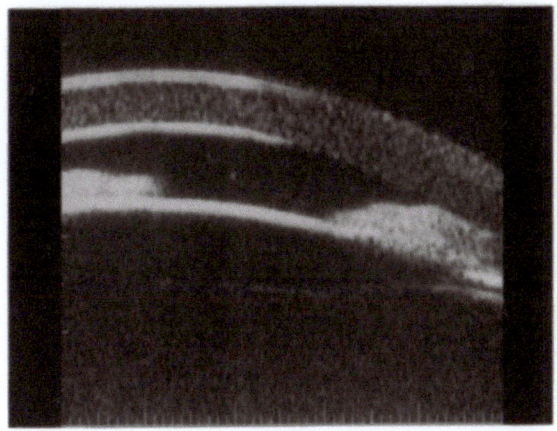

Abb. 341. Vorderkammerabflachung nach basaler Iridektomie, dann "clear lens extraction" mit Kunstlinsenimplantation bei Nanophthalmus. Wieder drängt der gesamte Vorderabschnitt nach anterior

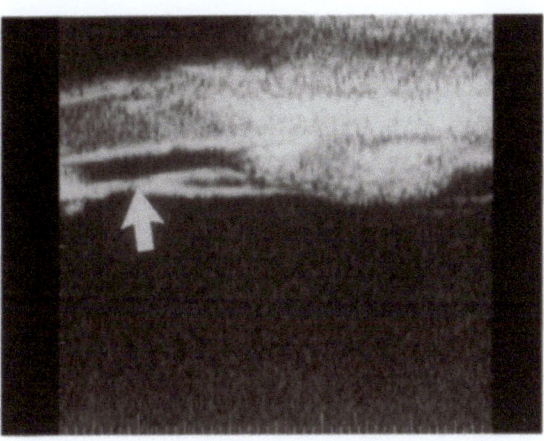

Abb. 342. Auch im UBM wird die extreme Vorderkammerabflachung bei Pseudophakie deutlich. Die Abbildung des Kammerwinkels zeigt die maximale Ziliarkörperanterotation und den Verschluss der Iridektomie durch den Glaskörper (*Pfeil*)

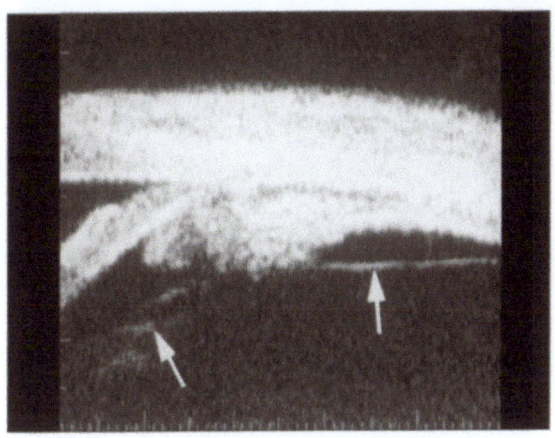

Abb. 343. Nach Vitrektomie ist die Vorderkammer wieder tief. Im UBM sieht man noch anteriore Glaskörperreste (*Pfeile*); der Ziliarkörper hat sich aufgerichtet

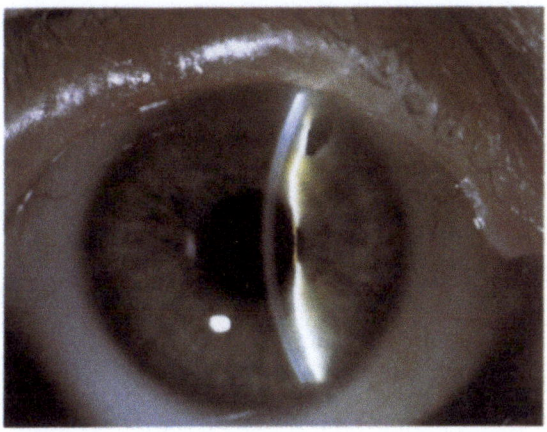

Abb. 344. 4 Wochen später ist die Vorderkammer wieder flach mit erneutem Augendruckanstieg

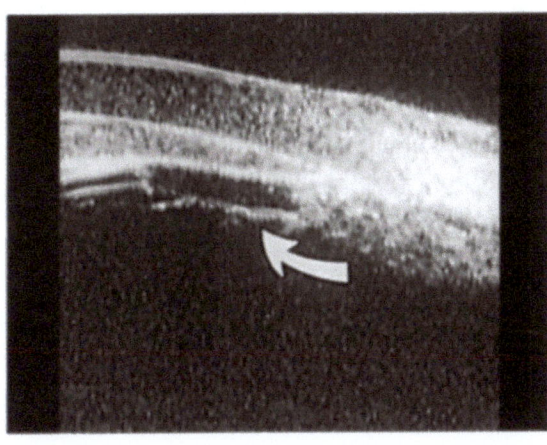

◁

Abb. 345. Im UBM ist der Ziliarkörper wieder anterotiert und die Iridektomie mit dem verbliebenen Glaskörper verschlossen (Schnittbild unmittelbar neben Iridektomie

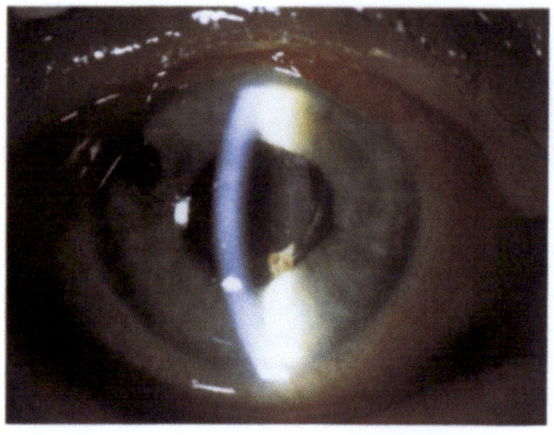

Abb. 346. Erst nach ergänzender Vitrektomie und Schaffen einer freien Verbindung der beiden Augenabschnitte (*Pfeil*) ist der Augendruck und die Vorderkammertiefe normal

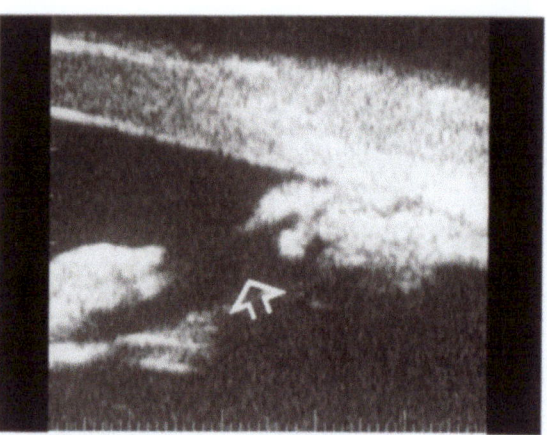

Abb. 347. UBM: sehr tiefe Vorderkammer nach ergänzender Vitrektomie mit Entfernung der vorderen Glaskörper-Grenzmembran und freier Verbindung des vorderen zum hinteren Augenabschnitt (*Pfeil*)

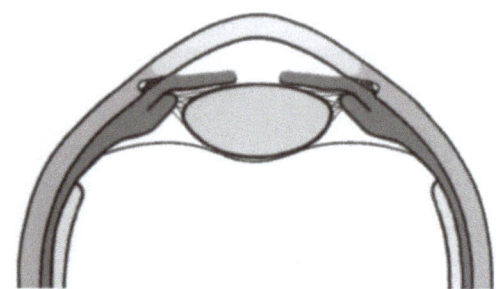

Abb. 348. Skizze eines Plateau-Iris-Syndroms. Hier ist der Ziliarkörper – wie beim primären Ziliarblock – anterior rotiert und die Iris nimmt eine spitz-konkave Form ein, wobei die Irisbasis vor dem Trabekelwerk zu liegen kommt. Die Vorderkammer ist jedoch im Unterschied zum Ziliarblock (mittel)tief. Der Sulcus ciliaris ist aufgehoben und verlegt den Raum für das Irisgewebe in Mydriasis. Die Linse und Zonula sind normal, der genaue Druckgradient (wenn es einen gibt) ist nicht lokalisierbar

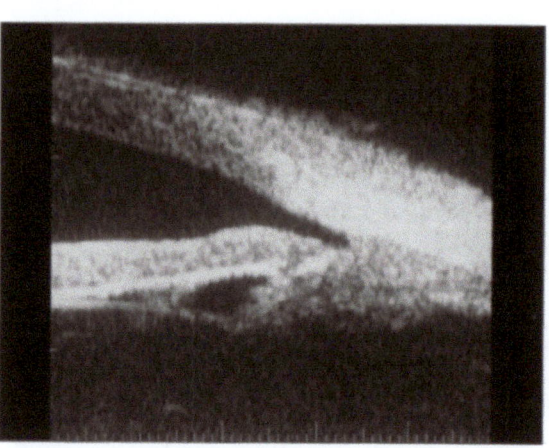

Abb. 349. Plateau-Iris-Syndrom mit tiefer Vorderkammer und Anlagerung der Pars plicata des Ziliarkörpers an die Irisrückfläche mit Verstreichen des Sulcus ciliaris und Anterotation der Irisbasis

3.1.4 Plateau-Iris-Syndrom

Das Plateau-Iris-Syndrom (**Abb. 348**) warf lange die Frage auf, warum trotz tiefer Vorderkammer und durchgängiger basaler Iridektomie weiterhin ein akuter Winkelblockglaukomanfall durch eine Mydriasis provoziert werden konnte. Die verändert durch die periphere Iris und die dahinterliegende Pars plicata verschlossen. Der Sulcus ciliaris ist über weite Strecken verstrichen und steht bei einer Mydriasis nicht mehr als Reserveraum für das Irisgewebe zur Verfügung (**Abb. 349**). Auch bei nicht glaukomatösen Augen ist solch eine Konfiguration gelegentlich

3.1.4 Plateau-Iris-Syndrom

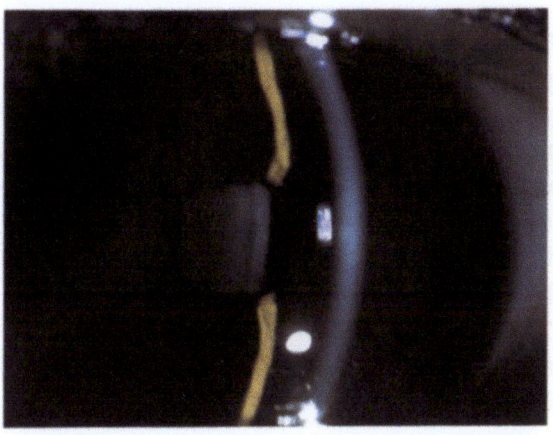

Abb. 350. Plateau-Iris-Syndrom vor basaler Iridektomie. Die Vorderkammer ist mitteltief und beträgt 2,53 mm von der Linsenvorderfläche bis zum Hornhautendothel

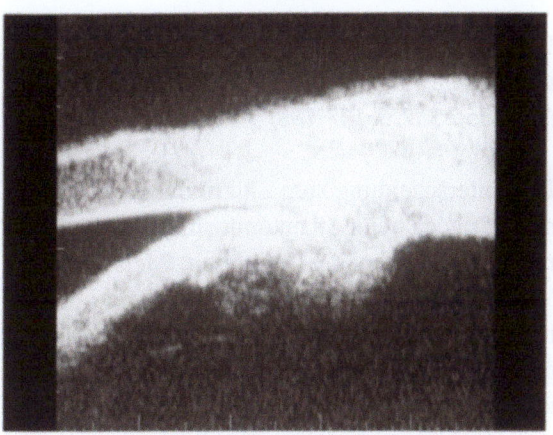

Abb. 351. Der Kammerwinkel im UBM zeigt die periphere Winkelblockproblematik. Beim Plateau-Iris-Syndrom befinden sich die Ziliarkörperzotten der Pars plicata weit anterior und verschließen den Sulcus ciliaris

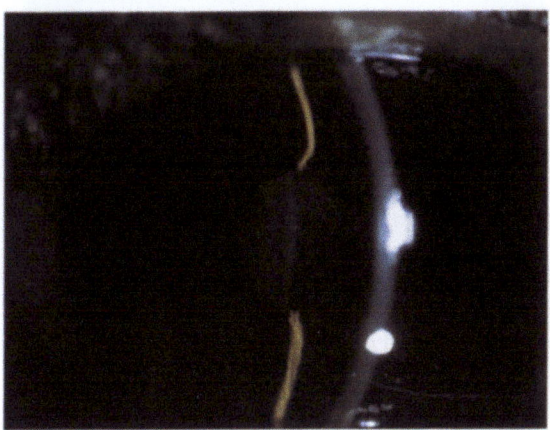

Abb. 352. Nach basaler Iridektomie ist die Vorderkammer im spaltlampenmikroskopischen Bild nicht viel tiefer geworden und beträgt jetzt 2,63 mm

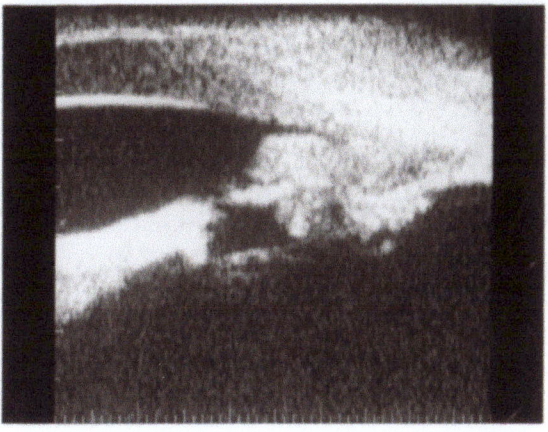

Abb. 353. Im Bereich der Iridektomie ist der Ziliarkörper unverändert anterotiert und verschließt nach wie vor den Sulcus ciliaris. Die vordere Glaskörpergrenzmembran oder Linsenvorderfläche demarkiert sich zart und liegt vor der Iridektomie

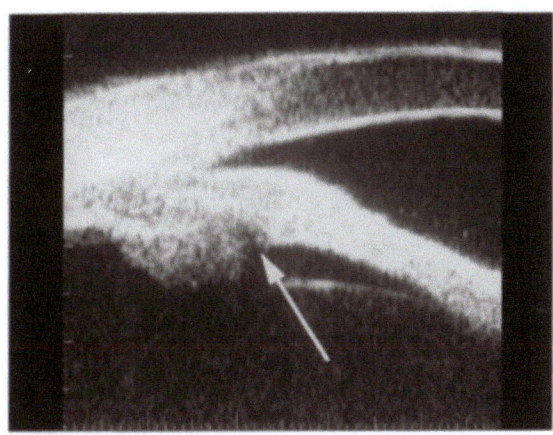

◁

Abb. 354. Die konvexe Iriskonfiguration ist nach der Operation etwas abgeflacht, die Hinterkammer ist flacher geworden. Die Irisbasis liegt nicht mehr unmittelbar vor dem Trabekelmaschenwerk – der Ziliarkörper drückt aber immer noch die Basis nach anterior (erkennbar an dem verstrichenen Sulcus ciliaris; *Pfeil*). Nebenbefund: Zellen in der Vorderkammer nach der basalen Iridektomie

VERLAUF: Plateau-Iris-Syndrom und basale Iridektomie
(Abb. 350–357, S. 107–108)

Die Unterscheidung zum Ziliarblockglaukom ist schwierig, da beide Glaukomformen einen anterotierten Ziliarkörper aufweisen. Meist ist die Vorderkammer beim Plateau-Iris-Syndrom nicht so abgeflacht, da die Position der Linse nur gering in den Blockmechanismus involviert wird.

Auch beim Plateau-Iris-Syndrom ist die Überlagerung mit einem Pupillarblock möglich. Nach einer Iridotomie/Iridektomie wird der Pupillarblock beseitigt, der Kammerwinkel ist jedoch weiterhin durch die Irisbasis und die dahinterliegende Pars plicata verschlossen [43]. Der in den **Abb. 350–354** geschilderte Verlauf vermutet den Glaskörper als Ursache der Anterotation des Ziliarkörpers, **Abb. 355–357** lassen eine eher abnorme Ziliarkörperzottenkonfiguration ursächlich sein.

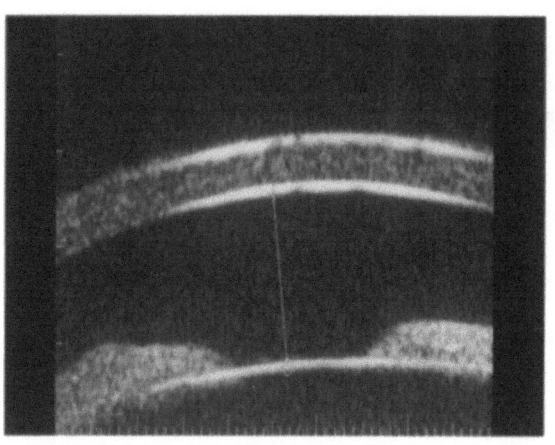

Abb. 355. Eine flache Vorderkammer bei Nanophthalmus (Achsenlänge 20,9 mm, Vorderkammertiefe im UBM 1,81 mm), Zustand nach basaler Iridektomie vor 6 Wochen

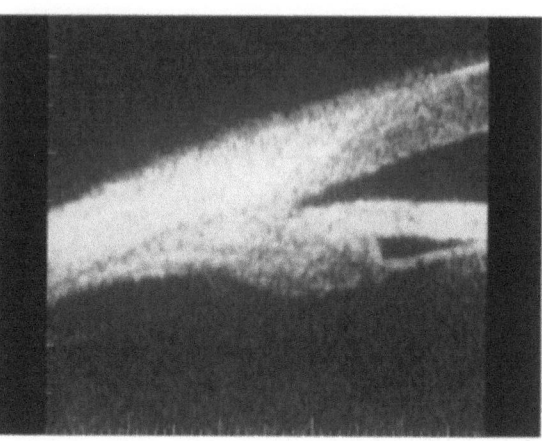

Abb. 356. Der Kammerwinkel zeigt eine Plateau-Konfiguration mit anterotiertem Ziliarkörper und direkter Anlagerung an die Irisrückfläche

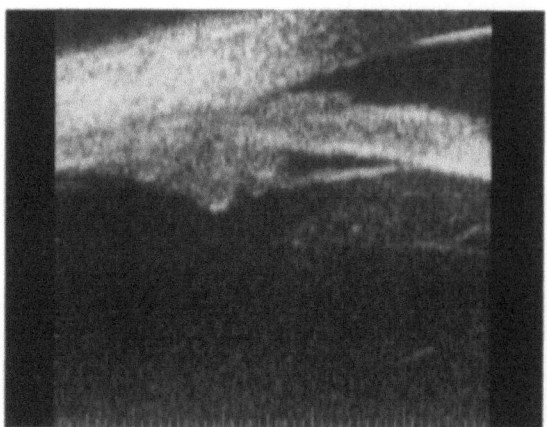

Abb. 357. Mit der Blockade durch die Ziliarkörperzotten kann auch nach einer peripheren Iridektomie ein Glaukomanfall durch Mydriasis ausgelöst werden. Die Irisbasis kann nicht zurücksinken, der Kammerwinkel wird verlegt und der Augendruck steigt anfallsartig an. Die Vorderkammertiefe verändert sich nicht

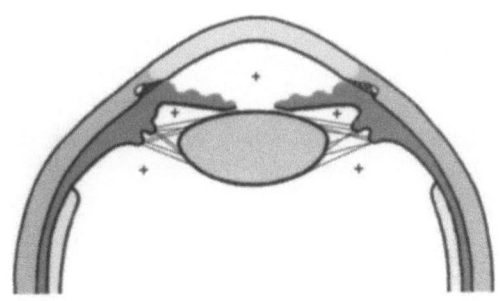

Abb. 358. Skizze eines sekundären Winkelblocks ohne Ziliarblock- oder Pupillarblockmechanismus. Die Irisbasis wird traktiv über das Trabekelmaschenwerk gezogen. Es entsteht eine ähnlich spitz-konvexe Form wie bei der Plateauiris – der Ziliarkörper befindet sich aber in seiner normalen Position. Linse und Zonula sind normal, die Vorderkammer ist tief

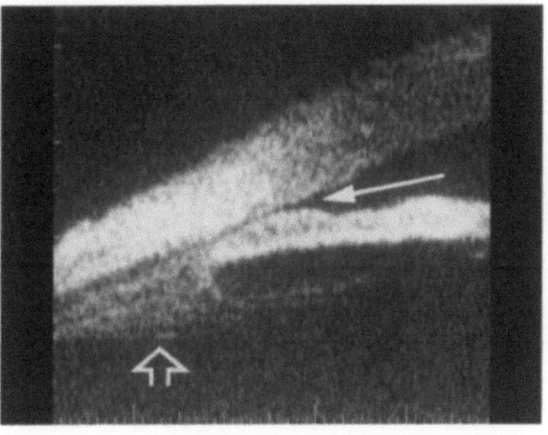

Abb. 359. Langjährige Uveitis mit Ziliarkörperatrophie (*offener Pfeil*) und Kammerwinkelverschluss (*weißer Pfeil*). Bei bestehender Aphakie reicht die Glaskörpergrenzmembran bis zum Pupillarniveau

3.1.5 Sekundäres Winkelblockglaukom ohne Ziliarblock- oder Pupillarblockmechanismus

Dies ist die anteriore Form eines sekundären Winkelblockglaukoms [41] und wird am häufigsten als Spätstadium eines rubeotischen (diabetischen) Sekundärglaukoms gesehen. Nach der Rubeosis im Kammerwinkel (die im UBM schlecht zu sehen ist) führt der unbehandelte Verlauf zu einem traktiven Kammerwinkelverschluss. Dieser persistiert auch nach erfolgreicher Behandlung einer retinalen Ischämie (**Abb. 358**).

Oft entwickeln sich therapieresistente hohe Augendruckwerte, sodass auch die zunehmende Hornhautdekompensation ein Problem wird. Das UBM hilft bei der Beurteilung des Kammerwinkels gerade bei Trübungen der brechenden Medien. Die Ultraschallbiomikroskopie ist jedoch nicht in der Lage, diese feste Synechierung von den lockeren iridokornealen Anlagerungen bei den anderen Glaukomformen zu unterscheiden (**Abb. 359**; [43]).

3.1.6 Pigmentdispersion

Beim Pigmentdispersionsglaukom verteilen sich die mechanisch abgeschilferten Pigmentpartikel des hinteren Irispigmentblattes im Vorderabschnitt. Die Iris hat dabei in einigen Fällen eine konkave Konfiguration, der Irisansatz liegt eher posterior [42] – man spricht auch von einem inversen Pupillarblock, da er nicht mit einer Verengung, sondern mit einer Aufweitung des Kammerwinkels verbunden ist [18]. Dadurch erhöht sich der Iris-Linsen-Kontakt und die Abschilferung wird eher noch verstärkt (**Abb. 360–362**). Eine Iridektomie oder Miotika [45] begradigen die Irisform, der Iris-Linsen-Kontakt verkleinert sich, die Pigmentaussaat soll sich vermindern (**Abb. 363–366**).

Pavlin und Mitarbeiter wiesen den hohen Einfluss der Akkommodation bei dieser Iriskonfiguration nach, die auch bei normalen Probanden allein durch die Akkommodation auszulösen sei [36]. Auch der Lidschlag scheint eine Pumpfunktion zu haben, bei der die Iris kurz nach posterior durchgebogen wird [25]. Es wird mit der Anspannung des Ziliarmuskels das Kammerwasser der Hinterkammer in Richtung Sulcus ciliaris gesogen und damit die Konkavität noch verstärkt [11]. Möglicherweise wird die Linse in eine Vorwärtsbewegung gedrängt, die den Druck der Vorderkammer erhöht und damit die Durchbiegung der Iris verursacht [33].

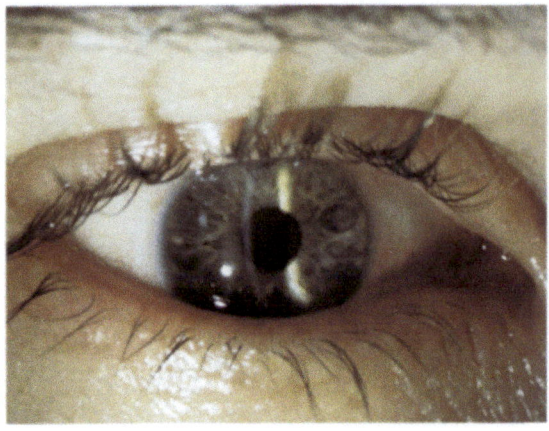

Abb. 360. Sehr tiefe Vorderkammer bei einem 21-jährigen Mann

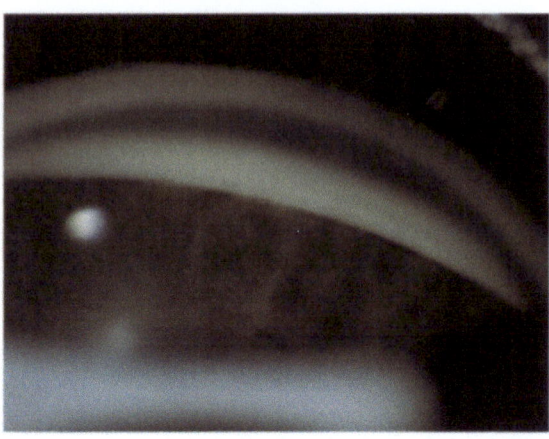

Abb. 361. Konkave Iriskonfiguration im Gonioskop. Der Kammerwinkel ist durch dygenetische Insertionen verändert

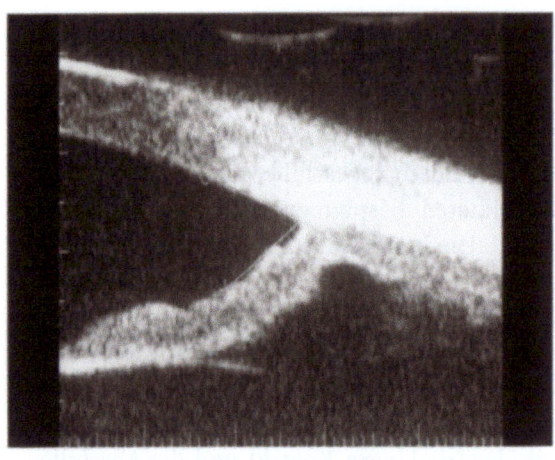

◁

Abb. 362. Konkave Iriskonfiguration im UBM bei Pigmentdispersionsglaukom. Der Kammerwinkel ist abnorm weit offen (62°), sodass man von einem inversen Pupillarblock spricht. Die Iris-Linsen-Kontaktfläche ist vergrößert. Der Irisansatz ist auffällig hoch angelegt, sodass eine angeborene Veränderung wahrscheinlich ist (das würde auch zu den beobachteten dysgenetischen Irisinsertionen im Kammerwinkel passen)

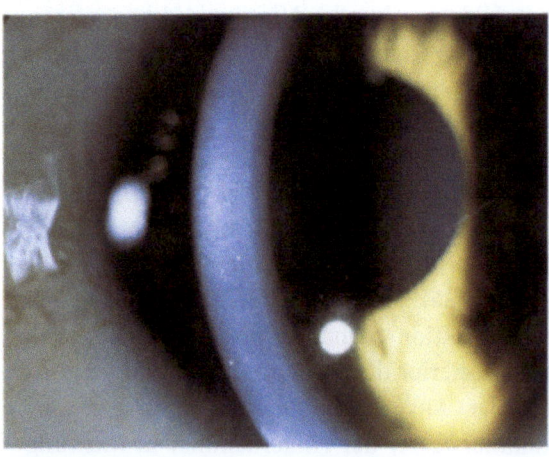

Abb. 363. Pigmentdispersionsglaukom bei einem 25-jährigen Mann. Sehr tiefe Vorderkammer mit konvex durchgebogener Iris

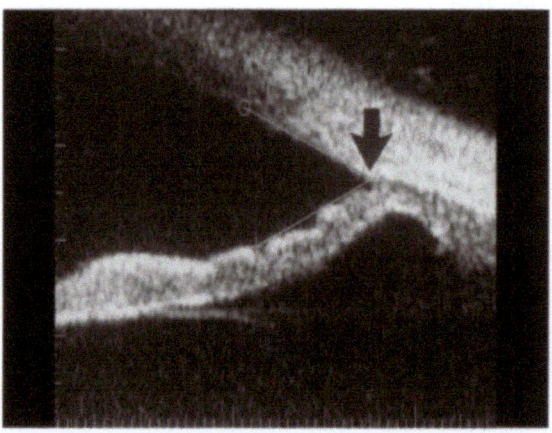

Abb. 364. Der UBM-Querschnitt zeigt deutlicher, dass die Iris nur eine geringe Dicke aufweist und konkav mit breiter Anlagerung an die Linsenvorderfläche und räumlicher Nähe zu den Ziliarkörperzotten durchgebogen ist. Der Kammerwinkelöffnungsgrad beträgt 57,7°. Ein *schwarzer Pfeil* markiert den Skleralsporn

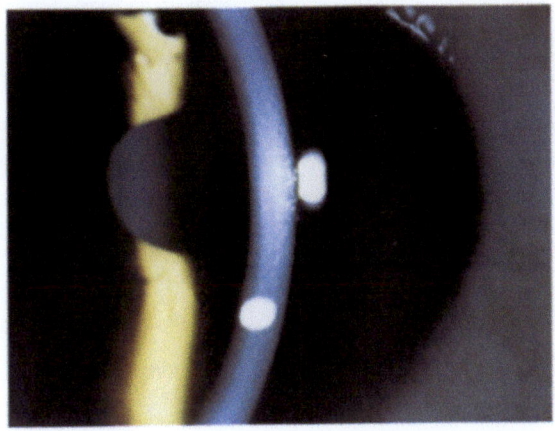

Abb. 365. Nach basaler Iridektomie. Die Konkavität der Iris hat abgenommen

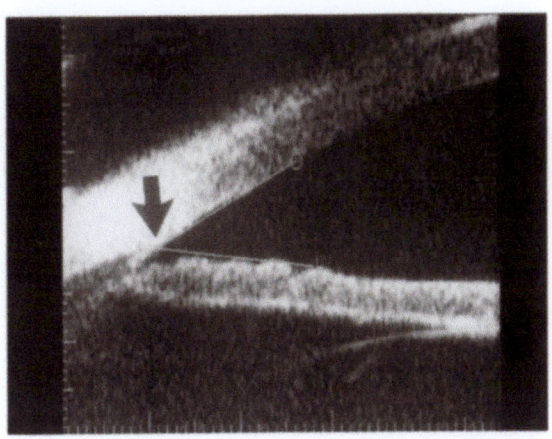

Abb. 366. Im UBM ist der Kammerwinkelöffnungsgrad viel kleiner geworden (37,4°), die Iris verläuft jetzt gerade, der Iris-Linsen-Kontakt ist geringer. Das Kammerwasser kann frei zwischen Hinter- und Vorderkammer fließen (*schwarzer Pfeil* auf Skleralsporn)

VERLAUF: Pigmentdispersionsglaukom mit konkaver Irisform und basaler Iridektomie (Abb. 363-366)

Eine auffällige konkave Iriskonfiguration ist auch bei exsudativen, nichtrhegmatogenen Netzhautablösungen beobachtet worden. Dieses Phänomen ist von Geyer et al. als Iris-Retraktions-Syndrom bezeichnet worden [11].

3.1.7 Kindliche Glaukomformen

Gerade kindliche Glaukomformen gehen oft mit Hornhauttrübungen einher, die den Einblick auf die tieferen Strukturen behindern. Die Differentialdiagnose, ob die Hornhauttrübung Teil einer kongenitalen Missbildung ist oder ob die Hornhaut druckbedingt aufquillt, ist eine der schwierigsten. Das Hornhautödem, der große Hornhautdurchmesser und die Narkose lassen die Augendruckmessungen unzuverlässig werden. Mit dem UBM kann das Hornhautödem quantifiziert und weitere mögliche intraokulare Missbildungen können dargestellt werden (Abb. 382). Oft zeigt sich ein typischer hoher Irisansatz. Bei kongenitalen Glaukomen können die Kammerwinkelsynechien und die Reste des Ligamentum pectinatum auch bei ausgeprägtem Hornhautödem und Haab-Linien demonstriert und beurteilt werden (Abb. 367–371).

Bei juvenilem Glaukom ist schon in der Gonioskopie ein auffällig geringer Abstand von der Schwalbe-Linie zum Skleralsporn bekannt (Abb. 370). Stegman und Mitarbeiter [44] konnten diese Beobachtung im UBM quantifizieren. Sie fanden eine durchschnittliche Verringerung, die möglicherweise die Abflussstörung verursacht. Urbak [48] dokumentierte einen durchschnittlich offeneren Kammerwinkel bei juvenilem Glaukom, der evtl. eine komplexere Missbildung mit Einbeziehung von Hornhaut und Iris neben dem Trabekelmaschenwerk vermuten lässt. Eine alleinige Goniodysgenesie lässt sich im UBM nicht sichtbar machen (**Abb. 372**).

Kobayashi und Mitarbeiter [22] ermittelten an 46 Kindern im Alter zwischen 1 Monat und 5 Jahren die altersbezogenen Werte für die standardisierten Messstrecken von Pavlin (s. Kap. 3.1.1). Diese Messstrecken vergrößern sich mit dem Lebensalter. Die Größenentwicklung des vorderen Augenabschnitts hat eine besondere Wachstumsphase im 2. Lebensjahr. Die durchschnittlichen Werte und die Regressionsanalyse mit Korrelationskoeffizient sind angegeben und sollen bei der Unterscheidung eines kongenitalen Glaukoms von kongenitalen Anomalien helfen (**Abb. 373–382**).

3 Spezielle Erkrankungen

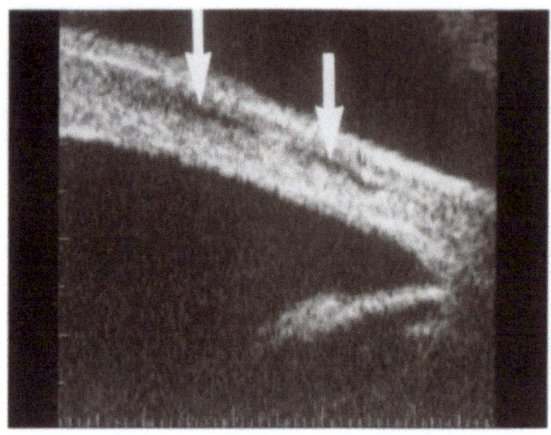

Abb. 367. Hornhautödem bei Buphthalmus. Die *Pfeile* markieren die Wassereinlagerung im Stroma

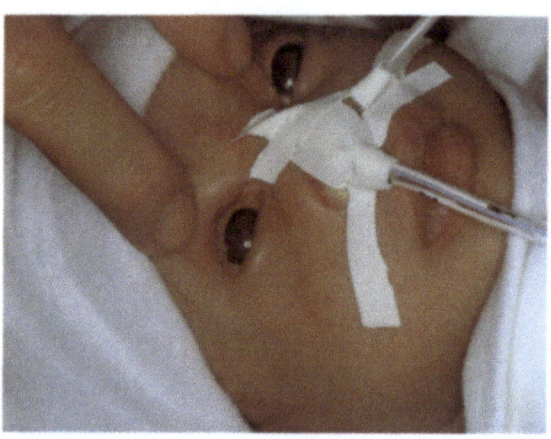

Abb. 368. Hornhautödem bei Buphthalmus – 5 Tage alter Säugling in Narkose

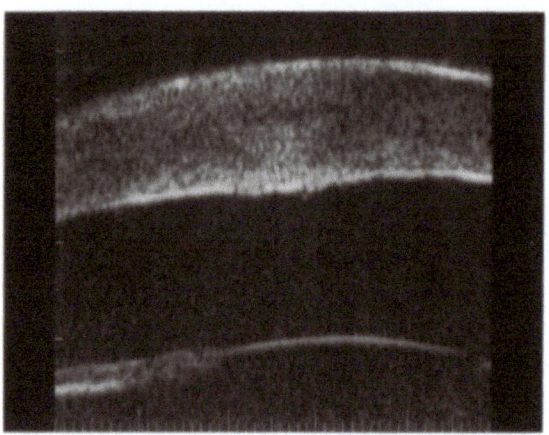

Abb. 369. Das UBM zeigt das Ausmaß des Hornhautödems mit Hornhautdickenzunahme und beginnender Kavernenbildung in Hornhautmitte

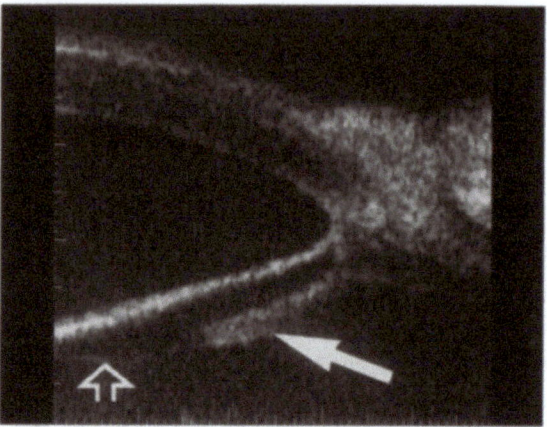

Abb. 370. Lange Ziliarkörperzotten, zentripetal ausgerichtet (*Pfeil*) – möglicherweise durch die Größenzunahme des Bulbus erklärbar. Die Linsenoberfläche wird durch einen *offenen Pfeil* angedeutet. Auffällig ist die sehr dünne Irisstruktur mit dem hohem Irisansatz

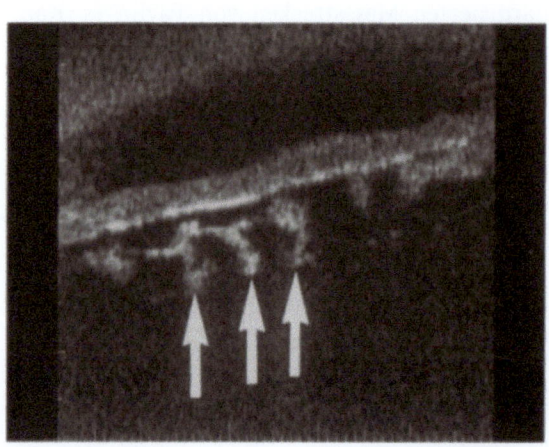

◁

Abb. 371. Limbusparalleles Schnittbild mit Demonstration der sehr zottenreichen Pars plicata (*Pfeile*) bei Kindern

3.1.7 Kindliche Glaukomformen

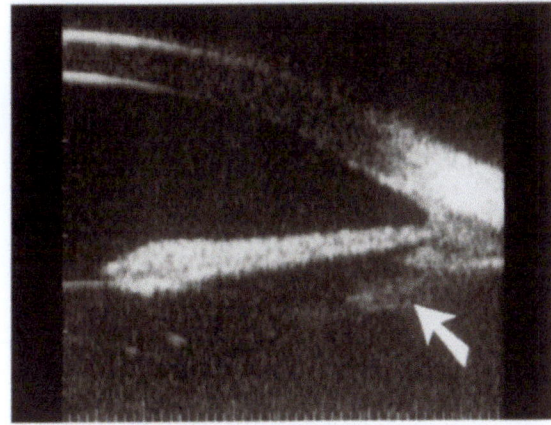

◁
Abb. 372. Die Irisstruktur erscheint im UBM oft mit sehr geringer Irisdicke. Dies mag einerseits an hohen Augendruckwerten, andererseits auch an der Einbeziehung der Iris in dysgenetische Veränderungen liegen. Hohe Irisinsertion bei einem dysgenetischen Kammerwinkel (*Pfeil*). Auch hier wieder lange Ziliarkörperzotten

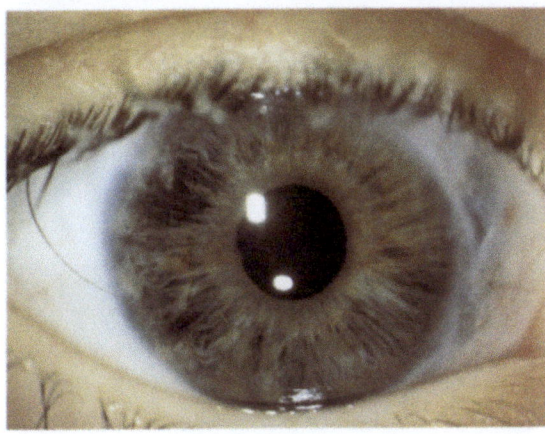

Abb. 373. 22-Jährige mit Weill-Marchesani-Syndrom. Sklerale Verfärbungen und sektorförmige Irisatrophien. Im Kammerwinkel ist der hohe Irisansatz an der peripheren Hornhautinnenfläche sichtbar

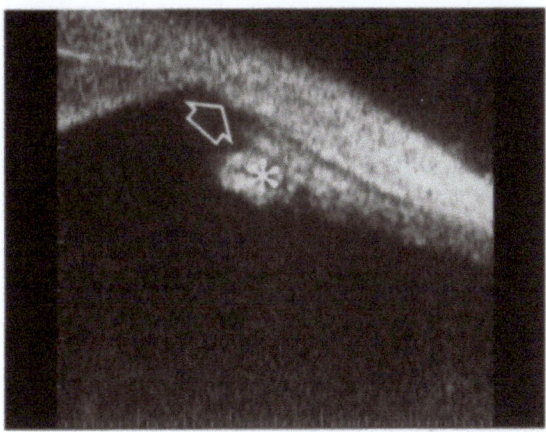

Abb. 374. Kammerwinkel im UBM bei Weill-Marchesani-Syndrom. Zwischen Irisbasis und Ziliarkörper *(Stern)* ist eine atrophische Zone *(Pfeil)* sichtbar

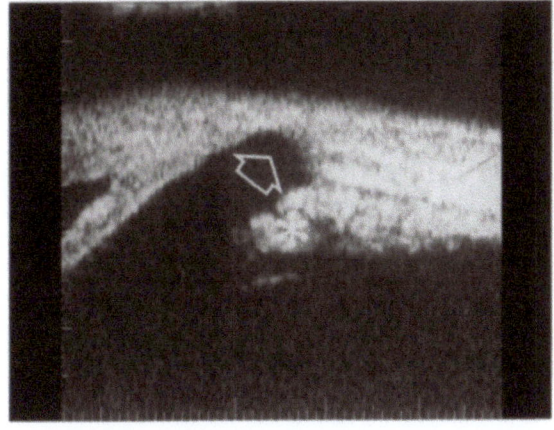

Abb. 375. UBM: Nasal bezieht die atrophische Zone auch die Sklera mit ein (*Pfeil*) und verursacht mit der durchscheinenden Aderhaut diese Verfärbungen

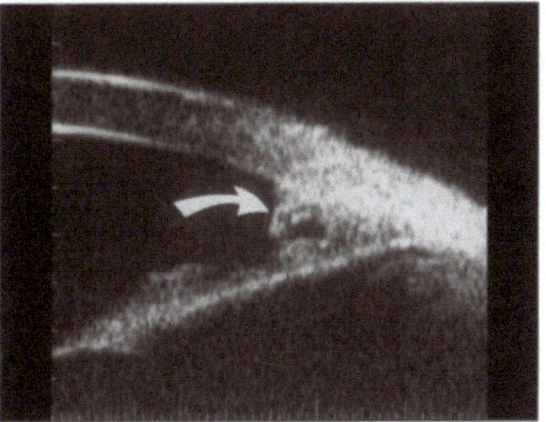

Abb. 376. UBM: Weit hochgezogenes mesenchymales Gewebe (*Pfeil*) bis über den Kammerwinkel hinaus

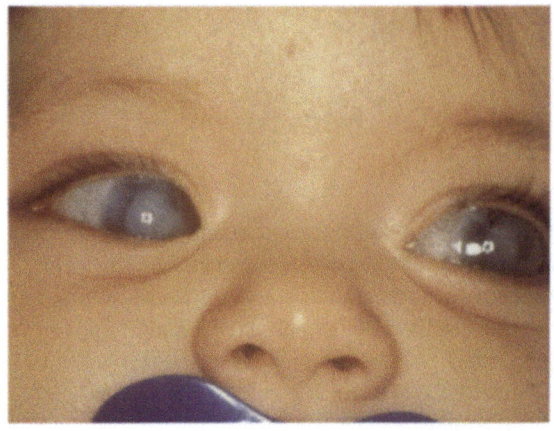

Abb. 377. 11 Monate altes Kind mit zentraler Hornhauttrübung. Keine weiteren Details erkennbar. (Mit freundlicher Genehmigung aus: Engels BF, Dietlein TS, Jacobi PC, Krieglstein GK (1999) Ultraschallbiomikroskopische Diagnostik beim kongenitalen Glaukom. Klinische Monatsblätter der Augenheilkunde 215:338–341)

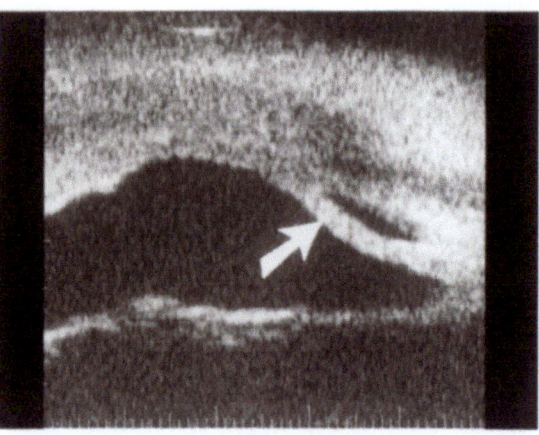

Abb. 378. Im UBM-Bild Nachweis eines Anterior-cleavage-Syndroms mit Anheftung der Iris an der Hornhautrückfläche im Sinne einer Peters-Anomalie. (Mit freundlicher Genehmigung aus: Engels BF, Dietlein TS, Jacobi PC, Krieglstein GK (1999) Ultraschallbiomikroskopische Diagnostik beim kongenitalen Glaukom. Klinische Monatsblätter der Augenheilkunde 215:338–341)

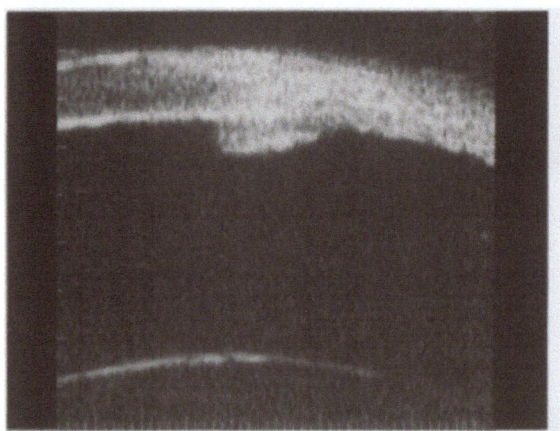

Abb. 379. UBM-Bild einer weniger ausgeprägten Peters-Anomalie mit Irisresten an der Hornhautrückfläche

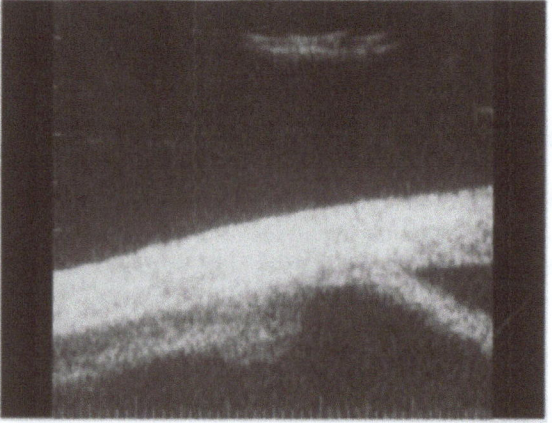

Abb. 380. Zugehöriger Kammerwinkel im UBM mit sehr hohem Irisansatz, wie für dysgenetische Kammerwinkelveränderungen typisch

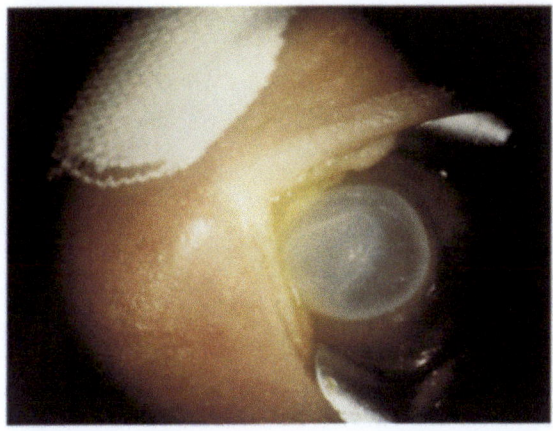

Abb. 381. 3 Monate alter Säugling mit kongenitaler Missbildung und V. a. virale Infektion. Blickdichte Hornhauttrübung. (Mit freundlicher Genehmigung aus: Engels BF, Dietlein TS, Jacobi PC, Krieglstein GK (1999) Ultraschallbiomikroskopische Diagnostik beim kongenitalen Glaukom. Klinische Monatsblätter der Augenheilkunde 215:338–341)

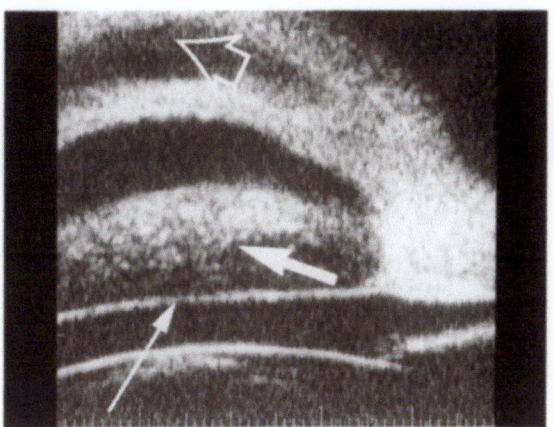

Abb. 382. Das UBM zeigt eine massiv gequollene Hornhaut mit intrastromaler Flüssigkeitslakune (*transparenter Pfeil*), die Irisstruktur weist keine Pupille auf (*Pfeil*), es findet sich eine retroiridale Membran (*dünner Pfeil*). Die Linse weist ein auffällig hochreflexives Initialecho mit Folgeechos im Sinne einer Linsentrübung auf. Es sind keine entzündlichen Hinweise vorhanden, sondern es besteht eine komplexe Missbildung mit verplumptem Kammerwinkel. (Mit freundlicher Genehmigung aus: Engels BF, Dietlein TS, Jacobi PC, Krieglstein GK (1999) Ultraschallbiomikroskopische Diagnostik beim kongenitalen Glaukom. Klinische Monatsblätter der Augenheilkunde 215:338–341)

3.2 Uveitis

Die Einteilung der Uveitis ist an die jeweils entzündeten Strukturen gebunden. Schon hier stößt man an Grenzen, da der Ziliarkörper, als entscheidender Bestandteil der Uvea, an der Spaltlampe nicht sichtbar ist. Seine entzündliche Veränderung ist nur indirekt über Zellen und Schlieren im Glaskörperraum zu beurteilen. Da eine Katarakt als Folge der Entzündungen oder der Steroidtherapie häufig den Einblick auf den Glaskörper behindert, hilft das UBM bei der Abbildung und Beurteilung des Ziliarkörpers und der peripheren Retina/Chorioidea mit dem angrenzenden Glaskörper. Verklebungen der Iris in Miosis stellen kein Problem mehr dar. So kann eine Iritis sicher von einer Iridozyklitis und einer Uveitis intermedia unterschieden werden. Auch eine isolierte Pars planitis als Sonderform der Uveitis intermedia kann diagnostiziert werden, da die charakteristischen "Snowballs" oder "Snowbanks" des peripheren Glaskörpers im UBM sichtbar sind [6].

Mit der Ultraschallbiomikroskopie können Pathologien dargestellt werden, die selbst mit der Funduskopie und mit skleraler Indentation nicht identifiziert werden können [14].

Die entzündlichen Veränderungen können als frei flottierende Trübungen (Abb. 385, 395) oder auch als Membranen – mit und ohne Traktion (Abb. 391–393) – sichtbar werden und erlauben eine Prognose über das Risiko einer Traktionsamotio oder einer Hypotonie als Folge einer zyklitischen membranösen Überwachsung des Ziliarkörpers (s. Abb. 497).

Nicht nur die Diagnostik wird erleichtert, sondern Verlauf und Therapieerfolg können beobachtet werden. Eine entzündliche Ziliarkörperschwellung bildet sich zurück und Glaskörperinfiltrationen werden durchsichtiger und verschwinden (**Abb. 383–395**; [8]).

3 Spezielle Erkrankungen

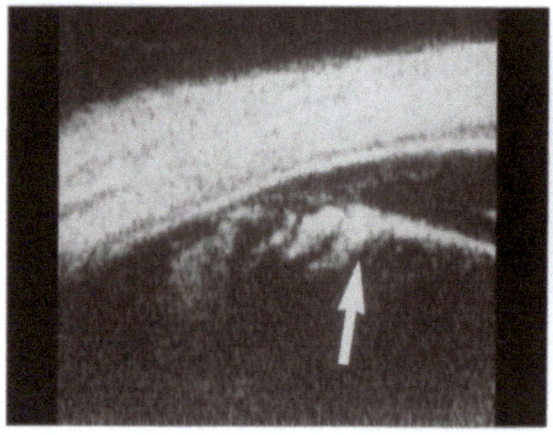

Abb. 383. Glaskörperverdichtungen (*Pfeil*) im epiretinalen Bereich

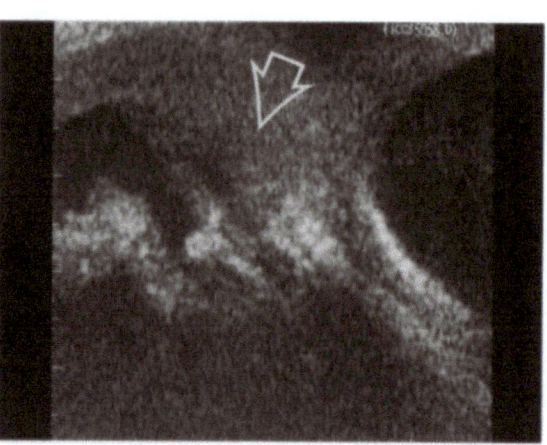

Abb. 384. Glaskörperverdichtungen mit Traktionen (*Pfeil*) im Bereich der peripheren Retina

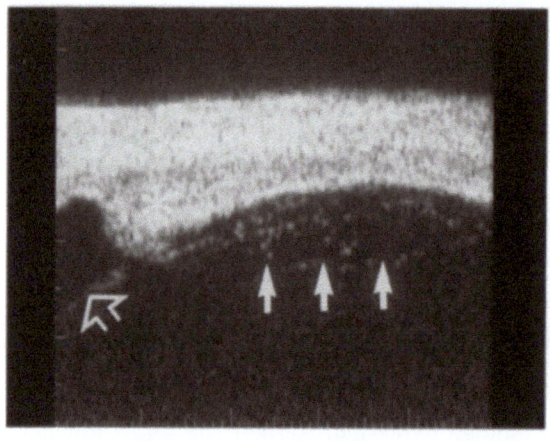

Abb. 385. Glaskörperverdichtungen mit entzündlichen Veränderungen durch Zellen (*Pfeile*). Nebenbefund: vordere Glaskörpergrenzmembran (*offener Pfeil*) und beginnende Ziliarkörperatrophie (*Stern*)

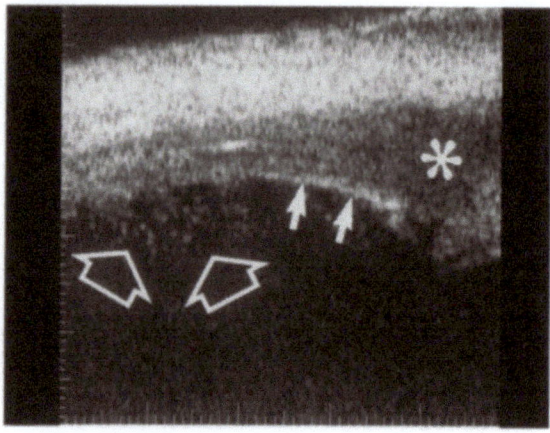

Abb. 386. Glaskörperverdichtungen liegen an der Pars plana und der peripheren Retina mit dünnen Filamenten bis in den Glaskörperraum reichend (*transparente Pfeile*). Beginnende Membranbildung (*Pfeile*) am Ziliarkörper (*Stern*)

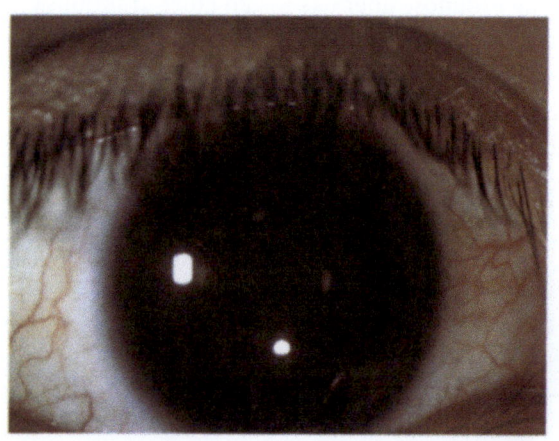

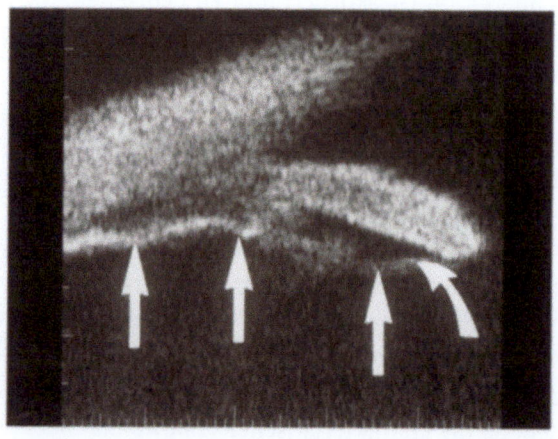

3.2 Uveitis

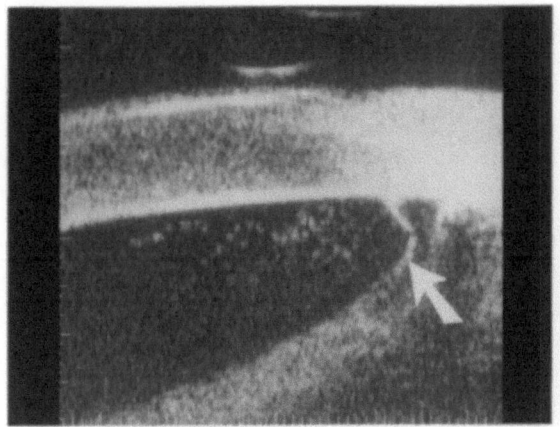

Abb. 389. Chronisch rezidivierende fibrinöse Iritis mit Sekundärglaukom. Das UBM zeigt eine Membranbildung im Kammerwinkel (*Pfeil*), bei der das Trabekelmaschenwerk mit einbezogen wird und die bestehende Glaukomproblematik erklärt. Die sichtbaren Zellen in der Vorderkammer sind ein Zeichen für den derzeitigen Entzündungsschub

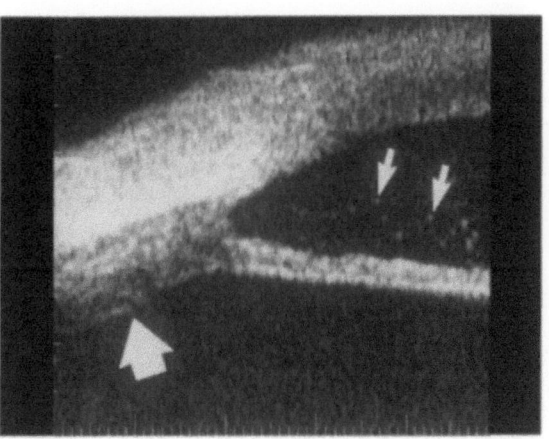

Abb. 390. Chronisch rezidivierende Iridozyklitis im UBM mit Ziliarkörperatrophie (*breiter Pfeil*), Irisatrophie (geringe Irisdicke) und Zellen in der Vorderkammer (*kleine Pfeile*)

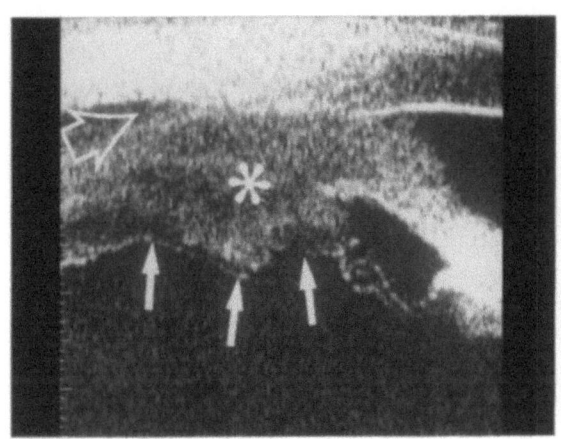

Abb. 391. Langjährige chronisch-rezidivierende endogene Uveitis nach Vitrektomie. Es besteht eine Hypotonie mit Aderhautschwellung und Aderhautamotio (*transparenter Pfeil*) unter Einbeziehung des Ziliarkörpers (*Stern*). Über der Aderhaut liegt eine zyklitische Membran ohne Traktion im UBM locker auf (*Pfeile*). Im Glaskörperraum sind keine Entzündungszeichen sichtbar

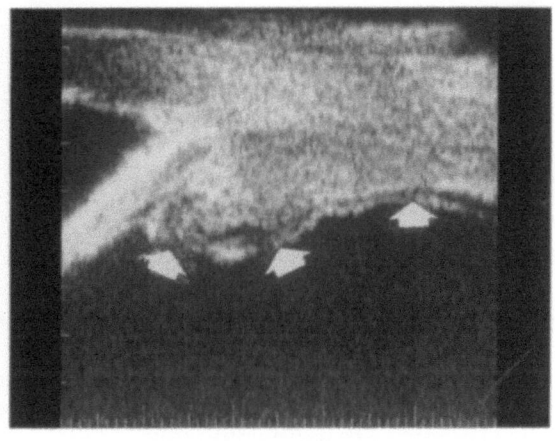

Abb. 392. UBM-Abbildung eines anderen Quadranten, hier liegt die verdickte zyklitische Membran (*Pfeile*) genau auf der Ziliarkörperoberfläche

◁
Abb. 387 *(links).* Klinisch auffällige irreversible Mydriasis, miotikaresistent, bei lange bestehender chronischer Iridozyklitis. Der Augendruck ist normoton

Abb. 388 *(rechts).* Uveitis mit zyklitischer Membranbildung. Die Membran überzieht auch die Pars plicata (*Pfeile*), drängt die Ziliarkörperzotten nach anterior, reicht bis zum Pupillarsaum (*gebogener Pfeil*) und erklärt die Mydriasis

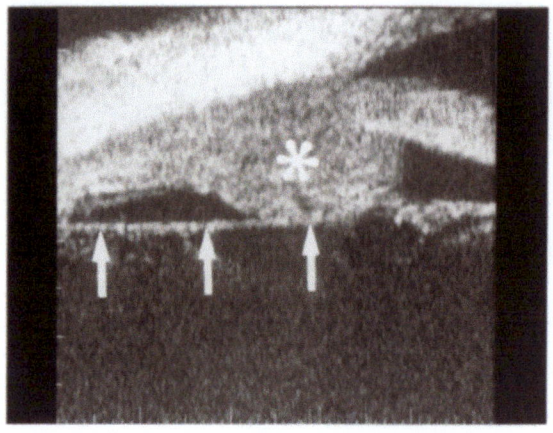

Abb. 393. UBM: Zyklitische Membranen (*Pfeile*) an der Pars plicata des Ziliarkörpers (*Stern*), jetzt mit Traktion

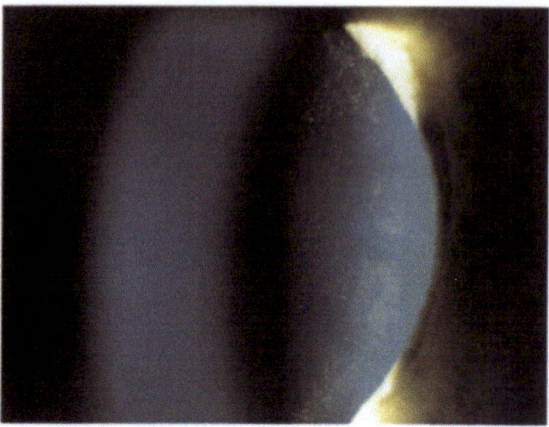

Abb. 394. Frage der Kataraktoperation bei bekannter rezidivierender Iridozyklitis. Entzündungsfreier Zustand im vorderen Augenabschnitt mit Pigmentbeschlag auf der Linsenvorderfläche

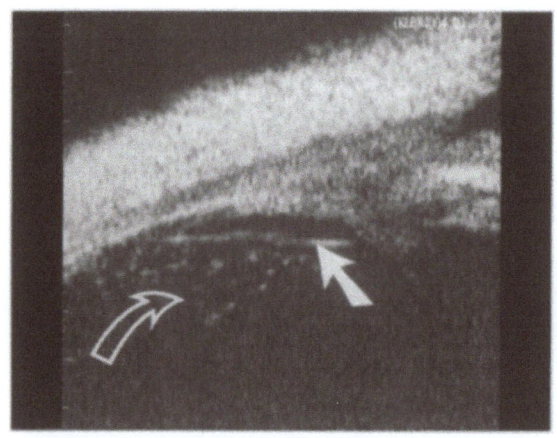

◁

Abb. 395. Im UBM sind jedoch im Ziliarkörperbereich noch Entzündungszeichen. Man findet zirkulär Glaskörperzellen (*gebogener Pfeil*) bei beginnender Separation der Glaskörpergrenzmembran (*gerader Pfeil*) vom Ziliarkörper

3.3 Uveales Effusionssyndrom

Diese eher seltene Erkrankung geht mit einer zirkulären serösen Ziliarkörperabhebung einher, die im UBM sehr gut von z. B. einem ringförmigen Ziliarkörpermelanom unterschieden werden kann. Es kann zu einer Vorderkammerabflachung kommen und dabei auch zu einem Winkelblock-Glaukomanfall. Der Augendruck ist somit kein hinweisendes Kriterium: Er kann sehr niedrig sein (Ziliarkörperabhebung mit -insuffizienz), normoton oder sehr hoch (Winkelblock). Charakteristisch ist eine Verdichtung oder Ablösung des Ziliarkörpers mit/ohne angrenzende Chorioidea, die oft mit einem Nanophthalmus assoziiert ist.

Die hyporeflexive Flüssigkeitsansammlung im Ziliarkörperbereich mit möglicher exsudativer Amotio lässt sich gut darstellen. In Untersuchungen mit dem UBM wurde ein Zusammenhang mit bestimmten Erkrankungsformen aufgezeigt: z. B. Nanophthalmus, Zentralvenenthrombosen, AV-Fisteln, Aderhauthämorrhagien oder Vogt-Koyanagi-Harada-Syndrom [12, 19, 20, 28], Iris-Retraktions-Syndrom [11, 29], Uveitis [7], Skleritis posterior oder als Fallbeschreibung nach systemischer, antibiotischer Medikation [37], Sturge-Weber-Glaukom [23], Immunglobulin-A-(IgA-)Nephropathie [32] und AIDS-Syndrom [24]. Auch eine panretinale Laserkoagulation birgt das Risiko für eine uveale Effusion, das mit der behandelten retinalen Fläche und der Anzahl der Laserherde steigt (**Abb. 396–399**; [10]).

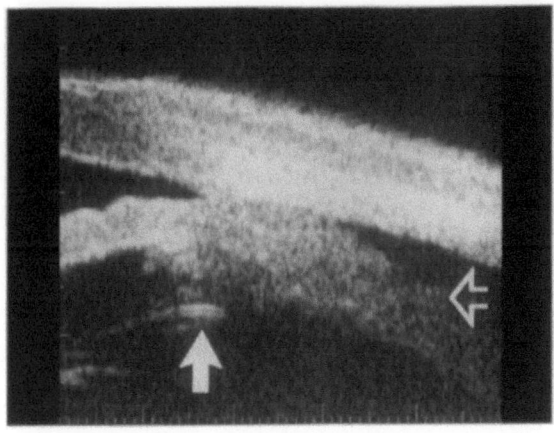

Abb. 396. Das UBM zeigt eine supraziliare und -chorioidale Flüssigkeitsansammlung *(offener Pfeil)* 3 Wochen nach Kataraktoperation (der Linsenbügel wird durch den *Pfeil* angezeigt). Der Kammerwinkel ist eng, aber offen

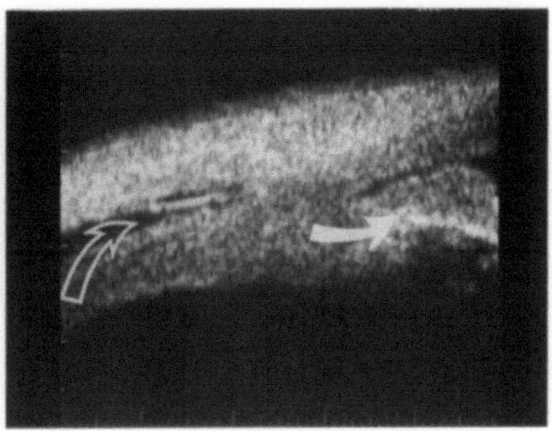

Abb. 397. Diese Flüssigkeitsansammlung kann im suprachorioidalen und supraziliaren Raum *(transparenter Pfeil)* weit nach anterior bis zur Ziliarkörperanheftung reichen. Der Ziliarkörper selber ist maximal nach anterior rotiert *(gebogener Pfeil)*

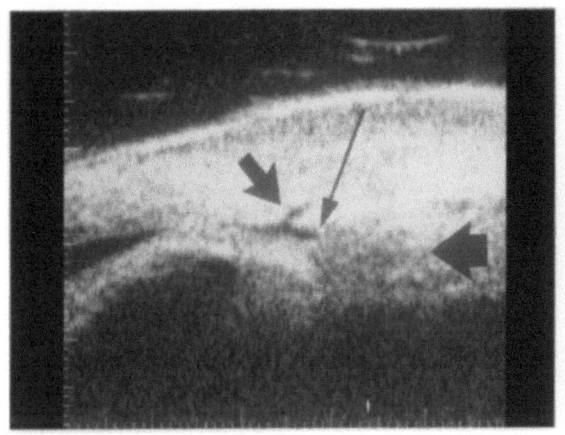

Abb. 398. Uveale Effusion bei Nanophthalmus. Die Flüssigkeitsansammlung im choroidalen Bereich *(breiter Pfeil)* drückt den Ziliarkörper und das Irisdiaphragma nach vorne (hier: Aphakie). Dadurch wird auch die Trabekulektomieöffnung *(Pfeil)* verlegt. Etwas Kammerwasser fließt dennoch, da andernfalls die Trabekulektomieöffnung völlig kollabiert wäre. Der *dünne Pfeil* markiert den Skleralsporn

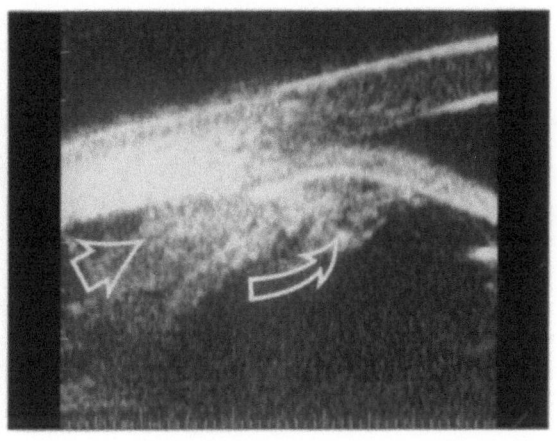

Abb. 399. Uveales Effusionssyndrom nach Kataraktoperation bei Nanophthalmus mit massiver Aderhautschwellung *(gerader Pfeil)* und Flüssigkeitsansammlung im supraziliaren Raum. Durch Verdrängung des Ziliarkörpers nach anterior *(gebogener Pfeil)* entsteht eine flache Vorderkammer mit einer Kammerwinkeleinengung

3.4 Trauma

Bei posttraumatischem Hyphäma waren die vorderen Augenabschnitte bislang einer genauen Untersuchung nicht zugänglich. Mit dem UBM können jetzt auch bei komplett eingebluteter Vorderkammer strukturelle Veränderungen und das Ausmaß der Kontusionsfolgen identifiziert werden (**Abb. 400, 401**).

Akute penetrierende Verletzungen, bei denen der Bulbus eröffnet ist, sind wegen der Instabilität des Augapfels und des notwendigen Mediums als Vorlaufstrecke zum Schallkopf für eine UBM-Untersuchung nicht geeignet. Eine Untersuchung durch das geschlossene Lid ergibt keine guten intraokularen Abbildungen wegen der starken – durch die Haut bedingten – Schallab-

120 | 3 Spezielle Erkrankungen

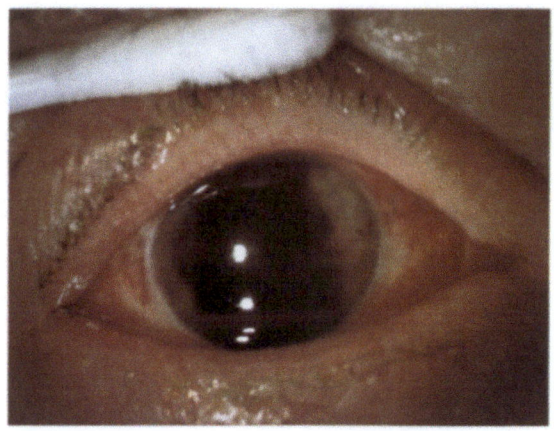

Abb. 400. Einblutung nach Kontusion durch nicht detonierten Knallkörper

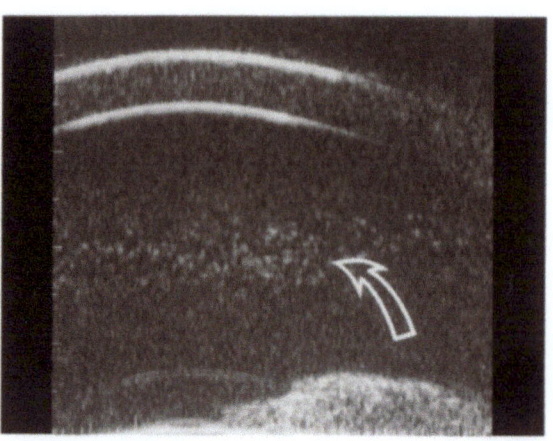

Abb. 401. Im UBM können bei fehlendem Einblick die Kontusionsfolgen unmittelbar untersucht werden. Die Vorderkammer wird echoreicher durch viele, bewegliche Sanguiszellen (*Pfeil*). Die Blutungsursache war hier eine Iridodialyse (s. unten)

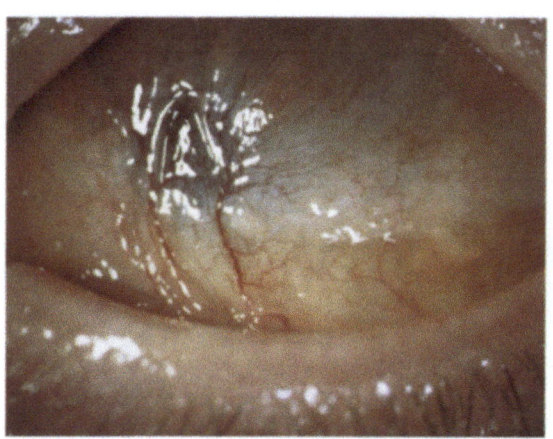

Abb. 402. 42-jähriger Mann nach perforierender Verletzung vor 10 Jahren. Zustand nach zweimaliger Keratoplastik – jetzt Hornhautkonjunktivalisation und Trübung ohne Einblickmöglichkeit auf tiefere Strukturen

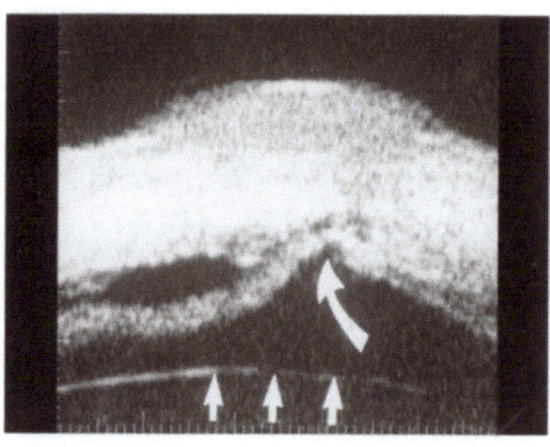

Abb. 403. Das UBM zeigt eine anteriore Irissynechierung am Transplantatrand (*gebogener Pfeil*). Die Vorderkammer ist aufgehoben, der Glaskörper drängt nach anterior (*Pfeile*)

schwächung und der dann nur geringen Sichtbarkeit der intraokularen Strukturen.
Anders natürlich bei der Fremdkörpersuche und nur kleinen Perforationskanälen, die die Stabilität des Bulbus nicht beeinträchtigen (s. unten). Handelt es sich um alte penetrierende Verletzungen, ist das UBM wegen der oft dichten Hornhauttrübungen für eine Untersuchung der Vorderabschnittsstrukturen wertvoll. Weitere operative Maßnahmen können besser geplant werden (**Abb. 402–408**).

3.4.1 Veränderungen durch stumpfe Verletzungen

Handelt es sich um ein stumpfes Trauma, stammen Blutungen im Auge meistens aus dem Kammerwinkel. Eine *Vorderkammerblutung* erlaubt meist nach Ausbildung eines *Hyphäma* mit Spiegelbildung innerhalb weniger Stunden schon die Beurteilung des Iris-Linsen-Diaphragmas. Um den Kammerwinkel vollständig einsehen zu können, benötigt die Resorption meist Tage. Für eine Abschätzung der Kammerwinkelsituation,

3.4.1 Veränderungen durch stumpfe Verletzungen

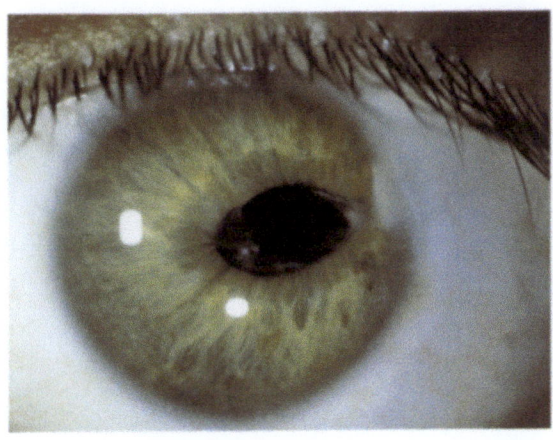

Abb. 404. 21-Jähriger nach perforierender Hornhaut-Iris-Linsen-Verletzung durch Rosendornast vor 8 Jahren

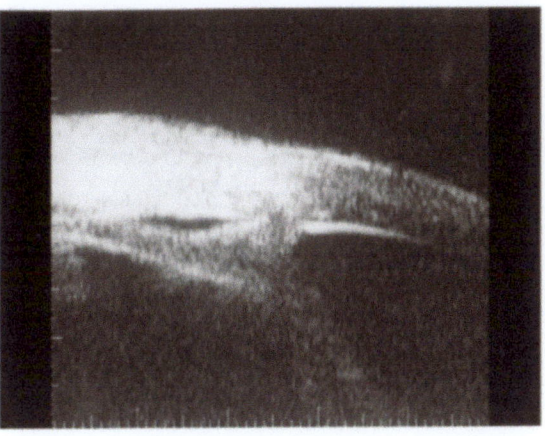

Abb. 405. Darstellung der anterioren Iris-Hornhaut-Synechie bei 3 Uhr im UBM

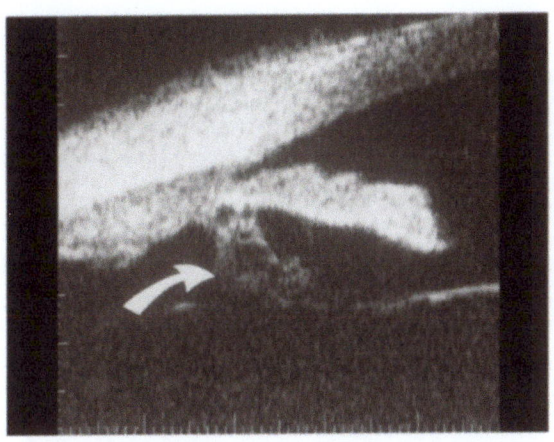

Abb. 406 Das UBM eignet sich auch für die Frage der Sekundärimplantation, weil verbliebene Kapselreste mit Zonulafasern (*Pfeil*) und die intakte vordere Glaskörpergrenzmembran dargestellt werden können

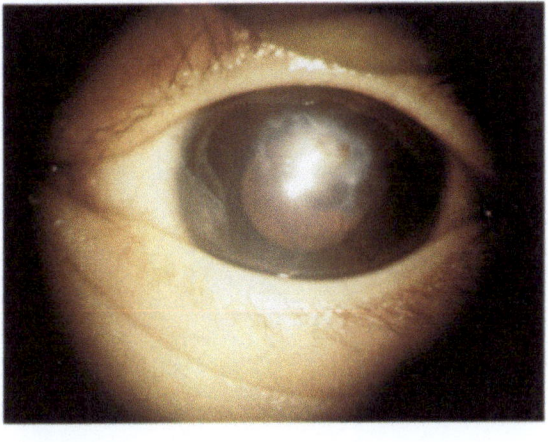

Abb. 407. Blickdichte zentrale Hornhauttrübung bei Buphthalmus und erfolgreich durchgeführter Filtrationschirurgie eines 12 Monate alten Kindes. Die weißliche Verfärbung wurde von den Eltern morgens bemerkt. Eine deutliche Lichtscheu bestand seit 2 Wochen. (Mit freundlicher Genehmigung aus: Engels BF, Dietlein TS, Jacobi PC, Krieglstein GK (1999) Ultraschallbiomikroskopische Diagnostik beim kongenitalen Glaukom. Klinische Monatsblätter der Augenheilkunde 215:338–341)

◁

Abb. 408. Erst im UBM-Horizontalschnitt kann das perforierte Ulkus mit Iristamponade aus der oberen Zirkumferenz dargestellt werden. Die Iris ist mit der Hornhautrückfläche syneciert. (Mit freundlicher Genehmigung aus: Engels BF, Dietlein TS, Jacobi PC, Krieglstein GK (1999) Ultraschallbiomikroskopische Diagnostik beim kongenitalen Glaukom. Klinische Monatsblätter der Augenheilkunde 215:338–341)

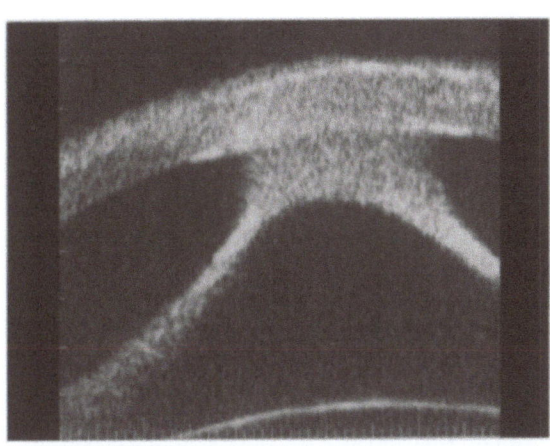

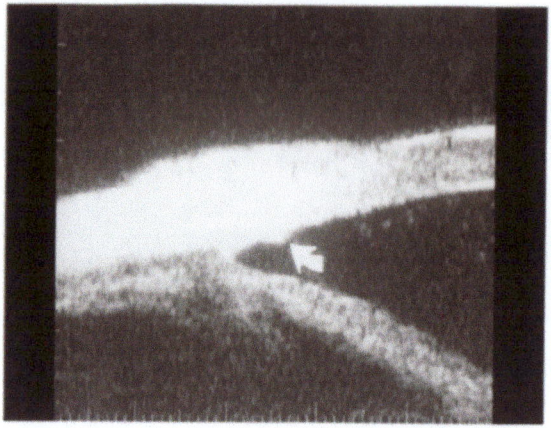

Abb. 409. Im UBM-Bild ist eine Trabekelschädigung (*Pfeil*) nach Kontusion durch Bleistift sichtbar, obwohl der gonioskopische Befund unauffällig ist. Zellen in der Vorderkammer kennzeichnen die kleine Einblutung

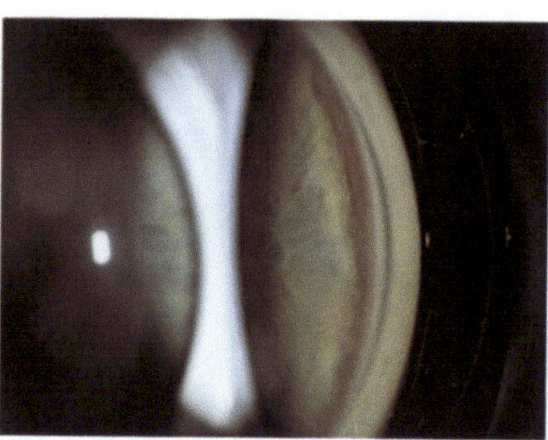

Abb. 410. Stumpfes Trauma durch Faustschlag. Aufweitung des Kammerwinkels über 1–2 Uhrzeiten. Rotfärbung des Trabekelmaschenwerkes nach Einblutung

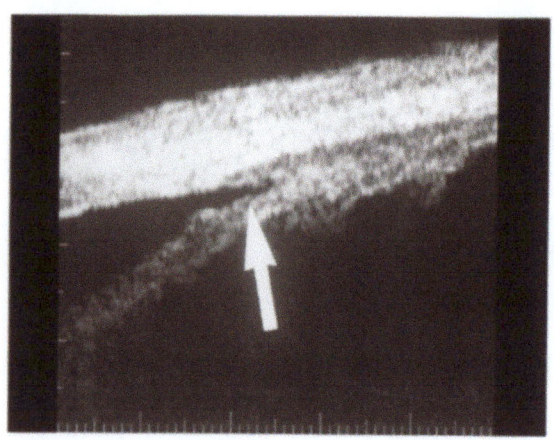

Abb. 411. Einriss des Kammerwinkels ("angle recession") im UBM, bei dem die skleranahe Pars longitudinalis von der Pars circularis des Ziliarmuskels abgerissen wurde (*Pfeil*). Es ist eine nur schmale Spaltbildung sichtbar bei kleiner Einrissstrecke

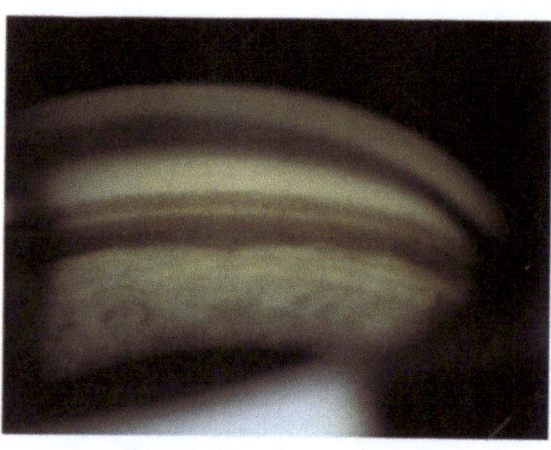

Abb. 412. Bulbuskontusion durch einen Tennisball 6 Stunden zuvor. Aufweitung des Kammerwinkel in der oberen Zirkumferenz

einer möglichen Zyklo- oder Iridodialyse vor Ende der Resorption ist eine Ultraschall-Biomikroskopie nötig. Besonders, wenn es zu sehr hohen Augendruckwerten mit Hornhautödem kommt oder Nachblutungen ein ausfüllendes Blutkoagel und Fibrin formen, ist eine UBM-Untersuchung zur Klärung indiziert [2].

Bei geringem Trauma mit wenig Aufprallgeschwindigkeit und -gewicht kann es zu einer isolierten *Trabekelschädigung* kommen. Hier reißt die Pars anterior des Trabekelmaschenwerks ein und bildet eine Lamelle, die zu beiden Seiten noch am Skleralsporn anhaftet (**Abb. 409**).

Ist der Aufpralldruck größer, kann es zum *Kammerwinkeleinriss* kommen (**Abb. 410–414**). Hier reißt im Ziliarmuskel die Pars longitudinalis von der Pars circularis ab. Meist kommt es zu Blutungen aus dem Muskel in die Vorderkammer.

Bei schwerem stumpfen Aufprall ist eine *Iridodialyse* möglich. Hier kommt es zu einem Riss nahe der Irisbasis und die Iris wird von dem noch anliegenden Ziliarkörper getrennt. Neben der Pupillenverlagerung (abhängig von der Größe des Aus-

3.4.1 Veränderungen durch stumpfe Verletzungen

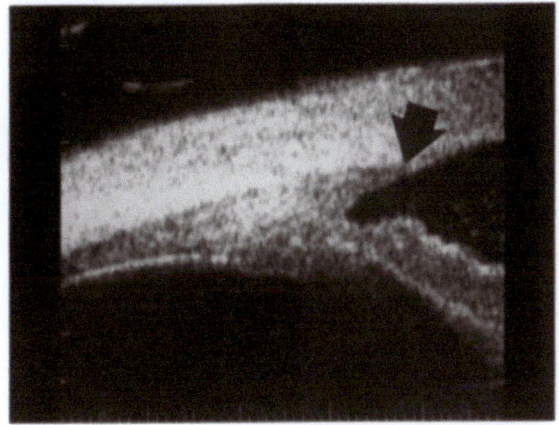

Abb. 413. Das UBM-Bild zeigt einen Kammerwinkeleinriss. Der *Pfeil* markiert den Skleralsporn. Der Einriss klafft weit auf als Indiz für eine breite Einrissstrecke. Die Echoanhebung in der sonst "leeren" Vorderkammer kennzeichnet die leichte Einblutung

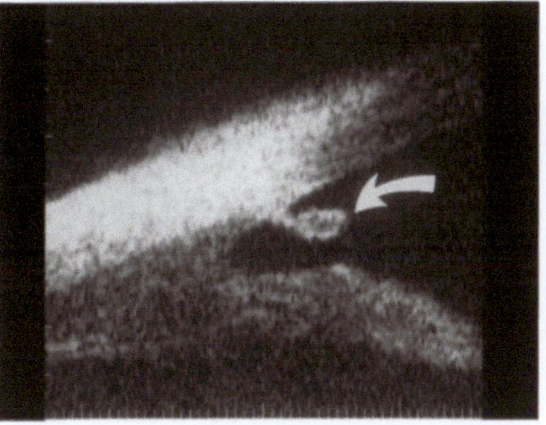

Abb. 414. Bei der Beurteilung von Kontusionsschäden in der UBM-Abbildung gilt es mögliche Veränderungen durch Blutkoagel zu beachten (*Pfeil*). Sie können hier beim weit klaffenden Kammerwinkeleinriss abgerissene Strukturen vortäuschen

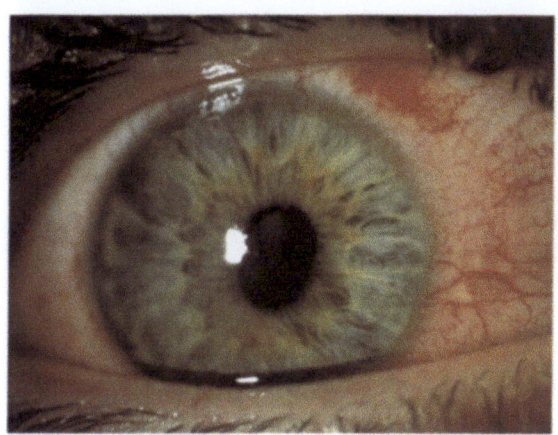

Abb. 415. Kontusion durch Squashball. Deutliche Entrundung der Pupille. Keine Seitendifferenz der Vorderkammertiefe

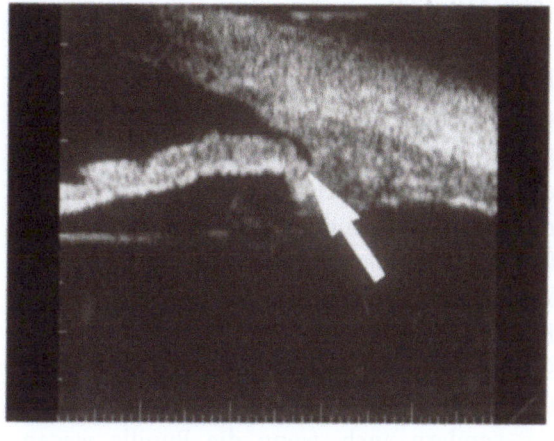

Abb. 416. Im UBM sieht man eine inkomplette Iridodialyse. Der Einriss beginnt im Kammerwinkel, führt jedoch nicht in der Tiefe zu einer Separation der beiden Ziliarmuskelbestandteile, sondern er verläuft in Richtung Glaskörperraum und trennt fast die Iriswurzel von der Pars plicata (*Pfeil*)

risses) kommt es zu schweren Blutungen aus dem Circulus iridis major (**Abb. 415–418**).

Eine *Zyklodialyse* bedeutet eine Abtrennung des Ziliarkörpers vom Skleralsporn, meistens mit Eröffnung des suprachoroidalen Raumes (**Abb. 421**). Ist der Einblick nicht durch Blutung, Hornhauttrübung oder abnormale Iriskonfiguration erschwert, kann in der Gonioskopie diese Spaltbildung sichtbar sein. Die offene Verbindung in den choroidalen Raum kann eine dauerhafte Hypotonie zur Folge haben [9].

Sie erfordert dann die entsprechende Medikation mit Zykloplegika oder chirurgische Maßnahmen. Auch hier kann das UBM die Planung der entsprechenden Therapie erleichtern, da es die Spaltbildung in seiner Tiefen- und Breitenausdehnung vollständig darstellen kann. Es dient zudem der postoperativen Erfolgskontrolle, da die gonioskopische Sicht nicht die tieferen Strukturen des Zyklodialysespaltes ermöglicht. Im Kammerwinkel kann unverändert ein Spalt sichtbar sein, der in der Tiefe aber verschlossen ist.

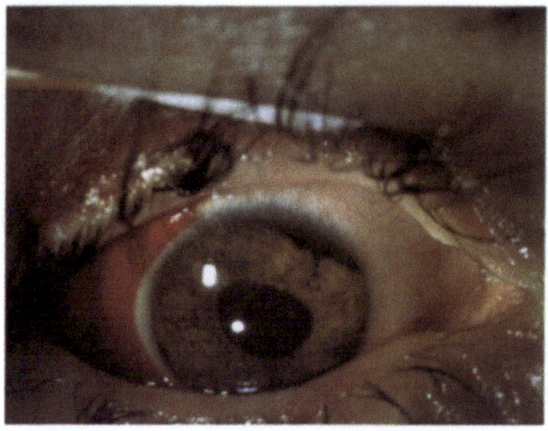

Abb. 417. 5 Tage nach stumpfem Bulbustrauma durch Faustschlag. Die Pupille ist entrundet, der Augendruck beträgt 5 mmHg. Das UBM soll eine fragliche Ziliarkörperbeteiligung klären

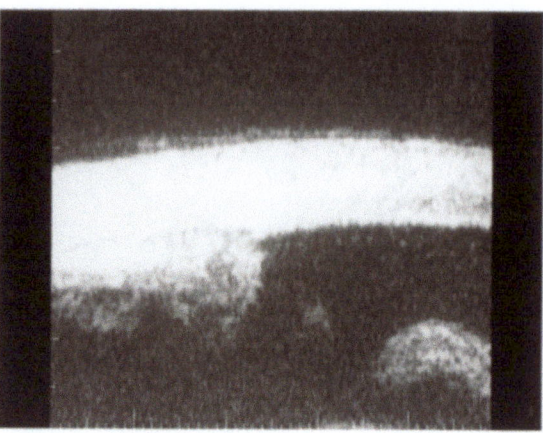

Abb. 418. Das UBM zeigt eine Iridodialyse bei zirkulär anliegendem Ziliarkörper

VERLAUF: Traumatische Zyklodialyse (Abb. 419–423)

Eine Linsenluxationen kann durch Zonulolyse nach stumpfem Trauma auftreten. Es können große Luxationen nachgewiesen werden oder auch nur diskrete Zeichen, wie Phako- oder Iridodonesis oder eine unterschiedliche Vorderkammertiefe, abhängig vom Ausmaß der Dislokation (**Abb. 424–428**).

Eine Oradialyse kann mit dem UBM ausgeschlossen werden. Dies ist nicht nur bei Einblutungen mit fehlender Einblickmöglichkeit wichtig, sondern auch, wenn die Pupille wegen Sphinkterläsionen möglichst nicht maximal weitgetropft werden sollte.

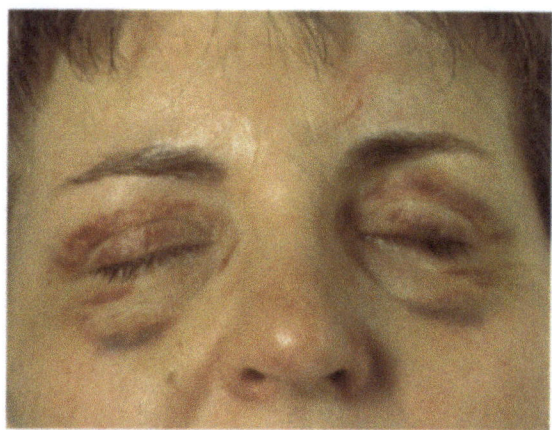

Abb. 419. Kontusionstrauma mit Lidhämatom durch Airbag gegen die eigene Brille

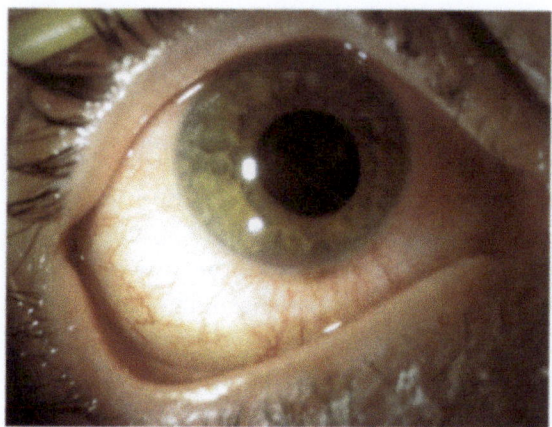

Abb. 420. Entrundete Pupille mit Vorderkammerblutung bei sehr tiefer Vorderkammer

3.4.1 Veränderungen durch stumpfe Verletzungen

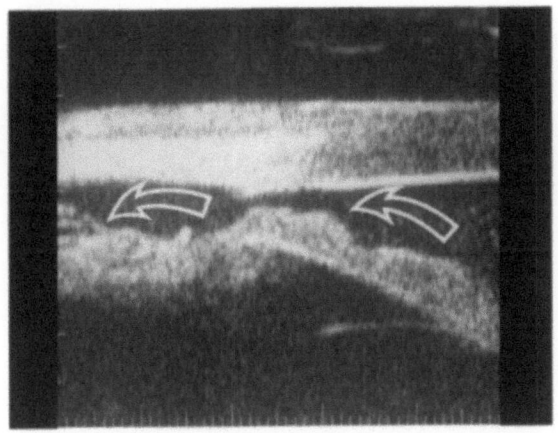

Abb. 421. Das UBM-Bild zeigt eine Zyklodialyse mit völliger Abtrennung des Ziliarkörpersehne vom Skleralsporn. Die Iris-Ziliarkörper-Verbindung ist intakt. Das Kammerwasser kann direkt in den suprachorioidalen Raum gelangen (*Pfeile*). Sanguiszellen flottieren in der Vorderkammer *rechts* im Bild

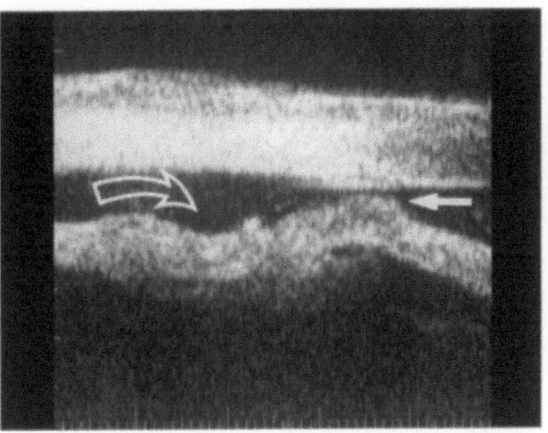

Abb. 422. UBM-Bild 3 Tage später. Der Zyklodialysespalt ist schmaler geworden (*gerader Pfeil*), die suprachorioidale Flüssigkeit sammelt sich vor dem Spalt und vergrößert die Aderhautdistanz geringfügig (*gebogener Pfeil*)

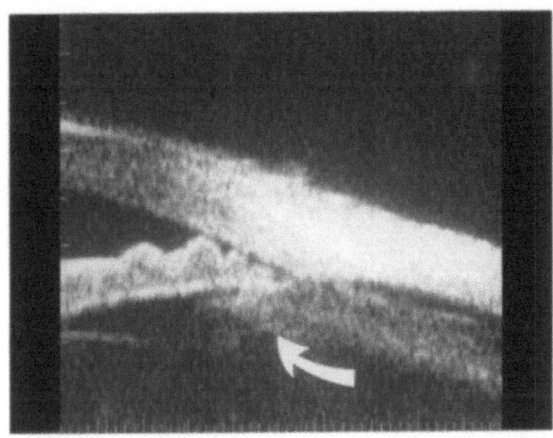

Abb. 423. 4 Wochen nach dem Trauma hat sich der Spalt im UBM nahezu völlig verschlossen. Die supraziliare Flüssigkeit drückt den Ziliarkörper nach anterior (*Pfeil*) und verengt den Kammerwinkel. Der Augendruck beträgt jetzt wieder 12 mmHg nach posttraumatisch hypotonen Werten 2–4 mmHg

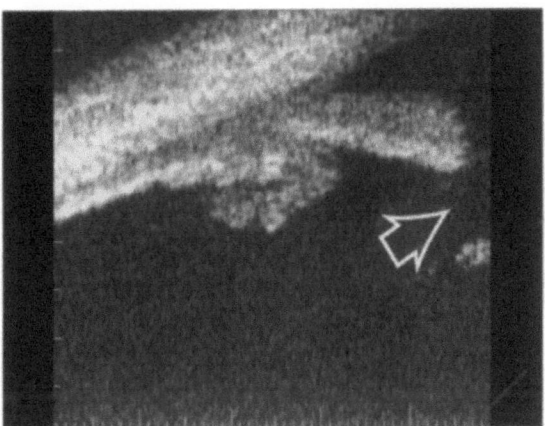

Abb. 424. Stumpfes Trauma durch Tritt auf die Zinken der liegenden Gartenharke. Als Verletzungsfolge ist nur eine diskrete Pupillenentrundung auffällig. In Mydriasis ist im UBM die Ruptur der Zonulafasern mit Linsensubluxation und der Übertritt von Glaskörper in die Vorderkammer (*Pfeil*) sichtbar

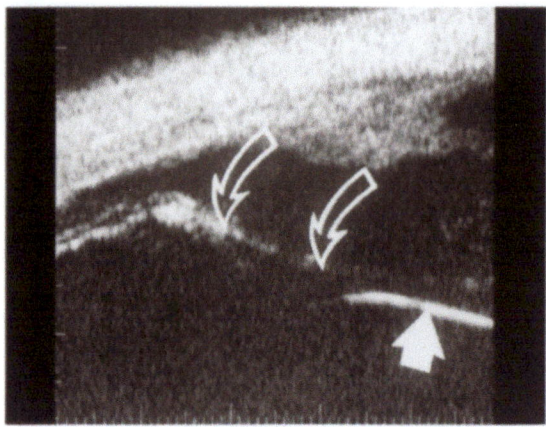

Abb. 425. Zustand nach Fahrradsturz mit stumpfem Trauma durch den Lenker. Dislozierte Kunstlinse im UBM mit einer Haptik (*breiter Pfeil*) auf der vorderen Glaskörpergrenzmembran (*transparente Pfeile*) liegend. Die Glaskörpergrenzmembran ist abgehoben und durch die Auflagerung von Sanguiszellen so deutlich sichtbar geworden

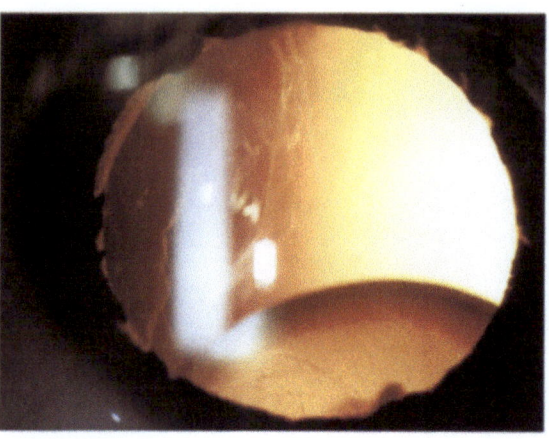

Abb. 426. Schwere Kontusion durch Verschluss einer explodierten Sprudelflasche mit Linsenluxation nach unten. Nach Resorption der Blutung war die dislozierte Linse sichtbar

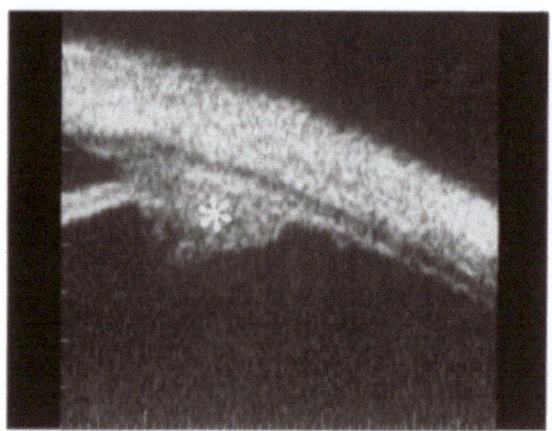

Abb. 427. Das UBM zeigt bei 12 Uhr den Ziliarkörper (*Stern*) ohne Zonulafasern und Linsenecho

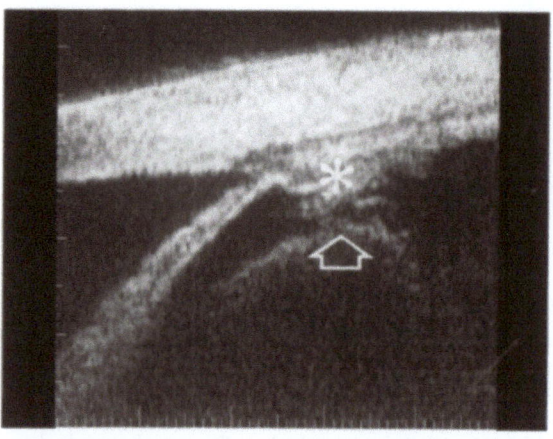

Abb. 428. Bei 6 Uhr im UBM liegt der Linsenäquator dem Ziliarkörper (*Stern*) auf. Die vorhandenen Zonulafasern sind komprimiert, halten die Linse (*Pfeil*) aber noch

3.4.2 Fremdkörper

Ein intraokularer Fremdkörper ist eine Komplikation eines okulären Traumas. Er sollte entfernt werden, da er zu Fibrinreaktionen, Infektionen oder auch Metalllosen (**Abb. 434**) führen kann. Die Lokalisation ist gestützt von der klinischen Untersuchung und bildgebenden Verfahren wie konventionelle Röntgendiagnostik, Computertomographie, Kernspintomographie und konventionellem Ultraschall. Gerade, wenn die eingesprengten Fremdkörper sehr klein sind, liegen sie jenseits des Auflösungsvermögens der genannten Verfahren [5]. Wenn Augengewebe lazeriert oder eröffnet ist, sollte immer ein intraokularer Fremdkörper ausgeschlossen werden. Der Einschusswinkel des Fremdkörpers gestattet eine gezielte Suche in der Verländerung dieser Strecke (**Abb. 432**).

Die Ultraschallbiomikroskopie ist nicht abhängig von einem metallischen Material des Fremdkörpers, um ihn sichtbar zu machen. In der Ul-

3.4.2 Fremdkörper

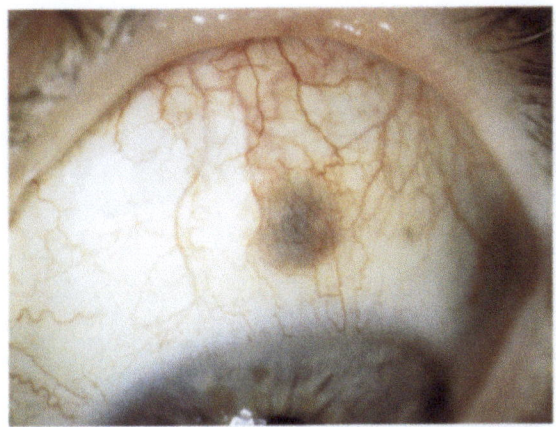

Abb. 429. Unbemerkte Fremdkörperverletzung. Die bräunliche Prominenz mit Größenzunahme kennzeichnet einen Rosthof um das eisenhaltige Fremdkörpermaterial

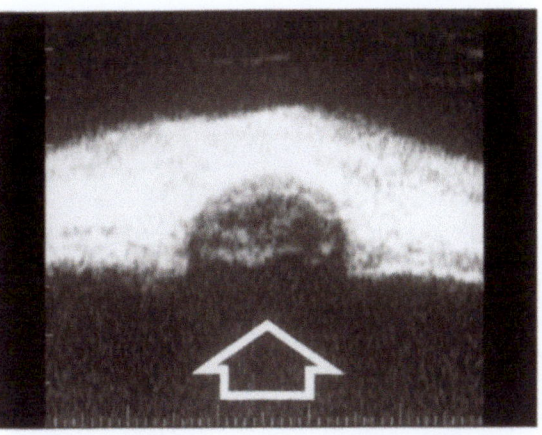

Abb. 430. Das UBM beweist den Fremdkörper durch den Schlagschatten (*Pfeil*). Der Befund hat eine Kapsel mit einer echoreiche Verdichtung des darüber liegenden Gewebes

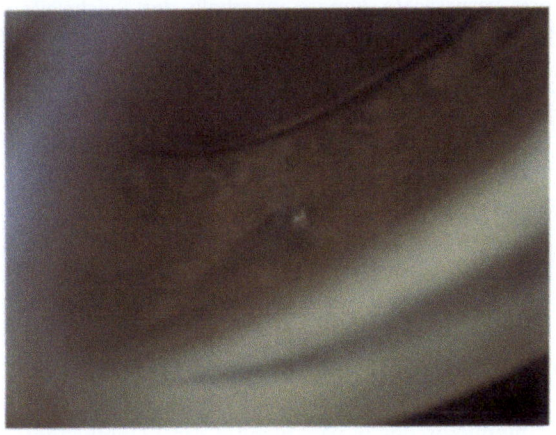

Abb. 431. Perforierende Verletzung mit intraokularem Fremdkörper – beim Flexen passiert. Der metallische Fremdkörper ist am 3. Tag nach Blutresorption auf der Irisvorderfläche auch sichtbar

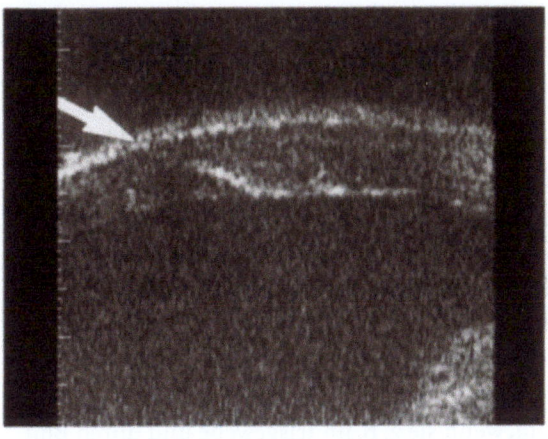

Abb. 432. Der Perforationskanal (*Pfeil*) in der Hornhaut wird im UBM gut sichtbar. Bei Verlängerung des Eintrittswinkels kann hier ein Fremdkörperbett lokalisiert werden. Beachtung finden muss jedoch die Kontraktilität der Iris und die damit verbundene Veränderung der Durchschuss- oder Aufschlagposition des Fremdkörpers

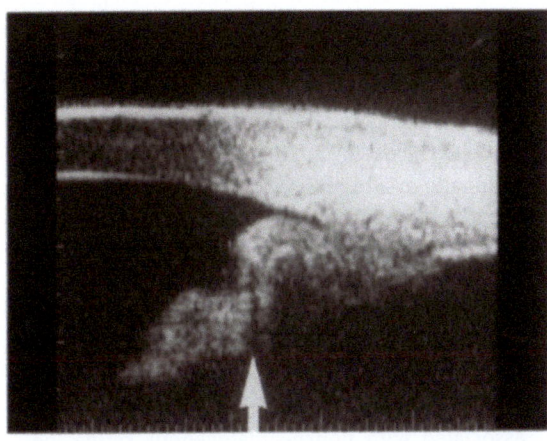

◁
Abb. 433. Das UBM zeigt den Schlagschatten des Fremdkörpers (*Pfeil*), der auf der Irisvorderfläche liegt. Iris in Mydriasis mit peripher konvexer Form

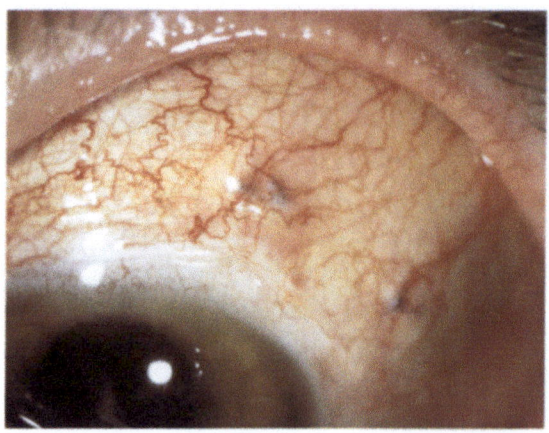 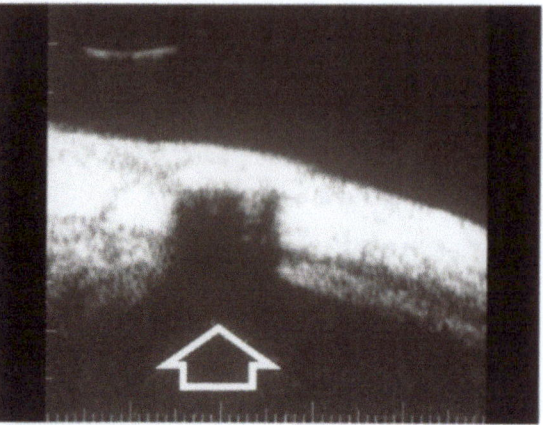

Abb. 434. 48-jähriger Mann mit einer Siderosis bulbi. Zustand nach Schlag gegen ein Rohr mit multiplen subkonjunktivalen Fremdkörpern vor einem Jahr

Abb. 435. Das UBM identifiziert diese Verfärbungen als schlagschattengebende (*Pfeil*) Fremdkörper. Konjunktival und subkonjunktival stellt sich eine hochreflexive abgegrenzte Struktur dar, die dem Fremdkörper und dem Rosthof des umgebenden Gewebes entspricht. Der intraokulare Fremdkörper, der die Siderosis verursachte, konnte innerhalb der Reichweite des UBM nicht gezeigt werden

traschallbiomikroskopie können sowohl metallische- als auch nichtmetallische Fremdkörper (Plastik oder Keramik [1]) dargestellt werden. Sie werden durch den Impedanzsprung hochreflexiv sichtbar – meist mit einem Schlagschatten (bei Holz oder Beton) und/oder Wiederholungsechos (bei Metall oder Glas). Kleinste Fragmente können in der Lokalisation sehr schwierig sein, wenn sie z. B. im Irisgewebe und durch Blut verborgen sind (**Abb. 429–435**).

Literatur

1. Barash D, Goldenberg-Cohen N, Tzadok D, Lifshitz T, Yassur Y, Weinberger D (1998) Ultrasound biomicroscopic detection of anterior ocular segment foreign body after trauma. Am J Ophthalmol 126(2):197–202
2. Berinstein DM, Gentile RC, Sidoti PA, Stegman Z, Tello C, Liebmann JM, Ritch R (1997) Ultrasound biomicroscopy in anterior ocular trauma. Ophthalmic Surg Lasers 28(3):201–7
3. Böker T, Sheqem J, Rauwolf M, Wegener A (1995) Anterior chamber angle biometry: a comparison of Scheimpflug photography and ultrasound biomicroscopy. Ophthalmic Res 27 Suppl 1:104–9
4. Caronia RM, Liebmann JM, Stegman Z, Sokol J, Ritch R (1996) Increase in iris-lens contact after laser iridotomy for pupillary block angle closure. Am J Ophthalmol 122(1):53–7
5. Deramo VA, Shah GK, Baumal CR, Fineman MS, Correa ZM, Benson WE, Rapuano CJ, Cohen EJ, Augsburger JJ (1998) The role of ultrasound biomicroscopy in ocular trauma. Trans Am Ophthalmol Soc 96:355–65
6. Garcia-Feijoo J, Martin-Carbajo M, Benitez del Castillo JM, Garcia-Sanchez J (1996) Ultrasound biomicroscopy in pars planitis. Am J Ophthalmol 121(2):214–5
7. Gentile RC, Berinstein DM, Liebmann J, Rosen R, Stegman Z, Tello C, Walsh JB, Ritch R (1998) High-resolution ultrasound biomicroscopy of the pars plana and peripheral retina. Ophthalmology 105(3):478–84
8. Gentile RC, Liebmann JM, Tello C, Stegman Z, Weissman SS, Ritch R (1996) Ciliary body enlargement and cyst formation in uveitis. Br J Ophthalmol 80(10):895–9
9. Gentile RC, Pavlin CJ, Liebmann JM, Easterbrook M, Tello C, Foster FS, Ritch R (1996) Diagnosis of traumatic cyclodialysis by ultrasound biomicroscopy. Ophthalmic Surg Lasers 27(2):97–105
10. Gentile RC, Stegman Z, Liebmann JM, Dayan AR, Tello C, Walsh JB, Ritch R (1996) Risk factors for ciliochoroidal effusion after panretinal photocoagulation. Ophthalmology 103(5):827–32
11. Geyer O, Neudorfer M, Rothkoff L, Michaeli-Cohen A, Lazar M (1998) Iris retraction syndrome associated with nonrhegmatogenous retinal detachment. Acta Ophthalmol Scand 76(5):617–9

12. Gohdo T, Tsukahara S (1996) Ultrasound Biomicroscopy of shallow anterior chamber in Vogt-Koyanagi-Harada syndrome. Am J Ophthalmol 122(1):112–4
13. Guthoff R, Pauleikhoff D, Hingst V (1999) Bildgebende Diagnostik in der Augenheilkunde. Enke, Stuttgart, S 90–96
14. Häring G, Nolle B, Wiechens B (1998) Ultrasound biomicroscopic imaging in intermediate uveitis. Br J Ophthalmol 82(6):625–9
15. Hoffer K (1993) Axial dimension of the human catarctous lens. Arch Ophthalmol 111:914–918
16. Ishikawa H, Esaki K, Liebmann JM et al. (1999) Ultrasound biomicroscopy dark room provocative testing: A quantitative method for estamating anterior chamber angles. Jpn J Ophthalmol 43(6): in press
17. Ishikawa H, Ritch R, Hoh ST et al. (1997) Iris volume before and after pupillary dilatation using ultrasound biomicroscopy. Invest Ophthalmol Vis Sci 38(Suppl):825
18. Karickhoff JR (1992) Pigmentary dispersion syndrome and pigmentary glaucoma: a new mechanism concept, a new treatment, and a new technique. Ophthalmic Surg 23(4):269–77
19. Kawano Y, Tawara A, Nishioka Y, Suyama Y, Sakamoto H, Inomata H (1996) Ultrasound biomicroscopic analysis of transient shallow anterior chamber in Vogt-Koyanagi-Harada syndrome. Am J Ophthalmol 121(6):720–3
20. Kishi A, Nao-i N, Sawada A (1996) Ultrasound biomicroscopic findings of acute angle-closure glaucoma in Vogt-Koyanagi-Harada syndrome. Am J Ophthalmol 122(5):735–7
21. Kobayashi H, Kobayashi K, Kiryu J, Kondo T (1999) Pilocarpine induces an increase in the anterior chamber angular width in eyes with narrow angles. Br J Ophthalmol 83(5):553–558
22. Kobayashi H, Ono H, Kiryu J, Kobayashi K, Kondo T (1999) Ultrasound biomicroscopic measurement of development of anterior chamber angle. Br J Ophthalmol 83(5):559–562
23. Kranemann CF, Pavlin CJ, Trope GE (1998) Ultrasound biomicroscopy in Sturge-Weber-associated glaucoma. Am J Ophthalmol 125(1):119–21
24. Krzystolik MG, Kuperwasser M, Low RM, Dreyer EB (1996) Anterior-segment ultrasound biomicroscopy in a patient with AIDS and bilateral angle-closure glaucoma secondary to uveal effusions. Arch Ophthalmol 114(7):878–9
25. Liebmann JM, Tello C, Chew SJ, Cohen H, Ritch R (1995) Prevention of blinking alters iris configuration in pigment dispersion syndrome and in normal eyes. Ophthalmology 102(3):446–55
26. Liebmann JM, Weinreb RN, Ritch R (1998) Angle-closure glaucoma associated with occult annular ciliary body detachment. Arch Ophthalmol 116(6):731–5
27. Marchini G, Babighian S, Tosi R, Bonomi L (1999) Effects of 0.2% brimonidine on ocular anterior structures. J Ocul Pharmacol Ther 15(4):337–44
28. Maruyama Y, Kimura Y, Kishi S, Shimizu K (1998) Serous detachment of the ciliary body in Harada disease. Am J Ophthalmol 125(5):666–72
29. Morinelli EN, Gentile R, Stegman Z, Liebmann JM, Shabto U, Ritch R (1996) Ultrasound biomicroscopic features of iris retraction syndrome. Ophthalmic Surg Lasers 27(4):257–62
30. Naumann GOH (1997) Pathologie des Auges. Springer, Berlin, S 1264–70
31. Panek WC, Christensen RE, Lee DA, Fazio DT, Fox LE, Scott TV (1990) Biometric variables in patients with occludable anterior chamber angles. Am J Ophthalmol 110(2):185–8
32. Pavlin CJ, Easterbrook M, Harasiewicz K, Foster FS (1993) An ultrasound biomicroscopic analysis of angle-closure glaucoma secondary to ciliochoroidal effusion in IgA nephropathy. Am J Ophthalmol 15;116(3):341–5
33. Pavlin CJ, Foster FS (1998) Ultrasound biomicroscopy. High-frequency ultrasound imaging of the eye at microscopic resolution. Radiol Clin North Am36(6):1047–58
34. Pavlin CJ, Foster FS (1995) Ultrasound biomicroscopy of the eye. Springer, Berlin Heidelberg New York, S 50–60
35. Pavlin CJ, Harasiewicz K, Foster FS (1995) An ultrasound biomicroscopic dark-room provocative test. Ophthalmic Surg 26(3):253–5
36. Pavlin CJ, Macken P, Trope GE, Harasiewicz K, Foster FS (1996) Accommodation and iridotomy in the pigment dispersion syndrome. Ophthalmic Surg Lasers 27(2):113–20
37. Postel EA, Assalian A, Epstein DL (1996) Drug-induced transient myopia and angle-closure glaucoma associated with supraciliary choroidal effusion. Am J Ophthalmol 122(1):110–2
38. Potash SD, Tello C, Liebmann J, Ritch R (1994) Ultrasound biomicroscopy in pigment dispersion syndrome. Ophthalmology 101(2):332–9
39. Sakuma T, Sawada A, Yamamoto T, Kitazawa Y (1997) Appositional angle closure in eyes with narrow angles: an ultrasound biomicroscopic study. J Glaucoma 6(3):165–9
40. Schroeder W, Fischer K, Erdmann I, Guthoff R (1999) Ultrasound biomicroscopy and therapy of malignant glaucoma. Klin Monatsbl Augenheilkd 215(1):19–27
41. Shields MB, Krieglstein GK Glaukom - Grundlagen Differentialdiagnose Therapie. Springer, Berlin Heidelberg NewYork, S. 161 ff

42. Sokol J, Stegman Z, Liebmann JM, Ritch R Location of the iris insertion in pigment dispersion syndrome. Ophthalmology 103(2):289–93
43. Spaeth GL, Aruajo S, Azuara A (1995) Comparison of the configuration of the human anterior chamber angle, as determined by the Spaeth gonioscopic grading system and ultrasound biomicroscopy. Trans Am Ophthalmol Soc 93:337–47; discussion 347–51
44. Stegman Z, Sokol J, Liebmann JM, Cohen H, Tello C, Ritch R (1996) Reduced trabecular meshwork height in juvenile primary open-angle glaucoma. Arch Ophthalmol 114(6):660–3
45. Tello C, Liebmann J, Potash SD, Cohen H, Ritch R (1994) Measurement of ultrasound biomicroscopy images: intraobserver and interobserver reliability. Invest Ophthalmol Vis Sci 35(9):3549–52
46. Trope GE, Pavlin CJ, Bau A, Baumal CR, Foster FS (1994) Malignant glaucoma. Clinical and ultrasound biomicroscopic features. Ophthalmology 101(6):1030–5
47. Urbak SF (1998) Ultrasound biomicroscopy. I. Precision of measurements. Acta Ophthalmol Scand 76(4):447–55
48. Urbak SF (1999) Ultrasound biomicroscopical study of the irido-corneal angle in dominant juvenile open-angle glaucoma, in POAG, and in normal eyes. Acta Ophthalmol Scand 77(2):160–4
49. Urbak SF (1999) Ultrasound biomicroscopy. III. Accuracy and agreement of measurements. Acta Ophthalmol Scand 77(3):293–7
50. Urbak SF, Pedersen JK, Thorsen TT (1998) Ultrasound biomicroscopy. II. Intraobserver and interobserver reproducibility of measurements. Acta Ophthalmol Scand 76(5):546–9

4 Postoperative Diagnostik

Die postoperative Diagnostik erfordert den höchsten Grad an Erfahrung in der Ultraschallbiomikroskopie. Nicht nur die genaue Kenntnis des Normalbefundes und der Veränderungen im Erkrankungsfall sind wichtig, sondern auch das Wissen um operationsbedingte Veränderungen und ihren ultraschallbiomikroskopischen Aspekt. Über die Durchführung einer Grunduntersuchung mit dem UBM hinaus ist die gezielte Suche bei bestimmten Operationstechniken entscheidend. Zum Beispiel erfordert eine Hypotonie nach Vitrektomie nicht nur die Untersuchung des Ziliarkörpers und der angrenzenden Netzhaut/Aderhaut, sondern auch die Darstellung der Sklerotomien mit Untersuchung auf eine mögliche Fistulation. Überdies erfordert die Sonographie am hypotonen Auge viel Übung (**Abb. 436, 437**).

Die Untersuchung der operativen Zugänge gehört immer zu einem postoperativen Befund dazu. Nicht immer sind die Nahtprobleme so offensichtlich wie in Abb. 436.

Narbige Veränderungen sind immer schwierig einzuschätzen, da die postoperative Umstrukturierung des Kollagengewebes individuell unterschiedlich sein kann. Die damit verbundene Reflexivitätserhöhung erschwert die Unterscheidung von den übrigen echoreichen Augenstrukturen (z. B. Sklera; **Abb. 438, 439**).

Andere postoperative Veränderungen imponieren schon makroskopisch und erfahren über das UBM die Bestätigung der Verdachtsdiagnose. Bei Epithelimplantationszysten z. B. haben sich eine reflexreiche, dicke Zystenwand und frei flottierende reflexreiche Zellen im Zystenlumen als charakteristisch erwiesen [24] (**Abb. 440-443**).

Neben dieser gezielten Diagnostik bewährt sich das UBM bei dichten Hornhauttrübungen, die eine Einschätzung des Vorderabschnitts erschweren. Insbesondere vor einer (weiteren) chirurgischen Intervention ist es für die operative Planung sehr hilfreich.

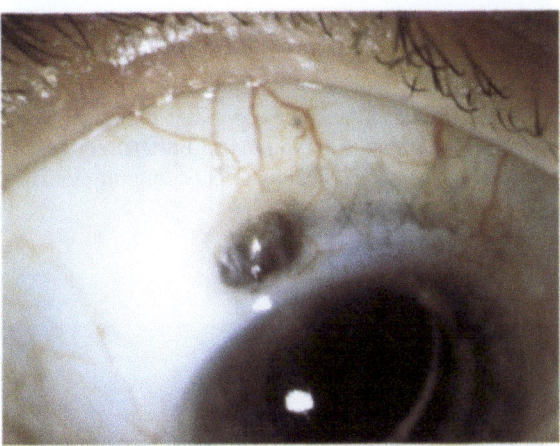

Abb. 436. Wundprobleme nach Phako-Kataraktextraktion vor 2 Monaten. V. a. Irisinkarzeration. Die Naht ist gelockert, der Problembereich ist seitlich neben dem Nahtverschluss entstanden

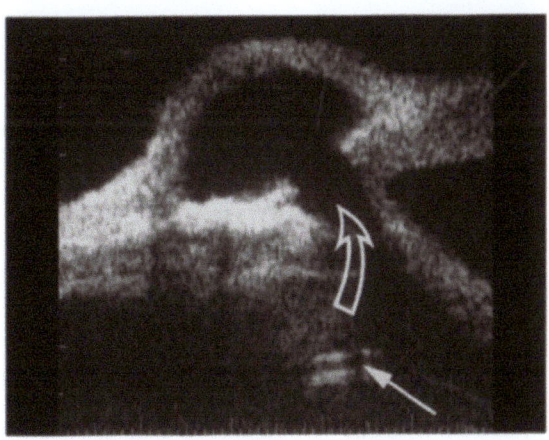

Abb. 437. Das UBM beweist die Irisinkarzeration und zeigt die direkte Verbindung zur Hinterkammer (*gebogener Pfeil*) mit Perforationsgefahr. Die Kunstlinsenbügel sind im Kapselsack sichtbar (*kleiner Pfeil*)

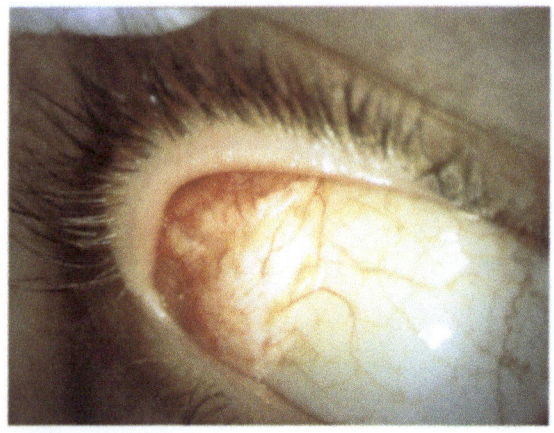

Abb. 438. Bindehautaufwerfung in der temporal oberen Zirkumferenz. Zustand nach Entfernung eines Fettprolaps. Jetzt V. a. Rezidiv (DD Fadengranulom)

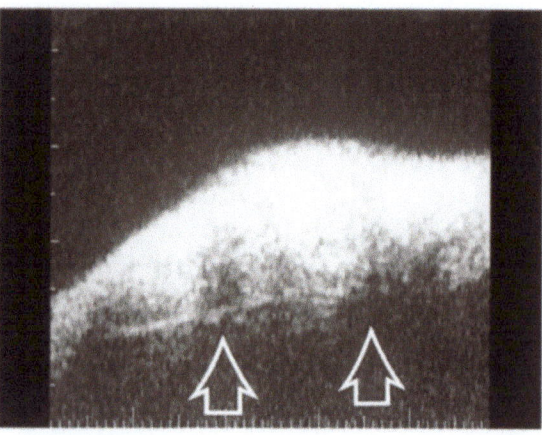

Abb. 439. Im UBM stellt sich der Befund als hyperreflexive Auflagerung dar. Die Schlagschatten (*Pfeile*) korrespondieren mit Fadenmaterial und machen ein Fadengranulom wahrscheinlich

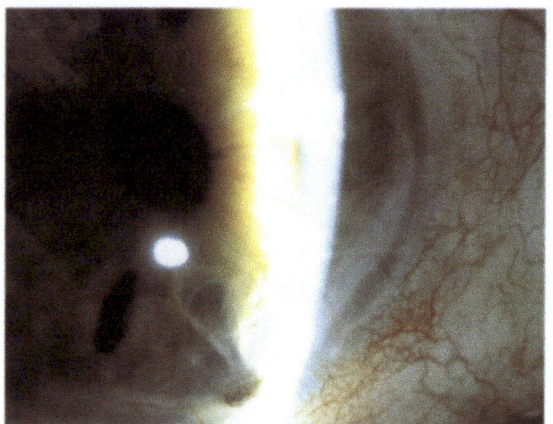

Abb. 440. 56-jähriger Mann nach mehrfacher Operation wegen Amotio und Glaukom. Basale Iridektomie bei 12 Uhr, Andoiridektomie bei 7 Uhr und eine anteriore Synechierung zu einem Vorderkammerpunktionskanal bei 6 Uhr, mit Irisgewebe im Wundspalt

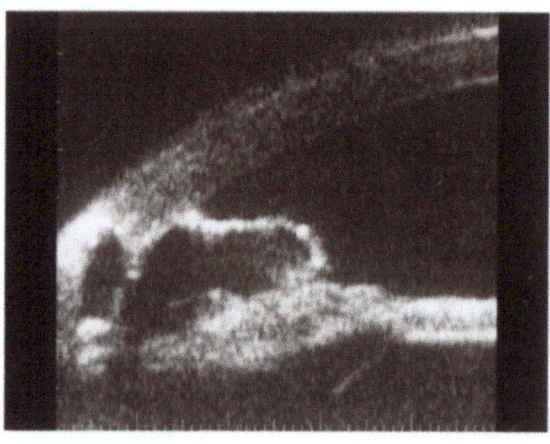

Abb. 441. Das UBM zeigt zystische Veränderungen der Iris in der Nähe zu diesem Punktionskanal

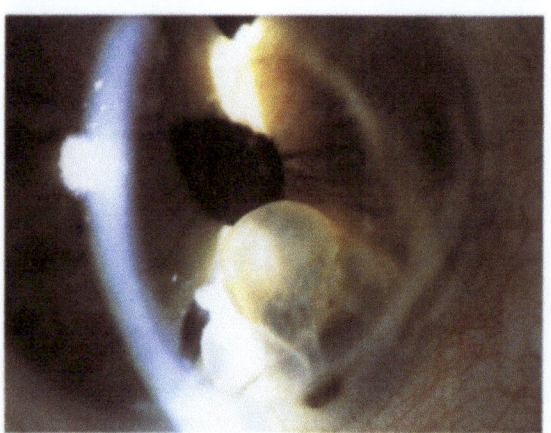

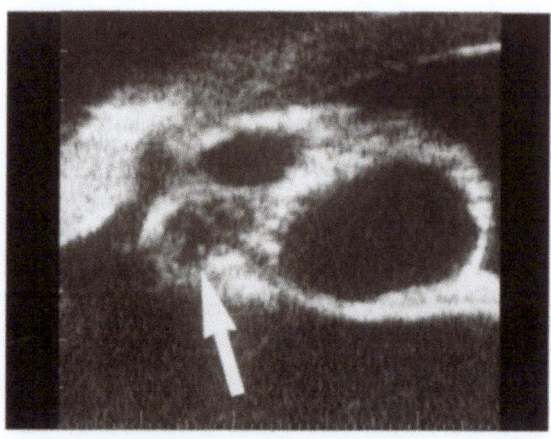

4.1 Tumornachsorge

Die Ultraschallbiomikroskopie kann alle Tumoren des Vorderabschnitts detailliert darstellen, wobei diese Bildgebung im konventionellen Ultraschall in weniger als 50% gelingt [33]. Schwierigkeiten gibt es bei sehr großen Tumoren, deren Größe den Bildausschnitt von 5×5 mm überschneidet. In diesen Fällen ist eine Größenbestimmung mit dem konventionellen A- und B-Bild sinnvoller. Das UBM ist dennoch nicht überflüssig, da eine mögliche Sklerainfiltration besser dargestellt werden kann.
Nach Bestrahlung (Kontaktbestrahlung oder ab externo) sollen die Tumorprominenz und -ausdehnung im Verlauf beobachtet werden, um zu dokumentieren, dass der Tumor auch strahlensensibel mit einer Größenabnahme reagiert (s. Abb. 452–456). 3 Monate nach Abschluss der Therapie sollte die erste Kontrolle erfolgen, um klinisch die Bestrahlungsnarbe zu kontrollieren und um sicherzustellen, dass der Tumor in toto erfasst wurde. Im UBM ist meist noch kein deutlicher Rückgang der Tumorhöhe messbar. Erst bei der nächsten Kontrolle – 6 Monate nach Therapie – nimmt die maximale Tumorprominenz bei Wirkung der Behandlung ab.

VERLAUF: Aderhauttumortherapie mit Kontaktbestrahlung **(Abb. 444–448, S. 134–135)**

Die weiteren Untersuchungsabstände bei Rückgang der Tumorhöhe betragen 3 Monate im ersten Jahr, dann halbjährlich, bis keine wesentliche Tumorprominenz mehr messbar ist. Das "ausgebrannte" Stadium der "grauen Maus" kann lebenslang eine geringe Resthöhe bedeuten **(Abb. 448, 451)**. Falls eine funduskopische Kontrolle schwierig ist, sollte auch in diesem inaktiven Tumorstadium mit dem UBM ein mögliches Rezidiv jährlich ausgeschlossen werden **(Abb. 449, 450)**.
Es empfiehlt sich, sowohl die alleinige maximale Tumorprominenz als auch die maximale Tumorhöhe unter Einbeziehung der Sklera zu bestimmen. Unter der Bestrahlung wird der Tumor echoreicher und die Abgrenzung zur Sklera ist nicht mehr so deutlich; damit wird die Messung ungenauer, wenn man die reine Tumorhöhe bestimmt. Unter Einbeziehung der Sklera in die Ausmessung wird dieses Problem umgangen.
Gleiches gilt für die Tumorbehandlung mit Kryotherapie oder Laserkoagulation. Hier kann eine deutliche Größenreduktion schon bei der ersten Kontrolle der Tumorprominenz 6 Wochen nach Therapie sichtbar sein. Kontrollen bei Verdacht auf mögliche Komplikationen wie Aderhautschwellungen mit Effusionsproblematik oder sklerale Einschmelzungen [40] können auch schon früher nötig werden.

◁
Abb. 442 *(links).* Eineinhalb Jahre später haben diese Zysten an Größe zugenommen

Abb. 443 *(rechts).* Auch das UBM dokumentiert diese Größenzunahme, zeigt aber innerhalb einer dieser Zysten Zellen *(Pfeil)*, die den entscheidenden Hinweis für eine Epithelinvasion geben (vgl. auch Abb. Trauma)

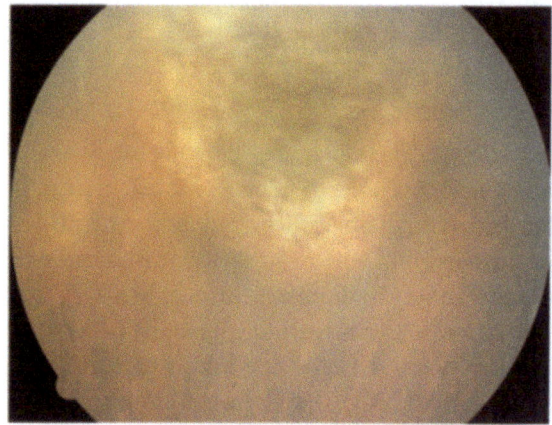

Abb. 444. Zufallsbefund eines pigmentierten Aderhauttumors bei einer 67-jährigen Frau

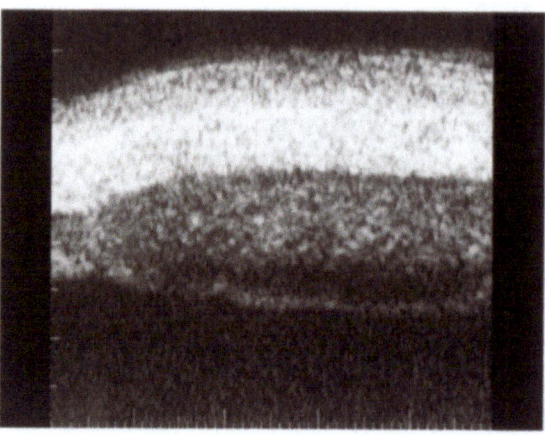

Abb. 445. Das UBM weist eine mittelreflexive Aderhautprominenz von 1,34 mm aus. Verdacht auf ein Melanom – die Skleragrenze ist intakt

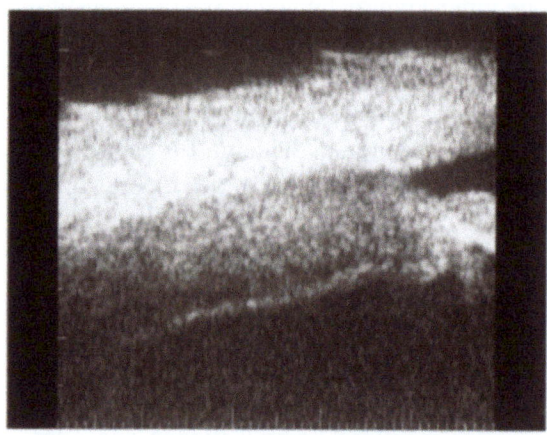

Abb. 446. Der Ziliarkörper ist mit betroffen, max. Prominenz beträgt hier 1,14 mm. Das rückwärtige Irispigmentblatt hat keine scharfe Abgrenzung mehr

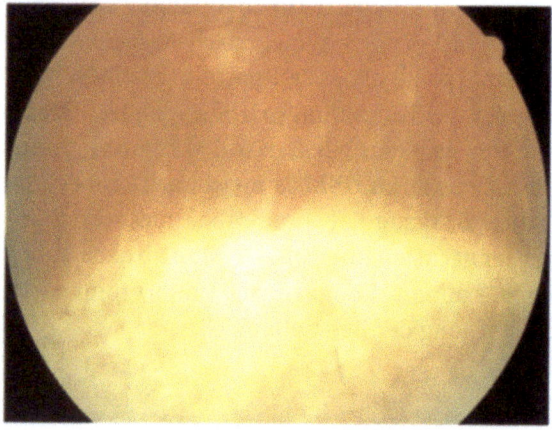

Abb. 447. Eineinhalb Jahre nach Radiatio sind Aderhaut und Tumor atrophisch

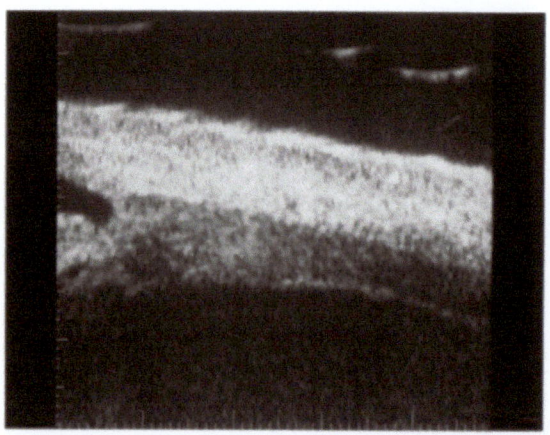

◁

Abb. 448. Auch im Ziliarkörperbereich zeigt das UBM einen rückläufigen Befund. Die maximale Prominenz beträgt hier nur noch 0,46 mm. Die niedrige Tumorprominenz beweist das Ansprechen des Tumors auf die Strahlentherapie

4.1 Tumornachsorge

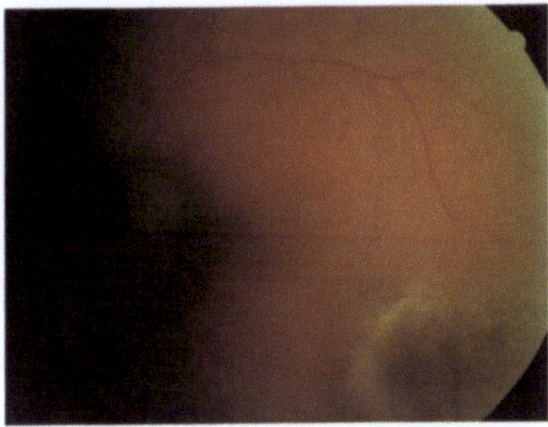

Abb. 449. Pigmentierter Ziliarkörpertumor vor Kontaktbestrahlung mit Ruthenium

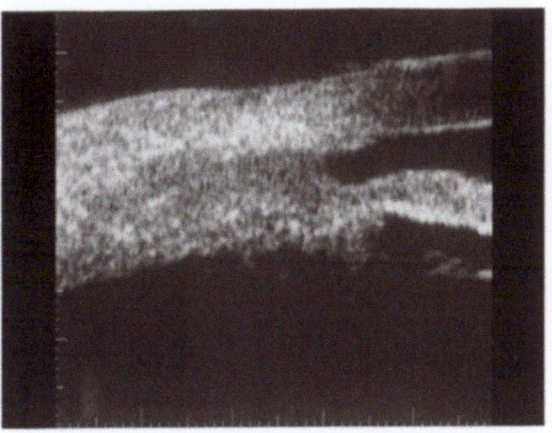

Abb. 450. Für die Erkennung von Detailstrukturen wurde im UBM eine niedrigere Aufnahmeempfindlichkeit von 60 dB gewählt

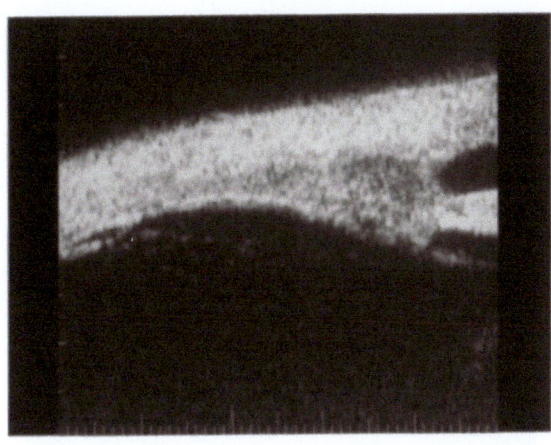

◁
Abb. 451. 2 Jahre nach Radiato ist der Tumor nahezu nicht mehr nachweisbar. Es sind Glaskörperschlieren mit geringer Traktion zu erkennen

Die Integrität der Sklerastruktur muss neben der Tumorkonfiguration immer Beachtung finden, da sich ein mögliches intrasklerales Rezidiv ausbilden kann (Abb. 464–466).
Nach Tumorresektion ist ebenfalls eine Tumornachsorge wichtig, da sich an den Resektionsrändern oder in der Tiefe ein Rezidiv bilden kann. Insbesondere nach Irisresektionen sind zwar die verbliebenen Irisränder auch der spaltlampenmikroskopischen Betrachtung zugänglich, der retroiridale Bereich und die Irisbasis mit der angrenzenden Pars plicata können aber oft nicht eingesehen werden. Auch im UBM wird die Einschätzung des Befunds durch die operativen und physiologischen Veränderungen erschwert.
In Abb. 472 ist nach der Sektorresektion eine tumorverdächtige retroiridale Raumforderung zu beobachten, die aber im Verlauf unverändert bleibt und einer hypertrophierten Ziliarkörperzotte (gleiches Echomuster wie die Pars plicata) entsprechen könnte.

VERLAUF: Aderhauttumortherapie mit Kryo- und Laserkoagulation (Abb. 452–456, S. 136)

4 Postoperative Diagnostik

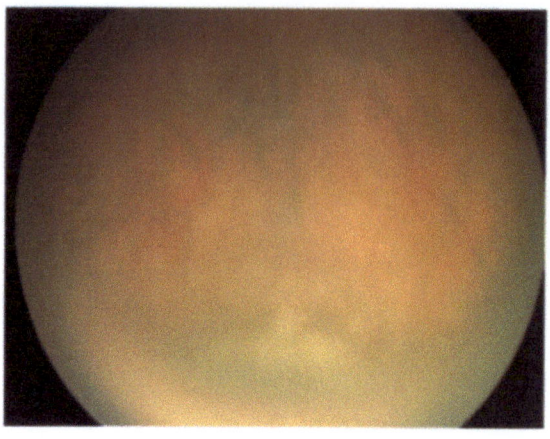

Abb. 452. 78-jähriger Mann mit einem pigmentierten Aderhauttumor

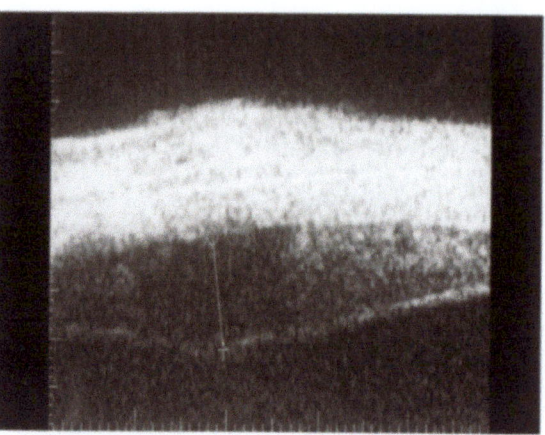

Abb. 453. Der Prozess stellt sich als mittelreflexiv und flach prominent dar. Die Basis kann nicht vollständig im UBM-Bild erfasst werden, da sie größer ist als 5 mm. Es sind keine Infiltrationszeichen sichtbar. Die Gates messen die Tumorhöhe ohne Sklerahöhe

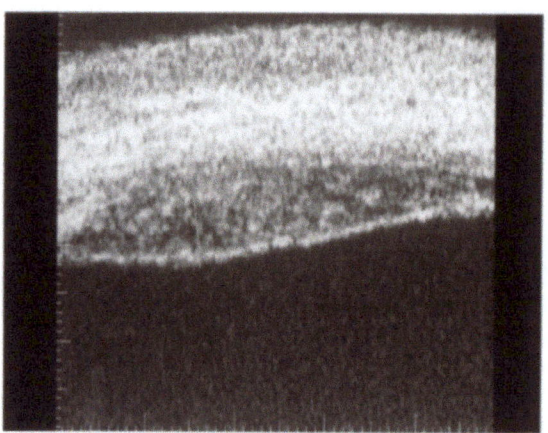

Abb. 454. 3 Monate nach Exokryotherapie und ergänzender Laserkoagulation. Die Sklera ist im UBM nach der Behandlung etwas aufgelockert und geringfügig verdickt, der Tumor ist etwas dichter und flacher

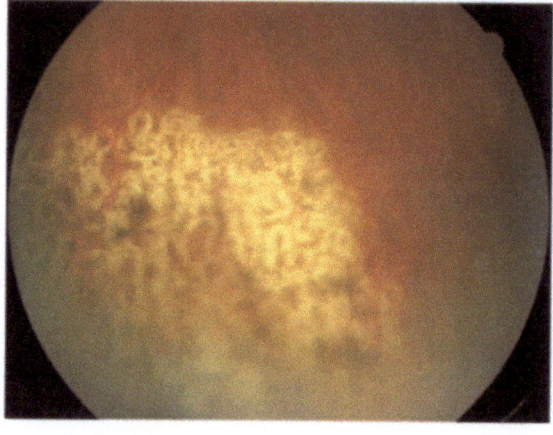

Abb. 455. 2 Jahre nach Therapie ist am Fundus nur nach eine Aderhautatrophie mit einem kleinen Tumorrest sichtbar

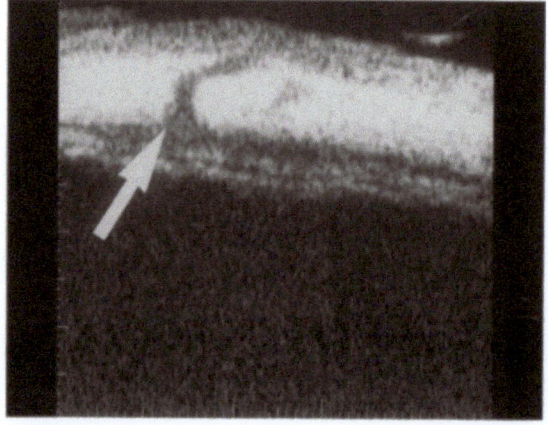

Abb. 456. UBM-Bild des Tumorrests mit der maximalen Prominenz von 0,41 mm. Das Gewebe ist hyporeflexiv durch die Schallabschwächung. Die Sklerastruktur ist jetzt dichter und flacher als im Ausgangsbefund. Hier zeigt sich kein Infiltrationszeichen, sondern eine V. perforans – erkennbar an der glatt begrenzten geschwungenen Form in typischer Lokalisation *(Pfeil)*

◁

VERLAUF: Ziliarkörpermelanomtherapie mit Kontaktbestrahlung (Abb. 457–466, S. 137-138)

4.1 Tumornachsorge

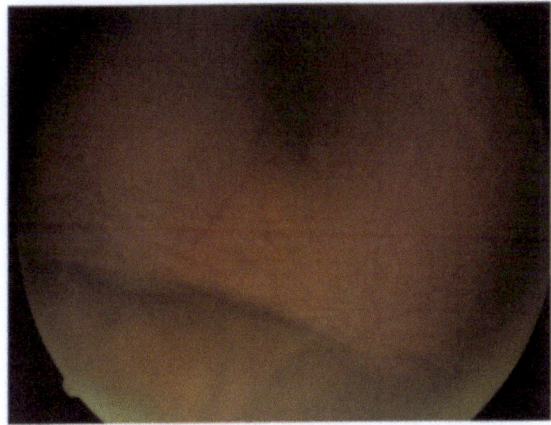

Abb. 457. 80-jährige Patientin stellt sich wegen "Verzerrtsehens" vor. Im peripheren Netzhaut-Aderhaut-Bereich ist ein großer Tumor mit Aderhautfältelung durch Exsudationen sichtbar

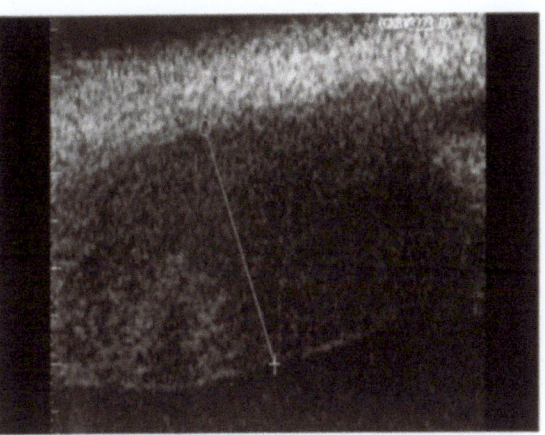

Abb. 458. Das UBM zeigt einen mittel- bis hyporeflexiven Ziliarkörpertumor mit der maximalen Prominenz von 2,59 mm. Die Abgrenzung zur Sklera ist unscharf, der Fokus liegt aber tief im Bild, um den gesamten Tumor zu erfassen. Die sichtbaren Gates messen die Tumorprominenz ohne Sklera

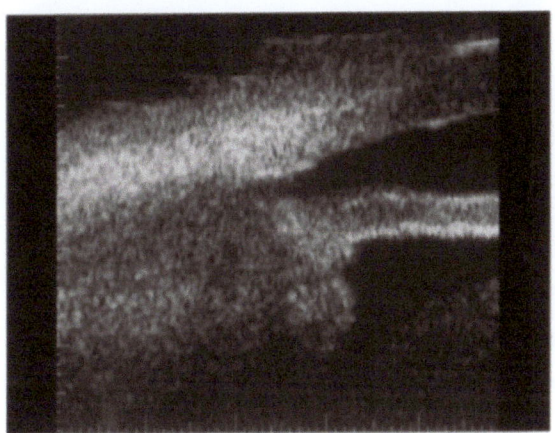

Abb. 459. Der ganze Ziliarkörper ist betroffen und von mittelreflexiven Tumormassen infiltriert

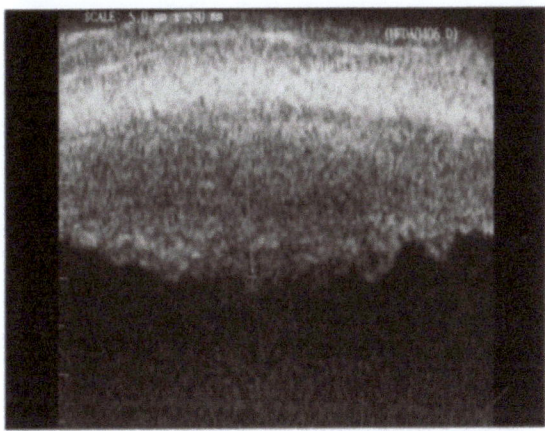

Abb. 460. Der UBM-Befund 9 Monate nach Ruthenium-Kontaktbestrahlung. Die Tumorhöhe hat deutlich abgenommen (1,83 mm ohne Sklera), die Reflexivität hat zugenommen

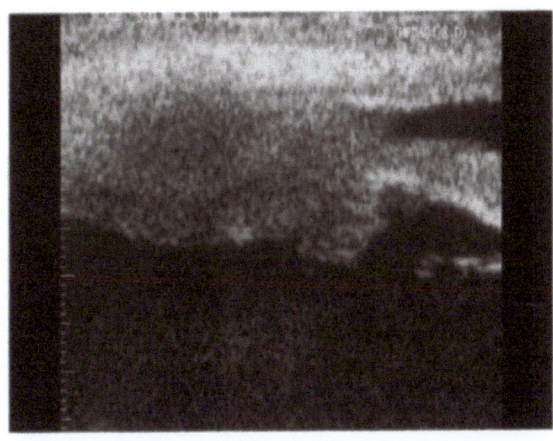

◁

Abb. 461. In der UBM-Abbildung des Ziliarkörperbereichs wird die Abgrenzung zur Sklera im *linken Bildrand* unscharf

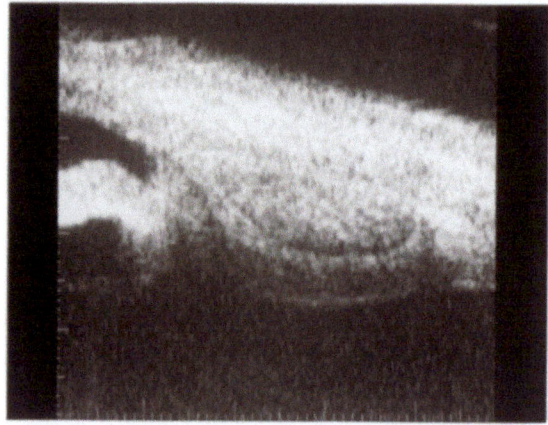

Abb. 462. UBM-Bild: 18 Monate nach Bestrahlung scheint sich der Prozess im Ziliarkörper eher abzukapseln

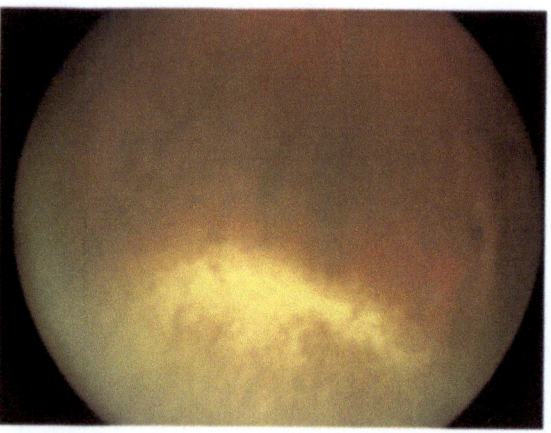

Abb. 463. Nach 3,5 Jahren ist am Fundus die Aderhautnarbe nach der Radiatio zu sehen

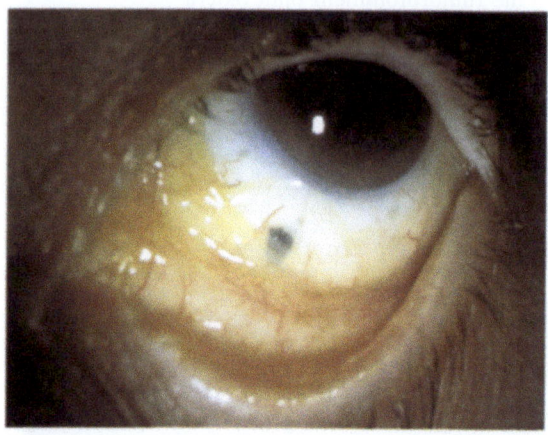

Abb. 464. Von der Patientin wird die dunkle Verfärbung auf der Sklera entdeckt

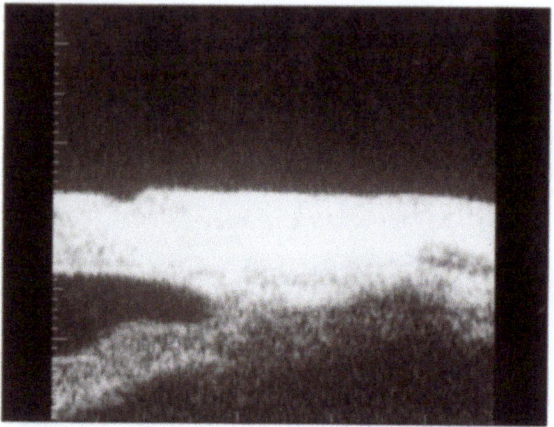

Abb. 465. Das UBM zeigt die Sklerainfiltration als hypodenses Areal nahe dem Bereich, der zuvor schon nicht glatt abzugrenzen war – direkt am *rechten Bildrand*

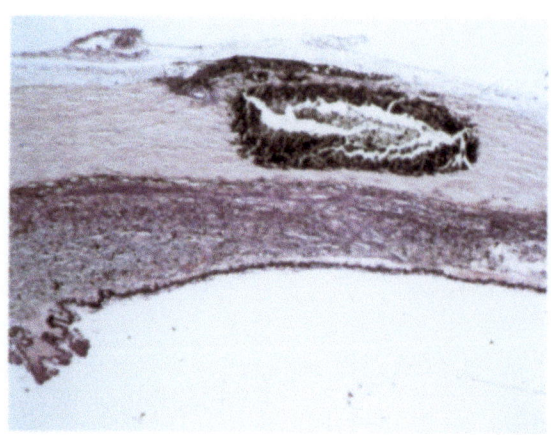

◁

Abb. 466. Ein histologischer Schnitt der zellreichen Sklerainfiltration mit stark pigmentierten Melanomzellen. Der Kammerwinkel ist *links* im Bild

VERLAUF: Irismelanom und Resektion
(Abb. 467–472)

Die Organveränderungen nach einer Tumorresektion mit Vitrektomie, Sektoriridektomie und Silikonölauffüllung sind entsprechend ausgedehnter. Der Vorteil der Ultraschallbiomikroskopie ist die Befundbetrachtung ab externo, sodass trotz störendem Silikonölspiegel das Tumorbett kontrolliert werden kann (Abb. 475).

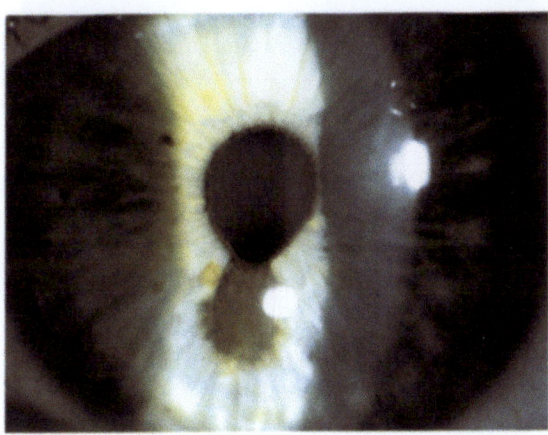

Abb. 467. Pigmentierter Iristumor am Pupillarsaum bei einer 55-jährigen Frau (standardisierte Miosis)

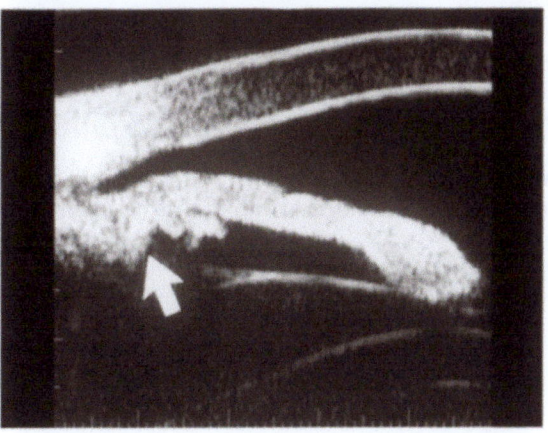

Abb. 468. Der Tumor erscheint im UBM als knotige Irisauftreibung mit hochreflexiven oberflächlichen Anteilen und mittelreflexiven tieferen Anteilen. Auffälliger Aspekt des Ziliarkörpers mit aberrierenden Zotten bis an die Irisrückfläche (*Pfeil*)

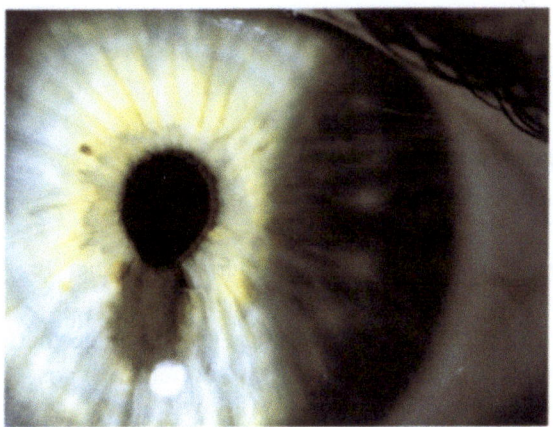

Abb. 469. 6 Monate später nur geringe Größenzunahme in der vertikalen Ausdehnung im Fotovergleich

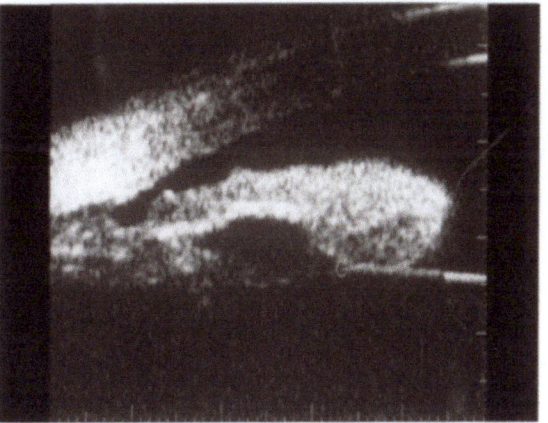

Abb. 470. Das UBM zeigt deutlicher als das Foto eine Größenzunahme der Tiefenausdehnung. Die Schichtung mit der hyperreflexiven oberen Lage und unregelmäßigen unteren Lage kommt noch besser zur Darstellung

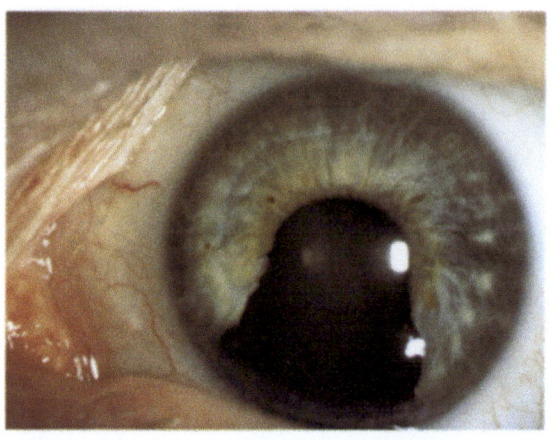

Abb. 471. Befund 6 Monate nach sektorförmiger Irisresektion. Die Histologie bewies ein Irismelanom

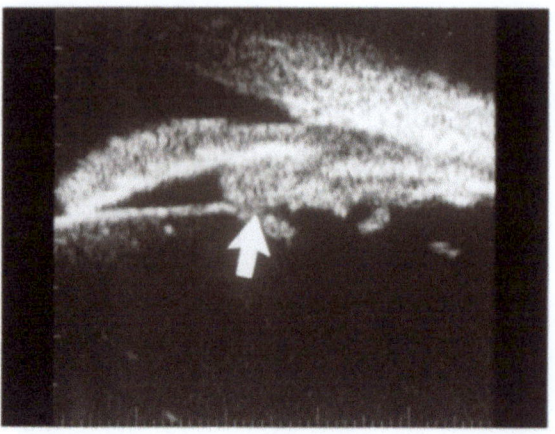

Abb. 472. UBM-Kontrolle der angrenzenden Irisschenkel zum Ausschluss eines Rezidives. Bei 7 Uhr stellt sich eine auffällige periphere retroiridale Verdickung dar, die dem Ziliarkörper zugehörig zu sein scheint (*Pfeil*). In Anbetracht der aberrierenden Zotten könnte es eine hyperplastische Veränderung sein (DD Melanomrezidiv). Bei den Kontrollen ist der Befund über 9 Monate unverändert

VERLAUF: Ziliarkörpermelanom und Endoresektion (Abb. 473–478)

Eine Frühdiagnostik einzelner verbliebener Tumorzellen gelingt bei begrenzter Bildvergrößerung nicht. Größere Tumorreste, besonders bei auffallend hoher Reflexivität, können auch postoperativ gesehen werden (**Abb. 479–482**).

▷

Abb. 477 *(links)*. Anfänglich vierteljährliche UBM-Kontrolle des Resektionsgebietes (*Pfeile*) und der Randstrukturen zum Ausschluss eines Rezidivs

Abb. 478 *(rechts)*. Derzeit halbjährliche UBM-Kontrollen des Resektionsrandes (*Pfeil*) zwei Jahre nach Resektion

4.1 Tumornachsorge

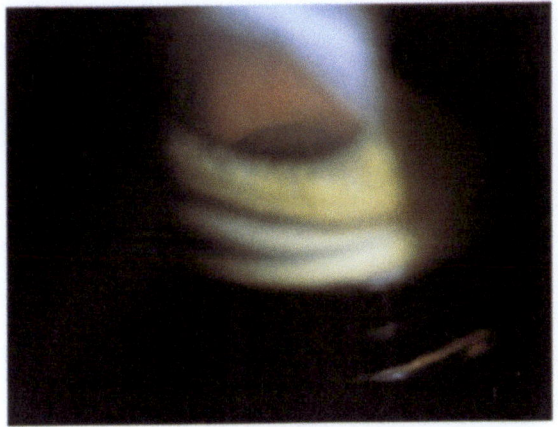

Abb. 473. 58-jährige Patientin mit Ziliarkörpermelanom. Unauffälliger Vorderabschnittsbefund mit Visus 1,0. Untersuchung wegen Photopsien. In der Funduskopie in Mydriasis peripherer Ausläufer eines pigmentierten Tumors sichtbar

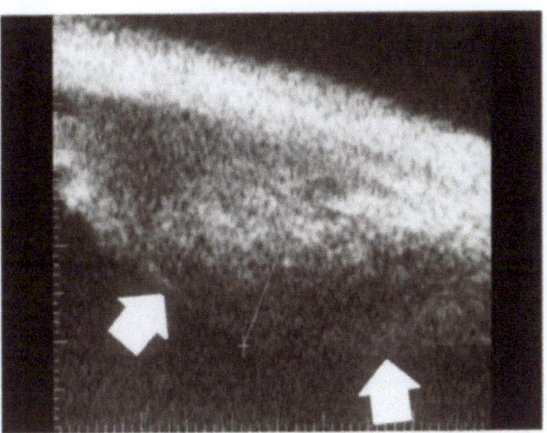

Abb. 474. Das UBM bestätigt den Verdacht eines Ziliarkörpermelanoms (*Pfeile*). Die Skleragrenze ist intakt. Der Kammerwinkel wird am *linken Bildrand* gerade eben sichtbar – der Tumor infiltriert die Irisbasis

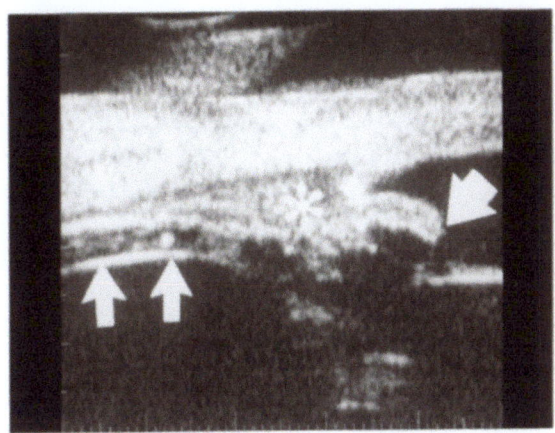

Abb. 475. Befund nach En-bloc-Resektion, Vitrektomie, Silikonölauffüllung (*Pfeile* markieren den Ölspiegel) und Kontaktbestrahlung. UBM-Befund vom Resektionsrand – die Iris wird gerade eben wieder sichtbar (*breiter Pfeil*). Der Ziliarkörper ist in diesem Bereich unauffällig dargestellt (*Stern*)

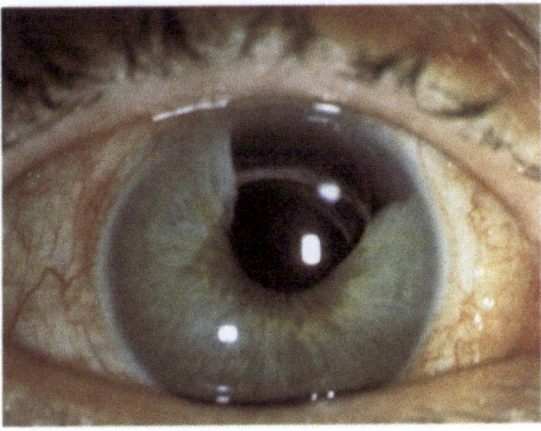

Abb. 476. Im Verlauf folgen Ölablassung und Phakoemulsifikation mit Hinterkammerlinsenimplantation 1 Jahr nach Tumorresektion – Visus 0,7

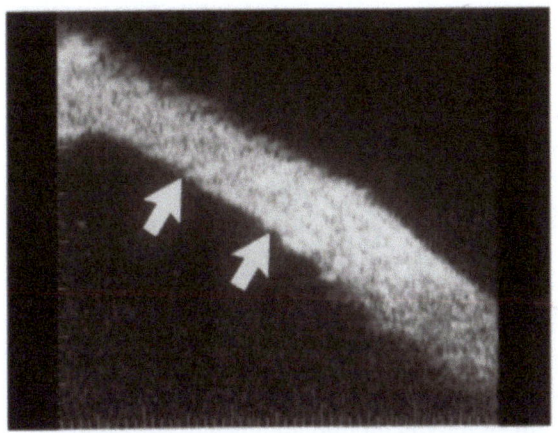

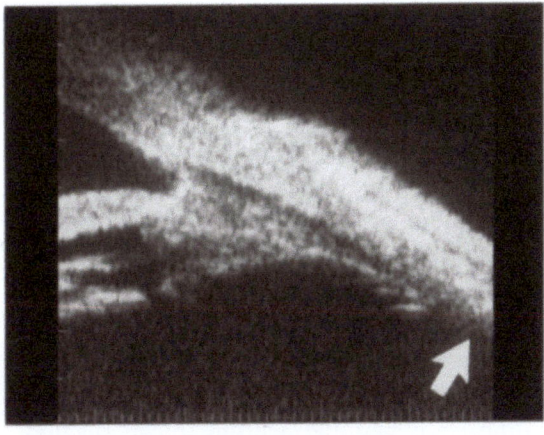

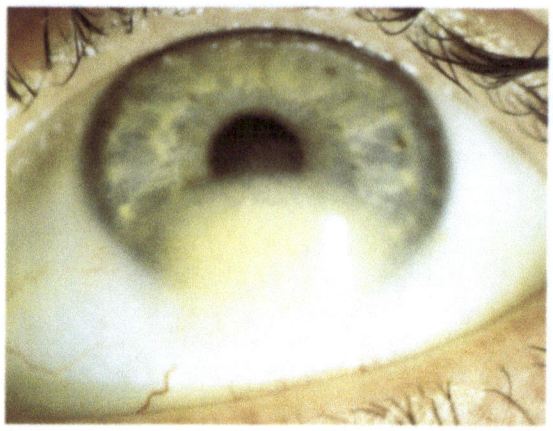

Abb. 479. Weiß-gelbe vaskularisierte, flache Prominenz von der Bindehaut auf die Hornhaut übergreifend, bei einer 27-jährigen Frau

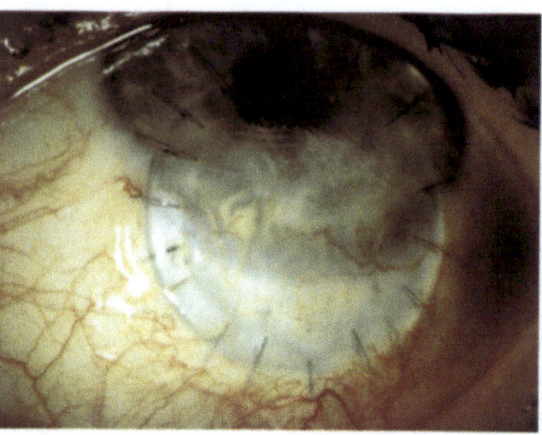

Abb. 480. Therapie mit Lamellierung und Keratoplastik. Histologie: Histiozytom

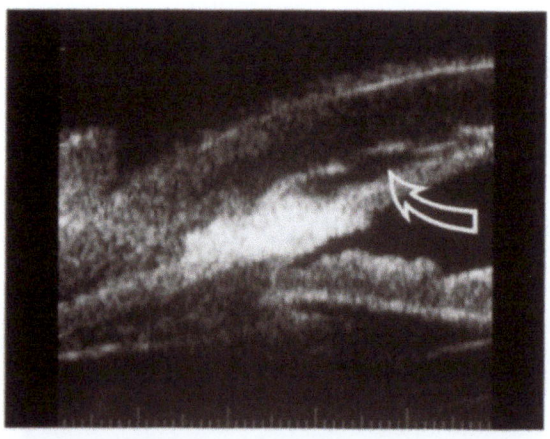

Abb. 481. Das UBM zeigt unter der glatten Struktur der Spenderhornhaut, die in toto auf das lamellierte Empfängerbett aufgenäht wurde, hyperreflexive Tumorreste am Limbus, die alle verbliebenen Hornhautschichten betreffen. Eine hyporeflexive Zone (*Pfeil*) kennzeichnet einen Flüssigkeitseinschluss zwischen Spenderendothel und Empfängerlamelle. Am *linken Bildrand* befindet sich eine Bindehautaufwerfung durch die Untersuchung mit dem Trichter

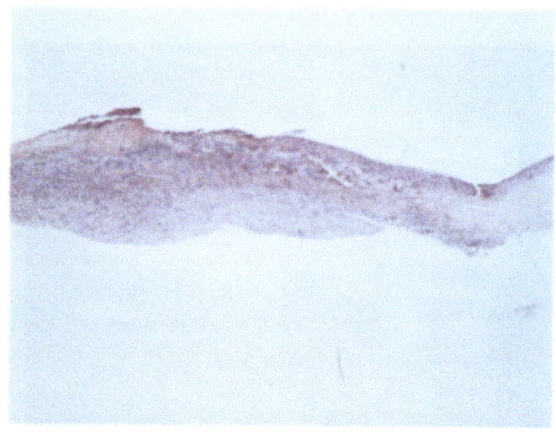

Abb. 482. Das histologische Schnittbild der exzidierten Hornhautlamelle mit wirbelförmiger Zellkonfiguration zwischen kollagenen Lamellen entspricht einem fibrösen Histiozytom mit infiltrativem Wachstum

4.2 Hypotoniediagnostik

Hypotonie ist eine eher seltene, aber visusbedrohende Augenveränderung. Meist ist der Ziliarkörper mit einer unzureichenden Kammerwasserproduktion der zugrunde liegende Pathomechanismus oder aber auch ein überschießender Abflussmechanismus (z. B. Fistel, Abb. 492) oder eine Kombination aus beiden.

Der Ziliarkörper ist jedoch einer direkten ophthalmoskopischen Betrachtung nicht zugänglich, sodass hier der Ultraschallbiomikroskopie eine wertvolle diagnostische Hilfe zukommt und somit auch eine gezielte Therapie möglich macht. Sie ist die einzige, die flache supraziliare Flüssigkeitsräume darstellen kann, die nach Chandler u. Maumanee die Produktivität des Ziliarkörpers behindern [7].

Es gelingt in vielen Fällen die Ursache der Hypotonie darzustellen. Oft liegen jedoch mehrere Pathologien vor und das UBM kann einige Störungen darstellen und andere ausschließen.

4.2 Hypotoniediagnostik

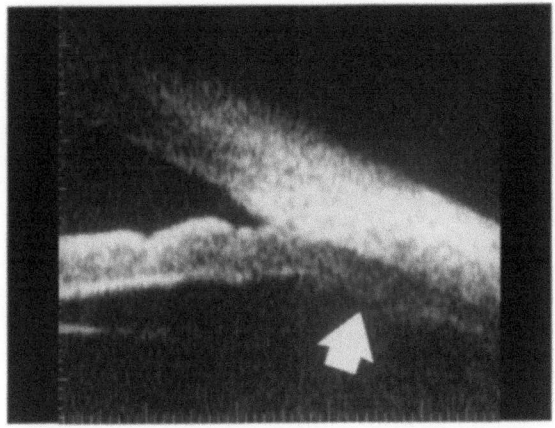

Abb. 483. Ziliarkörperatrophie im UBM-Bild (*Pfeil*) nach mehrfacher zyklodestruktiver Maßnahme (viermalige Zyklokryokoagulation)

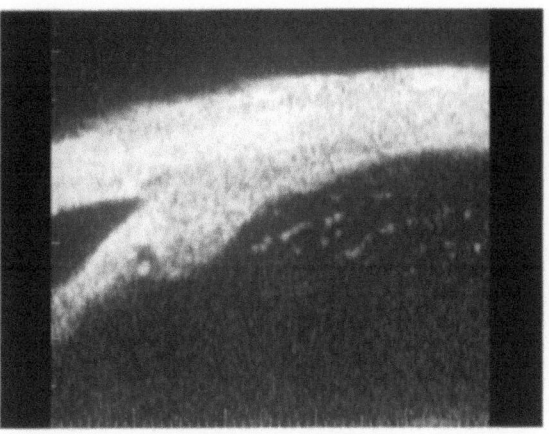

Abb. 484. UBM: Ziliarkörperatrophie nach langjähriger Uveitis; Zellen im anterioren Glaskörperraum weisen auf die noch immer aktive chronische Iridozyklitis

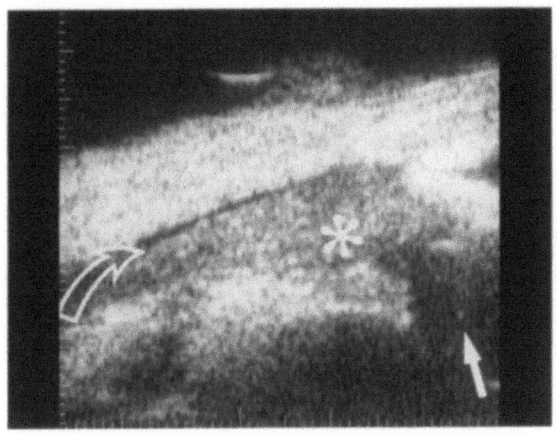

Abb. 485. Akute Ziliarkörperentzündung im UBM einer 23-jährigen Patientin mit Uveitis. Der Ziliarkörper (*Stern*) ist mittelreflexiv aufgetrieben, die Konturen sind verstrichen, eine Differentierung zwischen Pars plicata und Pars plana ist nicht mehr möglich. Die Hypotonie von 2–4 mmHg besteht seit 5 Wochen – es ist eine schmaler Spalt im supraziliaren Raum mit dem UBM darstellbar (*transparenter Pfeil*). Der *weiße Pfeil* zeigt auf Zellen, die im Rahmen der Uveitis auftreten

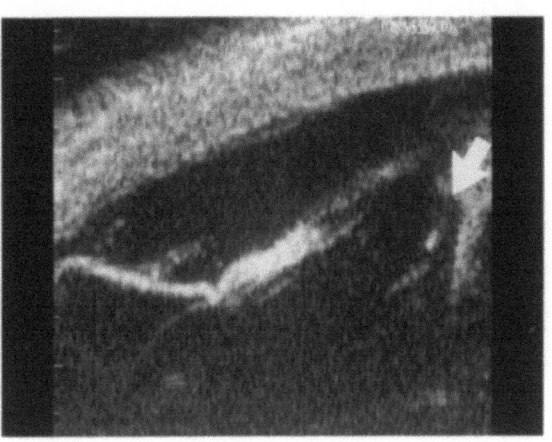

Abb. 486. UBM: Ziliarkörperabhebung durch traktive Membranen im Glaskörperraum (*Pfeile*). Zustand nach perforierender Hornhaut-Sklera-Verletzung mit primärem Wundverschluss – jetzt PVR-Membranbildung

Das UBM unterscheidet

- eine totale Ziliarkörperabhebung und eine verbliebene Anheftung am Skleralsporn,
- eine seröse periphere und eine hämorrhagische Aderhautabhebung,
- offene und geschlossene Zyklodialysespalten,
- verschiedene Ziliarkörperpositionen und Einbeziehung in die hypotone Aderhautschwellung/-abhebung und entzündliche Schwellungen mit/ohne Membranbildung.

Gerade nach mehrfacher Voroperation ist es schwierig, die verantwortliche der vielen Veränderungen zu identifizieren [22]. Eine Ziliarkörperabhebung, die in eine Aderhautamotio einbezogen ist, kann eine primäre oder eine sekundäre Pathologie darstellen. Man erhält manchmal Hinweise über die Form der Abhebung. Bei primärer Ziliarkörperabhebung ist die Strecke der uvealen Distanz im Bereich des Ziliarkörpers selber am größten (z. B. traumatisch; Abb. 491). Bei sekundärer Abhebung findet sich die größte

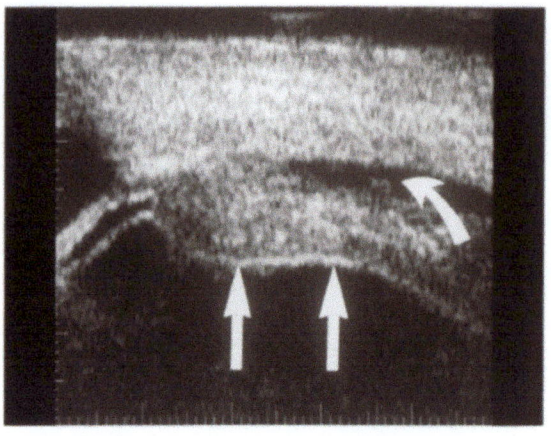

Abb. 487. Kombinierte Problematik im UBM mit zyklitischen Membranen (*gerade Pfeile*) und einer Ziliarkörperabhebung (*gebogener Pfeil*)

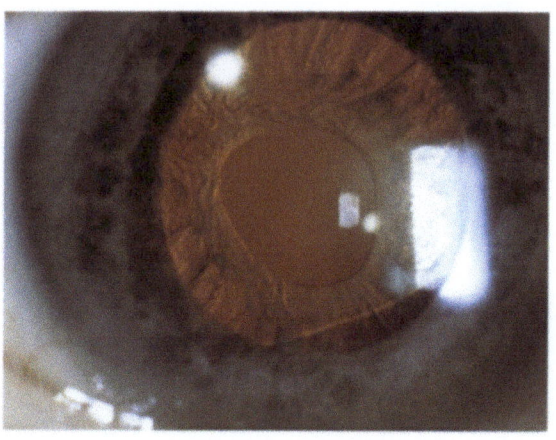

Abb. 488. 77-jähriger Mann mit sinkenden Augendruckwerten ein halbes Jahr nach Phako-Kataraktoperation mit intrakapsulärer Faltlinsenimplantation – deutliche Kapselphimose

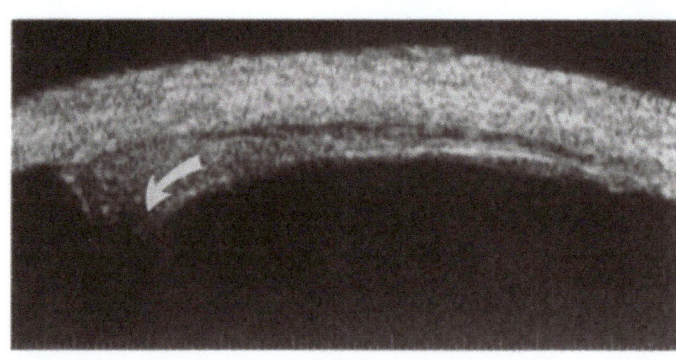

Abb. 489. Die flache Distanz (zusammengesetzte UBM-Bilder) ist räumlich begrenzt auf 5–7 mm hinter dem Limbus und passt zu einer Traktion im Ziliarkörperbereich (*Pfeil*)

Distanz zur posterioren Aderhaut hin, der Ziliarkörper ist nur flach abgehoben (Abb. 490).
Schon Coleman und Mitarbeiter [9] unterschieden 3 Arten von Hypotonien:

- Ziliarkörperdysfunktion – z.B. Atrophie (**Abb. 483, 484**), Entzündung (**Abb. 485**);
- Ziliarkörpertraktion – z. B. traktive Membranen (**Abb. 486**), zyklitische Membranen (**Abb. 487**), schrumpfende Linsenkapsel (**Abb. 488, 489**);
- Ziliarkörperabhebung von der Sklera – z. B. postoperativ (**Abb. 490**; [19, 26]), posttraumatisch (**Abb. 491, 492**; [12, 29]).

Es ist zu beachten, dass eine Dysfunktion in eine Abhebung übergehen kann und umgekehrt. Mit dem UBM lässt sich natürlich der Verlauf kontrollieren und die jeweilige Therapiewirkung kann nicht nur durch den Augendruck, sondern auch an der Ziliarkörper-Sklera-Distanz besser abgeschätzt werden (**Abb. 493, 494**).

Da eine lang bestehende Hypotonie/Präphthisis oft mit einer Hornhautdekompensation verbunden ist, beweist hier die Ultraschallbiomikroskopie ihren diagnostischen Wert (**Abb. 495–499**).

4.2 Hypotoniediagnostik

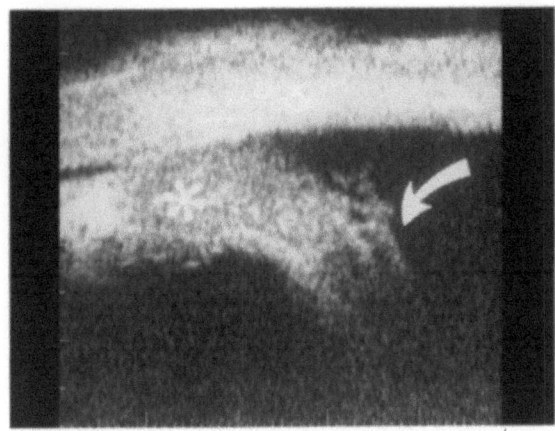

Abb. 490. Hypotonie im UBM unmittelbar nach Trabekulektomie mit hochblasiger Aderhautamotio (*Pfeil*), die bis an die Pars plicata (genauer Sklerasehne, s. *Stern*) reicht

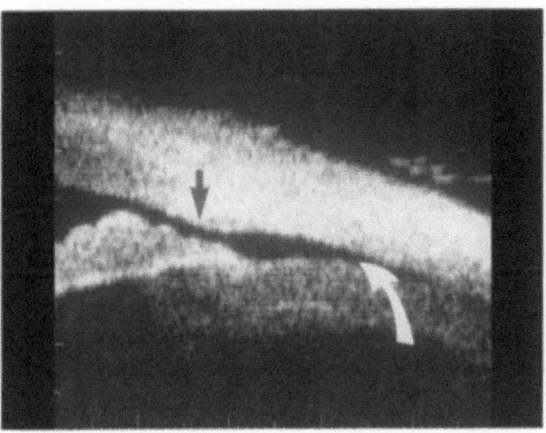

Abb. 491. UBM-Abbildung einer traumatische Ziliarkörperabhebung. Der Ziliarkörper ist weiter von der Sklera (*schwarzer Pfeil* auf Skleralsporn) entfernt als die übrige Aderhaut (*weißer Pfeil*)

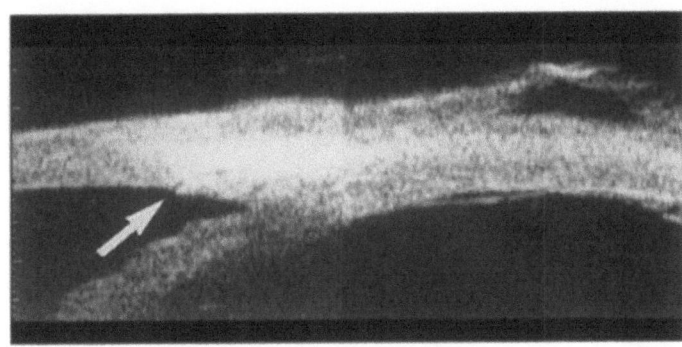

Abb. 492. 57-jährige Patientin mit persistierendem skleralen Tunnel nach Phako-Kataraktoperation. Im UBM ist ein Filterkissen in Äquatornähe sichtbar bei Augendruckwerten um 4 mmHg. Der *weiße Pfeil* markiert den Fisteleingang. Es besteht darüber hinaus eine Ziliarkörperatrophie

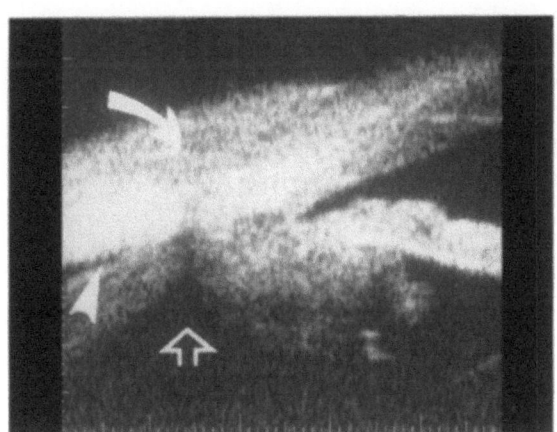

Abb. 493. 56-jährige Frau mit traumatischer Zyklodialyse, Aderhautamotio (*Pfeilspitze*) und Zustand nach Ziliarköperrefixation mit Nähten (*gebogener Pfeil*) mit Schlagschatten im UBM durch das Nahtmaterial (*offener Pfeil*). Weiterhin hypotone Augendruckwerte um 2 mmHg mit suprachorioidaler Flüssigkeit

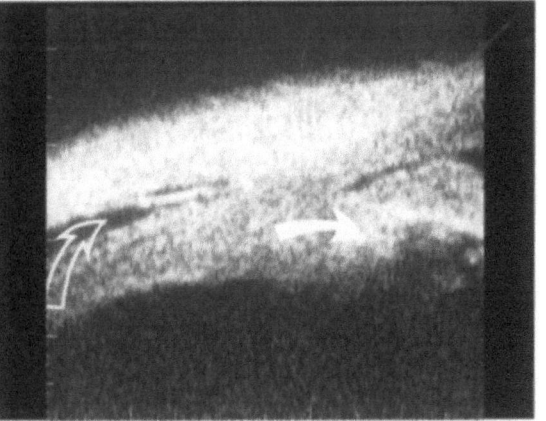

Abb. 494. Die Ursache ist eine unvollständige Refixation mit verbleibender Ziliarkörperdistanz zwischen den Nähten. Im UBM wird der Aspekt eines uvealen Effusionssyndroms sichtbar, da die suprachorioidale Flüssigkeit (*transparenter Pfeil*) eine Vorwärtsbewegung des Ziliarkörpers mit Kammerwinkelverengung bewirkt (*weißer Pfeil*)

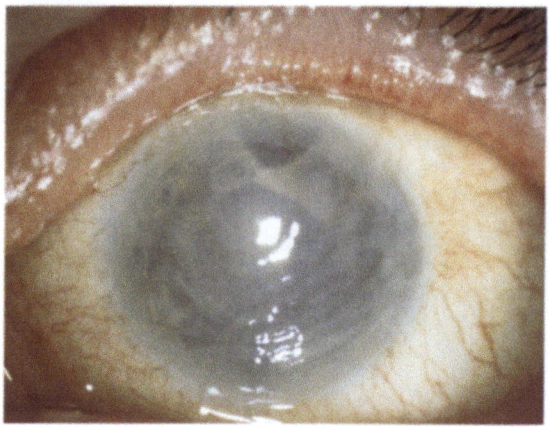

Abb. 495. 74-jährige Frau mit Hornhautdekompensation bei vorangegangener Kataraktoperation mit Implantation einer Vorderkammerlinse und Iridotomie mit Irisnaht. Jetzt imponiert eine Hypotonie. Frage an die Ultraschallbiomikroskopie nach der Ursache der Hypotonie

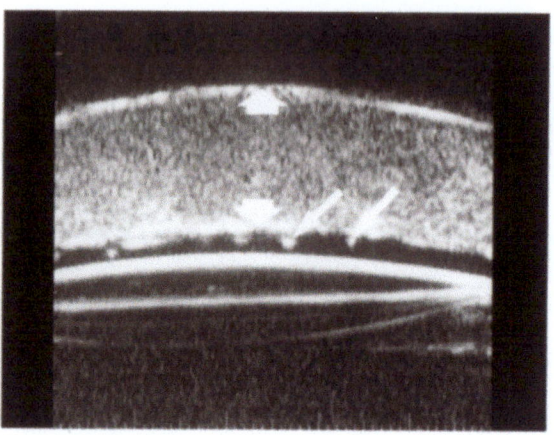

Abb. 496. Das UBM zeigt die Hornhautdekompensation mit einer Hornhautdickenzunahme auf 1,44 mm (*breite Pfeile*). Die Vorderkammerlinse liegt nahe am Hornhautendothel. Die sichtbaren Endothelpräzipitate (*Pfeile*) weisen auf eine uveitische Genese

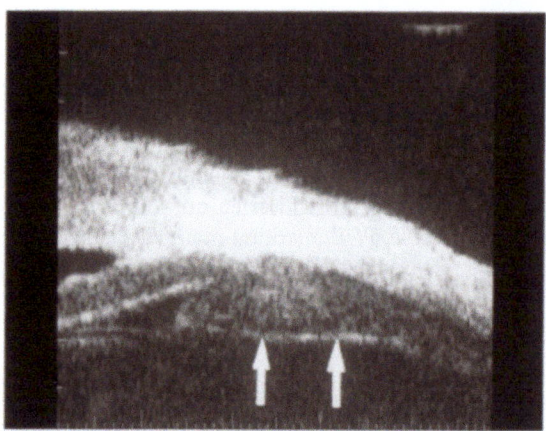

Abb. 497. Der Ziliarkörper ist im UBM atrophisch, ohne Zottenstruktur und mit einer Membran überwachsen (*Pfeile*). Dieses sind weitere Hinweise auf eine Hypotonie nach Uveitis mit zyklitischen Membranüberwachsung des Ziliarkörpers

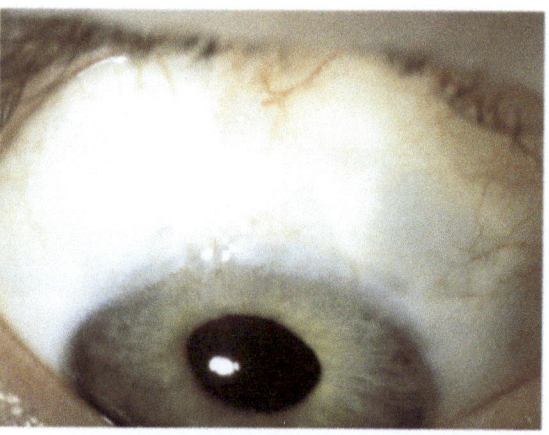

Abb. 498. Junge Patientin mit Hypotonie und Uveitis. Zustand nach Implantation eines Prolenefadens in den Schlemm-Kanal und Kataraktoperation mit Kunstlinsenimplantation

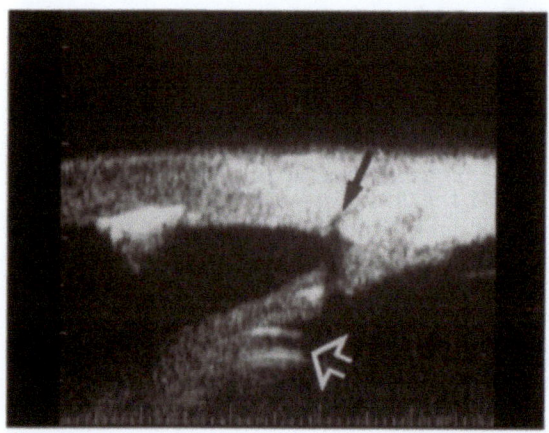

◁

Abb. 499. Im UBM ist der Prolenefaden durch seinen Schlagschatten leicht zu identifizieren (*schwarzer Pfeil*). Die Kunstlinse sitzt im Kapselsack (der *Pfeil* zeigt auf die Haptik). Die Ursache für die Hypotonie ist eine Ziliarkörperatrophie (nicht abgebildet). Nebenbefund: Die Hornhautinnenfläche hat eine verkalkte Auflagerung am inneren Ende des Vorderkammerzuganges

4.3 Implantate

Zur Gruppe der Implantate gehören einerseits die künstlichen Intraokularlinsen und andererseits die Ableitungsröhrchen (z. B. Molteno tube) zur Therapie des Glaukoms. Auf die Implantation von Irisblendlinsen, Irisdiaphragmen, Kapselspannringen [11] sowie intraokulare Kontaktlinsen [37, 39] soll nicht näher eingegangen werden; die Bestimmung ihrer Position ist der der Intraokularlinsen vergleichbar.

4.3.1 Intraokularlinsen

Durch die Ultraschallbiomikroskopie können die Position einer Intraokularlinse und der Verlauf der Haptiken mit ihrer Lokalisation im Kammerwinkel identifiziert werden. Die peripheren Anteile der Linsenbügel sind hinter der Iris gelegen und so einer ophthalmoskopischen Untersuchung nicht zugänglich. Der im UBM entstehende Schlagschatten (evtl. auch mit Wiederholungsechos) durch den hohen Impendanzsprung der Kunstlinse erschwert zwar die Beurteilung der tiefer liegenden Strukturen, erleichtert aber auch das Auffinden der dünnen Linsenbügel (**Abb. 500**). In den sie umgebenden intraokularen Strukturen können die Linsenbügel dann genau lokalisiert werden [34]. Bei getrübter Hornhaut und vor geplanter Explantation kann dies für die Wahl des Vorderkammerzugangs wichtig sein. Die Auswirkungen einer Kataraktoperation mit Hinterkammerlinsenimplantation auf die Geometrie des Kammerwinkels und der Vorderkammer können mit dem UBM genau untersucht werden [21].
Bei Kunstlinsendislokationen kann nicht nur die Linsen- und Bügelposition bestimmt werden, sondern es können auch eine evtl. vorhandene Linsenkapsel, Synechien und/oder Vernarbungen lokalisiert und die operative Planung erleichtert werden [36]. Die UBM-Untersuchung in liegender Position des Patienten entspricht der Lage der dislozierten Kunstlinse unter OP-Bedingungen in ebenfalls horizontaler Lagerung. Die Ultraschallbiomikroskopie kann somit dem Chirurgen bereits präoperativ den Schwierigkeitsgrad des Eingriffs vermitteln (**Abb. 501–503**).

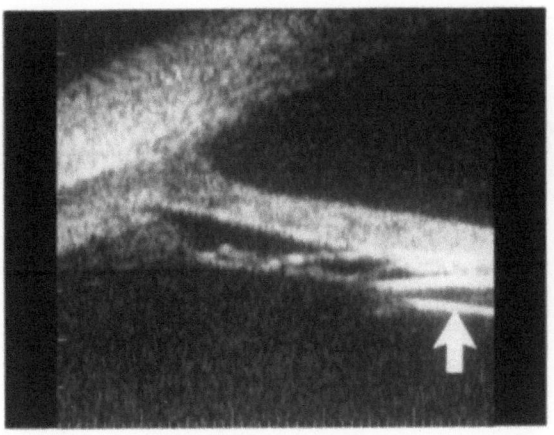

Abb. 500. Mit dem UBM gelingt eine Lokalisationskontrolle der implantierten Kunstlinse (*Pfeil*). Diese sitzt nach Phakoemulifikation im Kapselsack – zwischen Irisrückfläche und Kunstlinsenvorderfläche ist das vordere Kapselsackblatt sichtbar, das bis weit über den Kunstlinsenäquator reicht.

Eine Unterscheidung des implantierten Linsenmaterials anhand des Echos ist nicht möglich. Vereinzelt gibt es den Effekt des harten Reflexes von Linsenvorder- und -rückfläche bei PMMA-Linsen (Abb. 500). Acryl- und Silikonlinsen haben eher ein alleiniges Vorderflächenecho mit nachfolgender völliger Schallauslöschung ohne sichtbares Rückflächenecho (**Abb. 504–507**, s. Abb. 502).
Die transsklerale Nahtfixierung von Hinterkammerlinsen bei fehlenden oder defekten Kapselstrukturen ist schwierig, da sich die Nahtführung hinter der Iris der direkten Beobachtung entzieht [44]. Mit dem UBM kann die Haptikposition kontrolliert werden [41]. Eine korrekte Lage im Sulcus ciliaris wurde in nur 40% der Linsenbügel gesehen [34].
Ein Vergleich transskleral fixierter Kunstlinsen mit intraoperativ endoskopisch kontrollierter Haptikposition und postoperativ UBM-kontrollierter Haptiklage ergab eine Übereinstimmung von 81%. Die fehlende Übereinstimmung in 19% wird durch postoperative Lageveränderungen erklärt [17]. In einer Kontrollstudie von Patienten mit Aniridie, bei denen eine optische Kontrolle der Linsenbügellage möglich ist, betrug die Übereinstimmung der Haptikposition 97,4% [38]. Somit ist eine sekundäre Veränderung der Linsenbügel nach Nahtfixation in einem höheren Prozentsatz nachgewiesen. Schwierigkeiten

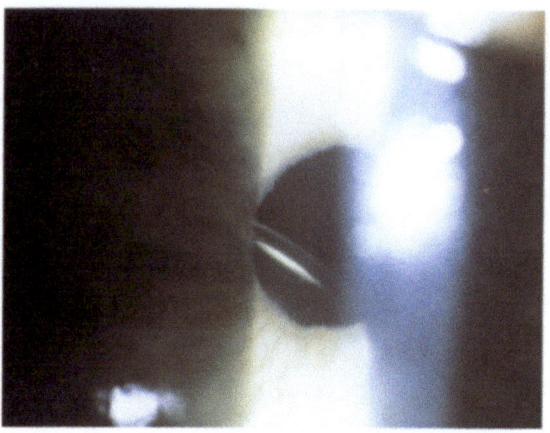

Abb. 501. Postoperativer Befund einer Trabekulektomie bei PEX-Glaukom. Die zuvor im Kapselsack platzierte Kunstlinse ist nach unten disloziert

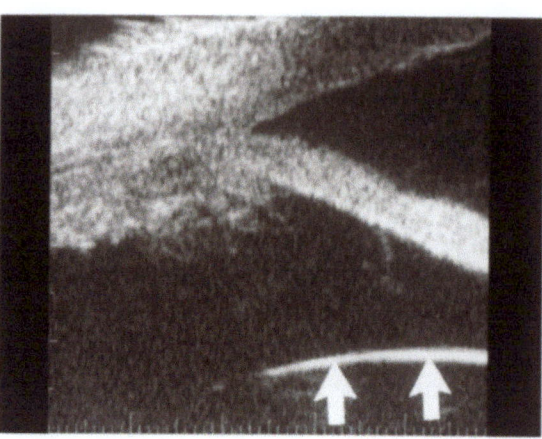

Abb. 502. UBM-Befund bei 6 Uhr. Die Kunstlinse (*Pfeile*) liegt auf der vorderen Glaskörpergrenzmembran und ist nach unten und posterior disloziert

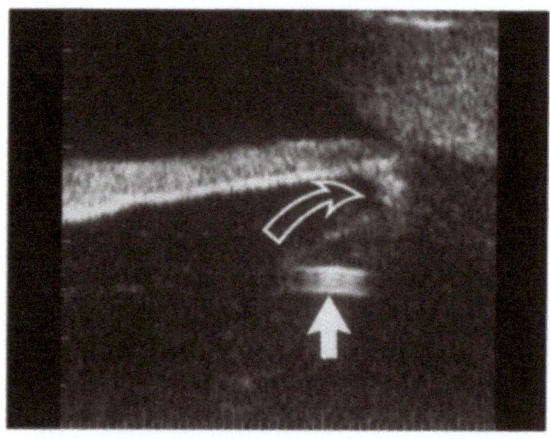

Abb. 503. UBM-Befund bei 12 Uhr: Der dislozierte Kunstlinsenbügel (*weißer Pfeil*) befindet sich an der Pars plicata. Nebenbefund: Zellen retroiridal nachweisbar. Mit einem Häkchen und unter Anwendung von Viskoelastikum wurde die Kunstlinse nachfolgend in den Sulcus ciliaris (*transparenter Pfeil*) einrotiert

wurden bei ausgeprägten Vernarbungen des Ziliarkörpers angegeben.

Bei rezidivierenden intraokularen Hämorrhagien nach Kataraktoperation mit Hinterkammerlinsenimplantation wurde von Pavlin und Mitarbeitern ein Zusammenhang mit Linsenbügeln gesehen, die an der Irisrückfläche liegen und sie verformen (**Abb. 511**; [30]) oder auch direkt auf der Pars plicata liegen (**Abb. 508–510**; [1]).

Bei trüben Medien ist die Ultraschallbiomikroskopie oft die einzige diagnostische Möglichkeit (**Abb. 512, 513**).

Die Kataraktoperation mit Zugang durch einen kornealen oder korneoskleralen Tunnel ist sehr populär geworden. Der nahtlose Wundverschluss prädisponiert zu postoperativer Leakage. Nur mit einem hochfrequenten Schallkopf können die Wundverhältnisse und auch die mögliche Tamponierung durch benachbarte Strukturen dargestellt werden (Abb. 514, 515). Hikichi und Mitarbeiter [16] untersuchten sklerale Tunnel in Histologie und mit Ultraschallbiomikroskopie und empfehlen die genaue Beobachtung auf eine mögliche Leakage für mindestens 7 Tage.

4.3.1 Intraokularlinsen

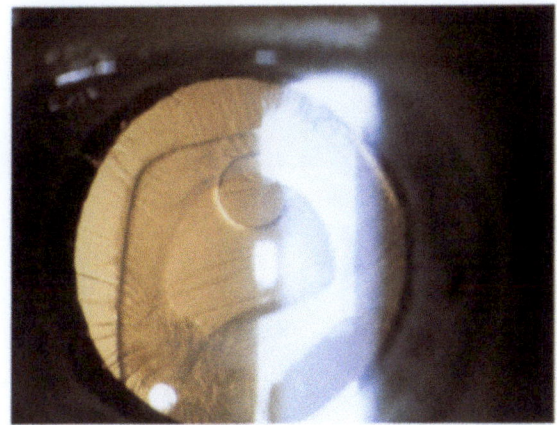

Abb. 504. 69-jährige Patientin 6 Wochen nach Phakoemulsifikation mit Implantation einer Silikonkunstlinse beklagt Verzerrsehen. Eine ausgeprägte Kapselschrumpfung fällt auf. Im regredienten Licht wird die Subluxation der Kunstlinse nach unten deutlich

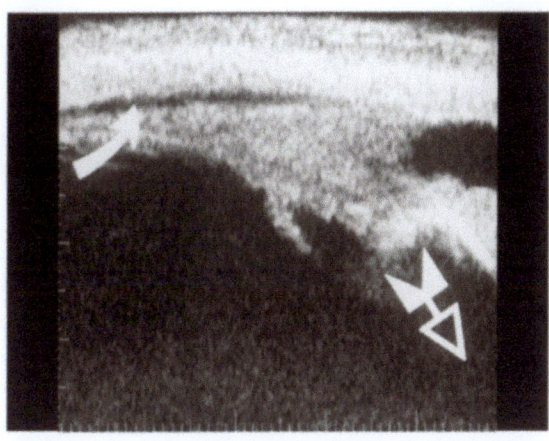

Abb. 505. Im UBM bei 12 Uhr zeigt sich eine supraziliare Spaltbildung (*gebogener Pfeil*) durch die Traktion an der Kapsel und ihrem Aufhängeapparat (*gerader Pfeil*)

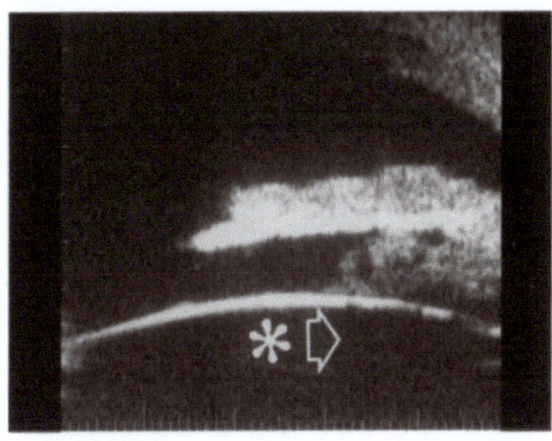

Abb. 506. In der Pupillarebene im vertikalen UBM-Schnittbild wird die Verlagerung der optischen Zone (*Stern*) der Kunstlinse nach 6 Uhr deutlich (*Pfeil*)

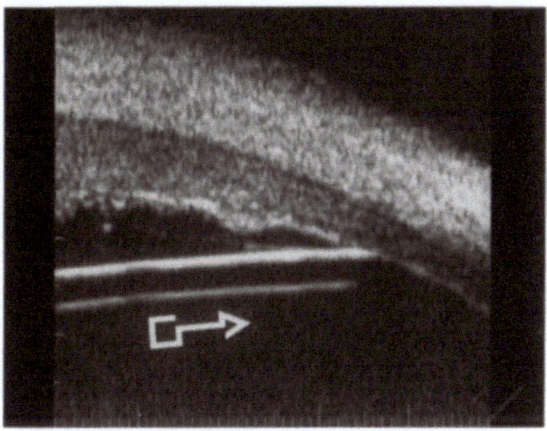

Abb. 507. Im UBM bei 6 Uhr ist die Haptik aus dem Kapselsack in Dislokationsrichtung (*Pfeil*) auf der Pars plana zu liegen gekommen. Reizfreier Aderhautkontakt im UBM sichtbar

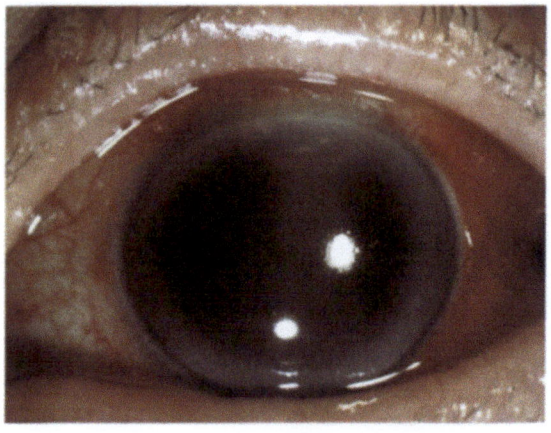

Abb. 508. Komplette Vorderkammereinblutung nach Phakoemulsifikation mit Hinterkammerlinsenimplantation. Probleme bei der Operation durch Vis-a-tergo. Der Versuch die Vorderkammer mit Luft zu stellen war nicht genügend effektiv – Restluftblase bei 12 Uhr sichtbar

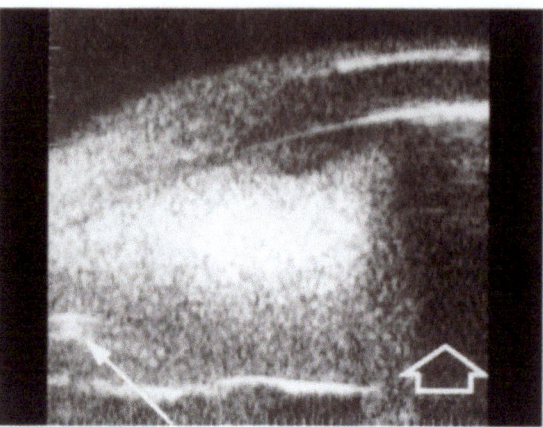

Abb. 509. UBM: Echoanhebung der Vorderkammer durch die Einblutung; seitlich: Nachweis der Luftblase (*breiter Pfeil*). Dieses Schnittbild bei 12 Uhr zeigt den oberen Linsenbügel in der Vorderkammer vor der Iris liegend (*Pfeil*)

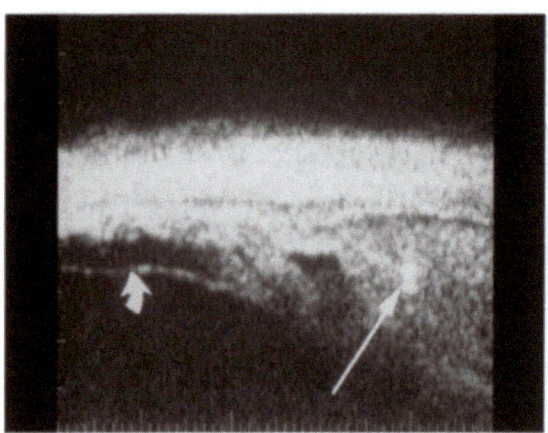

Abb. 510. Der Ziliarkörper ist im UBM nicht beeinträchtigt. Die Blutung beschränkt sich auf die Vorderkammer – im hinteren Augenabschnitt ist die Glaskörpergrenzmembran vom Ziliarkörper abgehoben (*gebogener Pfeil*). Die Blutungsquelle ist nicht darstellbar, der korneale Phakotunnel (nicht abgebildet) war regelrecht angelegt – ohne möglichen Kontakt zur Irisbasis. Der *Pfeil* markiert den Linsenbügel in der eingebluteten Vorderkammer

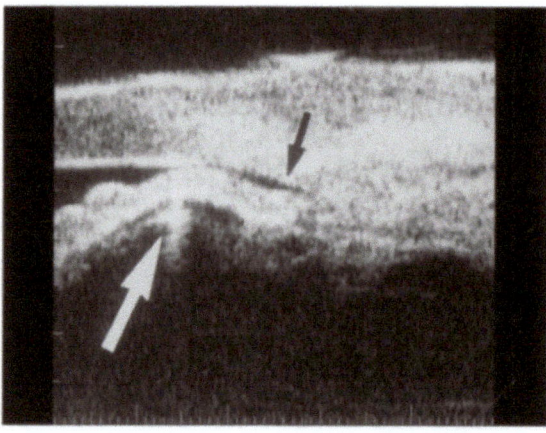

Abb. 511. Kammerwinkelverschluss im UBM durch dislozierte Kunstlinse. Der Linsenbügel (*weißer Pfeil*) schiebt sich auf der Irisbasis nach anterior bis über das Trabekelwerk hinaus (*schwarzer Pfeil* auf Sklerasporn). Es kommt zu keinem Augendruckanstieg, da die übrigen Kammerwinkelregionen noch frei sind

4.3.1 Intraokularlinsen

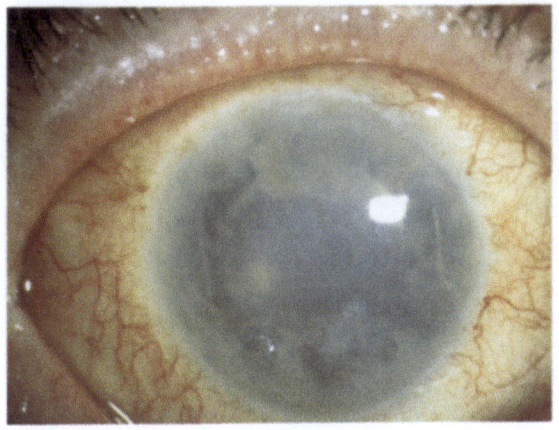

Abb. 512. Schon länger bestehende Hornhautdekompensation nach Kataraktoperation vor Jahren. Der Augendruck beträgt 29 mmHg (Messung mit Schiötz-Tonometer)

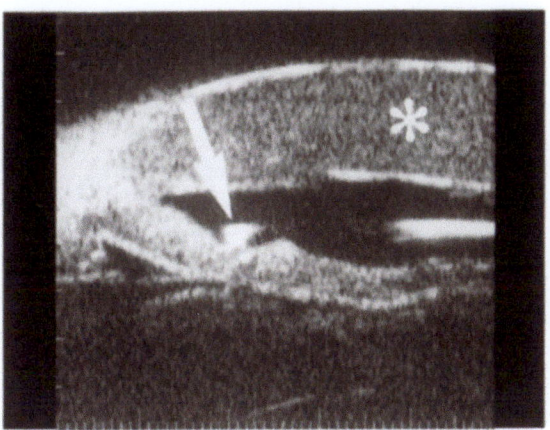

Abb. 513. Das UBM zeigt eine Hornhautquellung (*Stern*) mit einer Vorderkammerlinse nahe am Endothel liegend. Der *Pfeil* zeigt auf den Linsenbügel. Die Iris ist konkav durchgebogen und der Kammerwinkel ist anterior synechiert ohne Anhalt für einen Blockmechanismus – der Ziliarkörper ist normal konfiguriert (nur z. T. abgebildet). Retroiridal sind Glaskörperverdichtungen sichtbar. Die wahrscheinliche Genese der Hornhautdekompensation ist eine Kombination von Kunstlinsen-Endothelkontakt und Augendruckproblemen

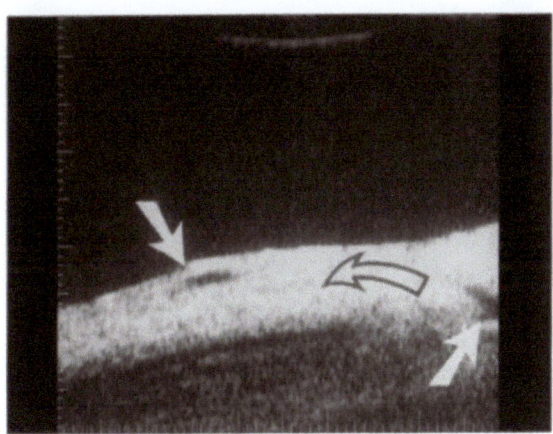

Abb. 514. UBM-Abbildung eines undichten Phakotunnels nach Kataraktoperation (*Pfeile*). Die darunter liegende Aderhautschwellung mit -abhebung zeigt die Hypotonie an

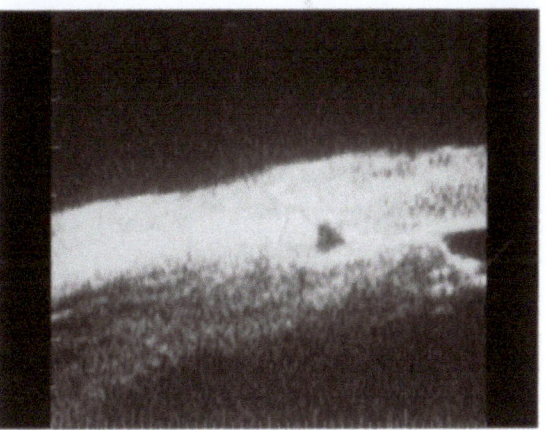

Abb. 515. Dennoch kam es immer wieder zu anfallsartigen Augendruckentgleisungen in Verbindung mit medikamentöser Mydriasis beim Augenarzt. Das UBM beweist den Verschluss des Phakotunnels durch die Irisbasis, die mit der Aderhautschwellung nach anterior gedrückt wird

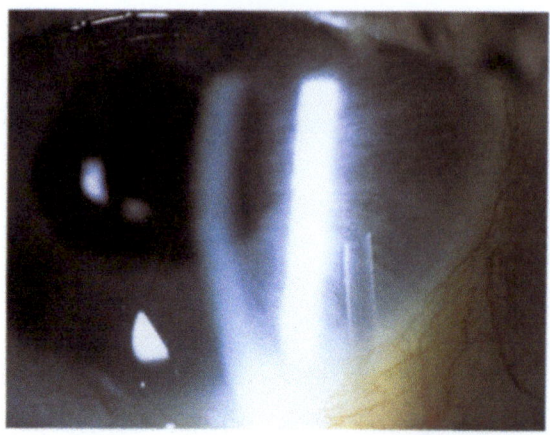

Abb. 508. Komplette Vorderkammereinblutung nach Phakoemulsifikation mit Hinterkammerlinsenimplantation. Probleme bei der Operation durch Vis-a-tergo. Der Versuch die Vorderkammer mit Luft zu stellen war nicht genügend effektiv – Restluftblase bei 12 Uhr sichtbar

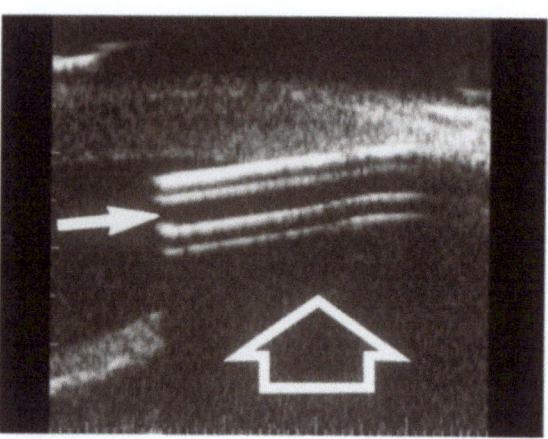

Abb. 509. UBM: Echoanhebung der Vorderkammer durch die Einblutung; seitlich: Nachweis der Luftblase (*breiter Pfeil*). Dieses Schnittbild bei 12 Uhr zeigt den oberen Linsenbügel in der Vorderkammer vor der Iris liegend (*Pfeil*)

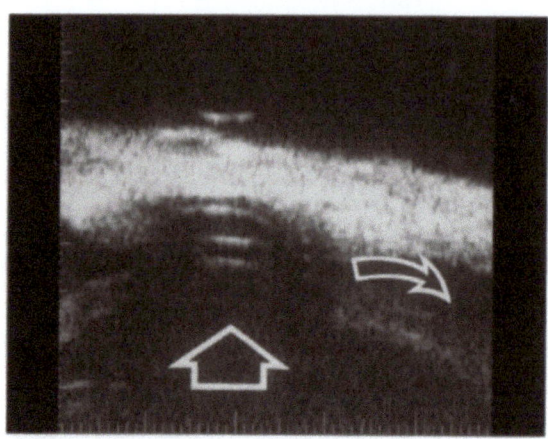

Abb. 510. Der Ziliarkörper ist im UBM nicht beeinträchtigt. Die Blutung beschränkt sich auf die Vorderkammer – im hinteren Augenabschnitt ist die Glaskörpergrenzmembran vom Ziliarkörper abgehoben (*gebogener Pfeil*). Die Blutungsquelle ist nicht darstellbar, der korneale Phakotunnel (nicht abgebildet) war regelrecht angelegt – ohne möglichen Kontakt zur Irisbasis. Der *Pfeil* markiert den Linsenbügel in der eingebluteten Vorderkammer

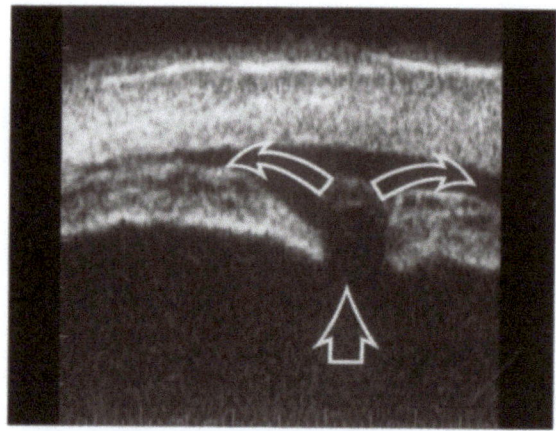

Abb. 511. Kammerwinkelverschluss im UBM durch dislozierte Kunstlinse. Der Linsenbügel (*weißer Pfeil*) schiebt sich auf der Irisbasis nach anterior bis über das Trabekelwerk hinaus (*schwarzer Pfeil* auf Sklerasporn). Es kommt zu keinem Augendruckanstieg, da die übrigen Kammerwinkelregionen noch frei sind

4.3.2 Supraziliares Drainageröhrchen

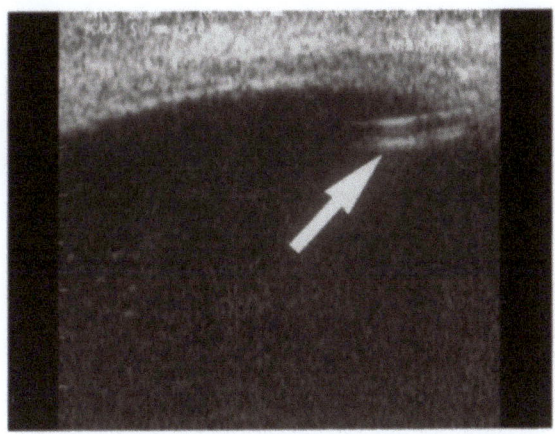

Abb. 520. UBM: Das Röhrchen kommt im Glaskörperraum (*Pfeil*) und nicht im suprachorioidalen Raum zu liegen. Der Augendruck beträgt 28 mmHg (präoperativ 42 mmHg)

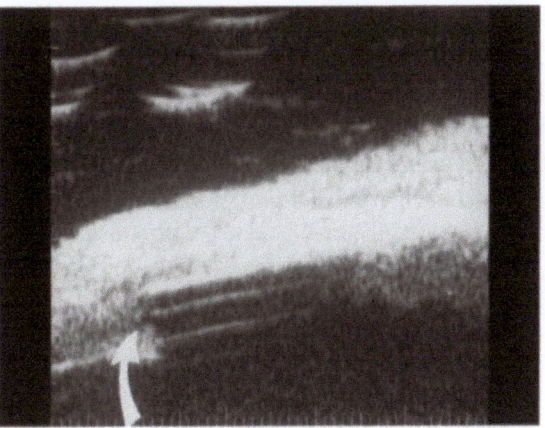

Abb. 521. UBM: Die Lage des Röhrchen ist gut, aber es ist keine Ableitung zu sehen. Am Ende des Röhrchens liegt die Aderhaut direkt an (*Pfeil*) und zeigt die Funktionslosigkeit der Ableitung

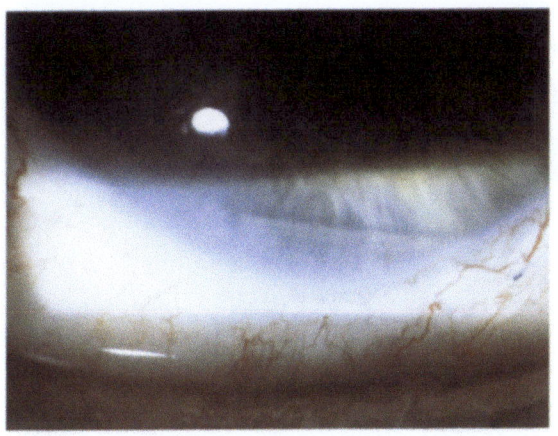

Abb. 522. Disloziertes Röhrchen in der Vorderkammer unten im Kammerwinkel liegend

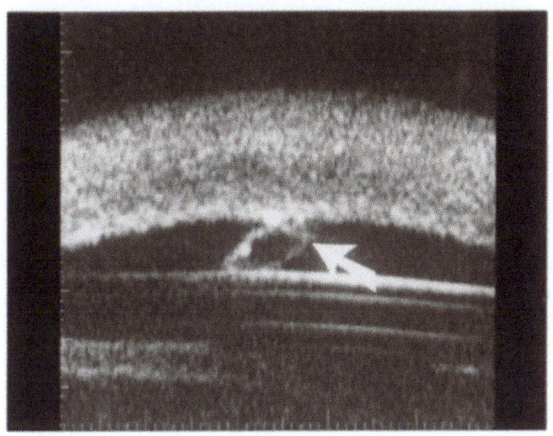

Abb. 523. Längsdarstellung im limbusparallelen UBM-Schnittbild mit Deszemetrolle (*Pfeil*)

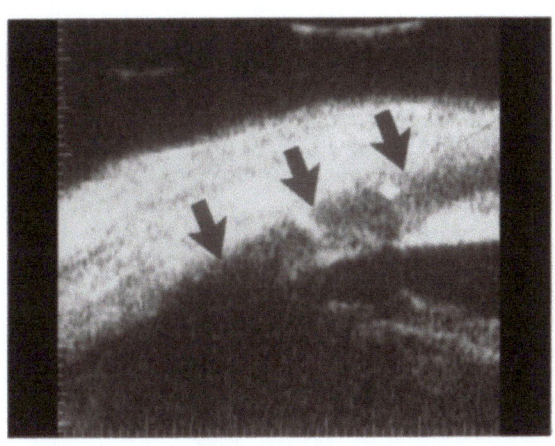

◁

Abb. 524. Ehemaliges Fremdkörperbett des Röhrchens (*Pfeile*). Dieses ist im UBM axial dargestellt, sodass der Abbildungsschnitt nicht genau radiär ist. Deutlich Auflockerung der Sklerastruktur und möglicherweise Drainageleitschiene für das Kammerwasser. Das erklärt die Tatsache, dass auch nach der Röhrchenentfernung der Augendruck unverändert reguliert ist

4.4 Hornhautchirurgie

Der Einsatz der Ultraschallbiomikroskopie im Hornhautbereich hat seine Domäne bei der Diagnostik von Hornhauttrübungen. Diese Trübungen treten nicht nur bei Dystrophien, nach Trauma oder entzündlichen Prozessen auf, sondern sind gelegentlich auch mittelbare oder unmittelbare Operationsfolge. Indikationen für das UBM sind:

- eine objektive Verlaufskontrolle und Verlaufsdokumentation,
- Präzision in der Tiefenlokalisation einer Strukturveränderung (z. B. zur Messung der Inzisionstiefe nach Keratotomie [18], Epikeratophakie [25], photorefraktiver Keratektomie [13, 31] und ihrer Narbenbildung [28]),
- Situationen ohne Möglichkeit der Spaltlampenmikroskopie (z. B. Kontrolle im Operationssaal nach Nahtfixation einer Deszemetolyse [27]),
- Beurteilung der tieferen Strukturen bei Hornhauttrübungen,
- eine Hornhautdickenbestimmung und
- eine Dokumentation von Hornhautveränderungen neben der Photographie.

Bei sehr dichten Hornhauttrübungen, die eine Endothelbeurteilung nicht zulassen, kann die Ultraschallbiomikroskopie zur Diagnostik von entzündlichen Veränderungen mit Präzipitaten und Zellen in der Vorderkammer herangezogen werden.

Immunologische Transplantatdekompensationen (Abb. 525–528)

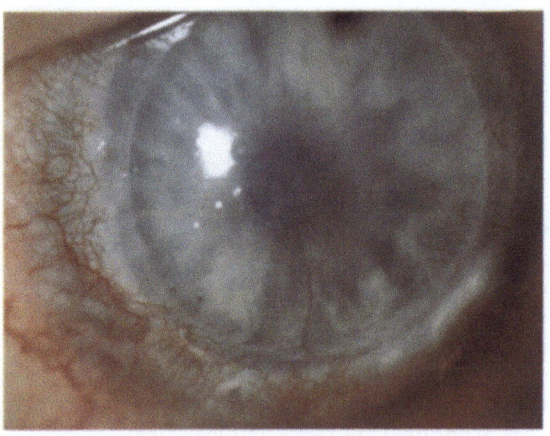

Abb. 525. Eintrübung mit Hornhautquellung im Sinne eines Transplantatversagens. Zustand nach Keratoplastik bei Scrofulosanarben vor 2 Jahren

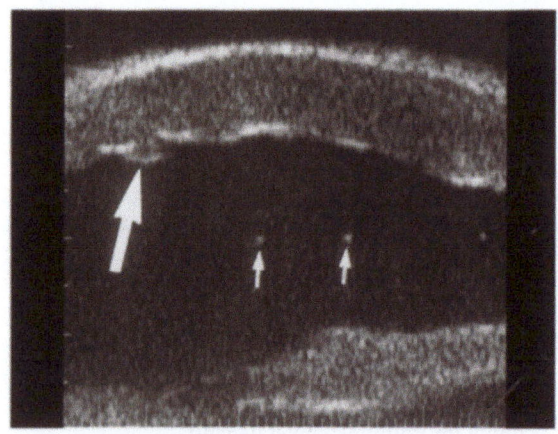

Abb. 526. Im UBM ist die Hornhautquellung mit 0,82 mm ausmessbar. Ausgeprägte Endothelunruhe mit plaqueartigen Belägen (*großer Pfeil*). Die Zellen in der Vorderkammer (*kleine Pfeile*) charakterisieren die immunologische Genese

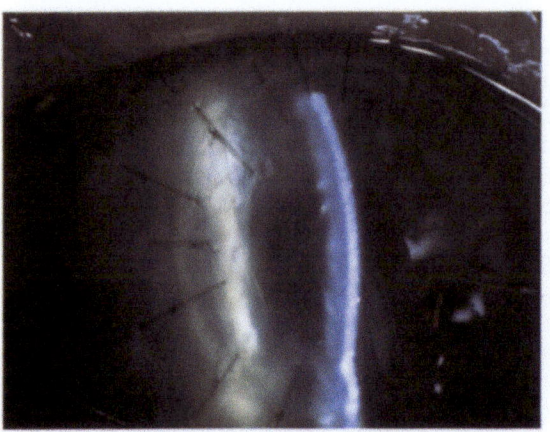

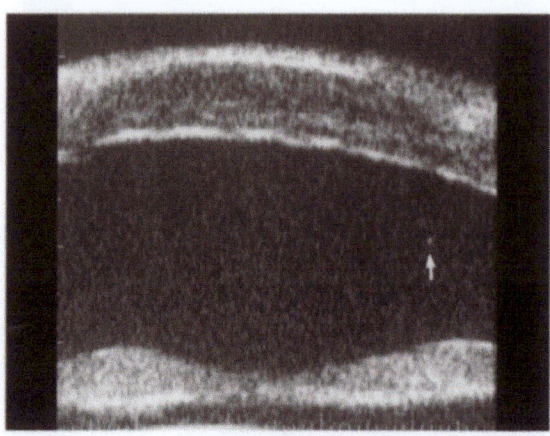

4.4 Hornhautchirurgie

Transplantatdekompensationen ohne entzündliche intraokulare Veränderungen (Abb. 529–531)

Nach Keratoplastik können mit dem UBM periphere Synechien und Kammerwinkelprobleme untersucht werden, da diese oft durch die trübe Empfängerhornhaut verdeckt sind (**Abb. 532**).
Stufen und Unruhen im Trepanationsrand sind mit dem UBM besser sichtbar, da die Wundverhältnisse durch Quellungen und Trübungen oft schlecht einzuschätzen sind (**Abb. 533–537**).

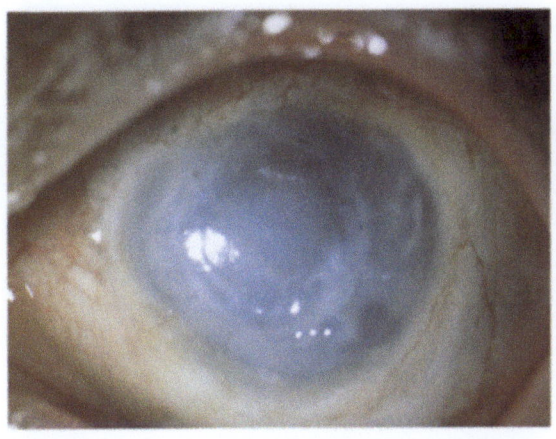

Abb. 529. Schwere perforierende Hornhaut-Sklera-Iris-Linsen-Verletzung durch Messerstich. Vorangegangen ist eine Re-Keratoplastik und wiederholte Vitrektomien mit Membrane peeling und Silikonauffüllung. Die Hornhaut ist dekompensiert und völlig undurchsichtig. Frage an die Ultraschall-Biomikroskopie, ob ein immunologischer Vorgang zugrunde liegt

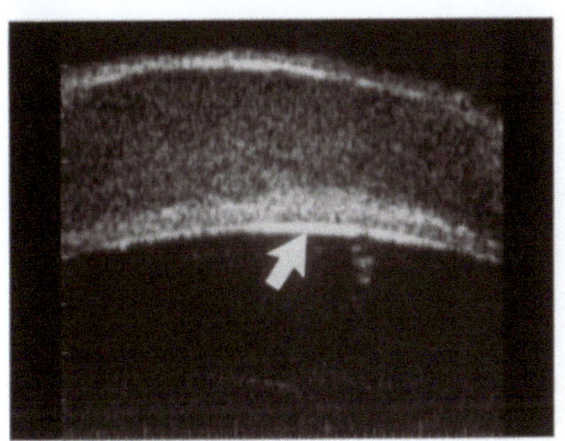

Abb. 530. Das UBM zeigt die mächtige Hornhautquellung mit Silikon am Endothel (*Pfeil*). Somit ist eine immunologische Abstoßung in Anbetracht der Silikonölkeratopathie eher unwahrscheinlich

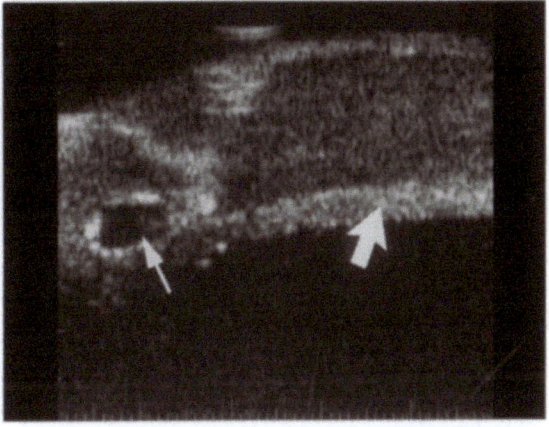

Abb. 531. Das UBM zeigt im Adaptationsbereich zur eigenen Hornhaut ist eine Zyste mit hochreflexiver Wandung (*kleiner Pfeil*). Ein Epitheleinschluss wäre möglich. Dieser Bereich sollte bei Re-Keratoplastik in toto entfernt werden. An der Hornhautinnenfläche ist eine mittelreflexive Membran zu sehen, die einer retrokornealen Membran entspricht (*Pfeil*)

◁
Abb. 527. Hornhauttransplantation bei Fuchs-Endotheldystrophie vor 15 Monaten. Jetzt Hornhautdekompensation mit Stromaquellung und Deszemetfalten. Sehverschlechterung erstmals vor 3 Monaten bemerkt. Es wird die Frage nach immunologischer oder nichtimmunologischer Genese gestellt

Abb. 528. Hornhautdickenzunahme mit echoreicher Kollagenumschichtung infolge Wassereinlagerung und/oder Infiltration. Es sind keine größeren Endothelplaques im UBM – bei insgesamt unruhiger Endothelkonfiguration – zu sehen. Eine Zelle ist in der Vorderkammer sichtbar (*Pfeil*)

4 Postoperative Diagnostik

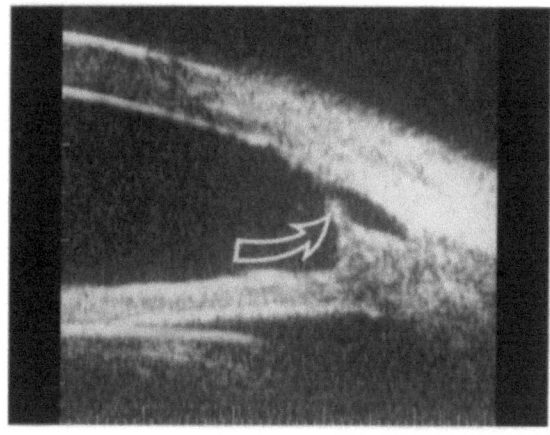

Abb. 532. UBM: Periphere anteriore Synechie (*Pfeil*) im Kammerwinkel nach perforierender Keratoplastik

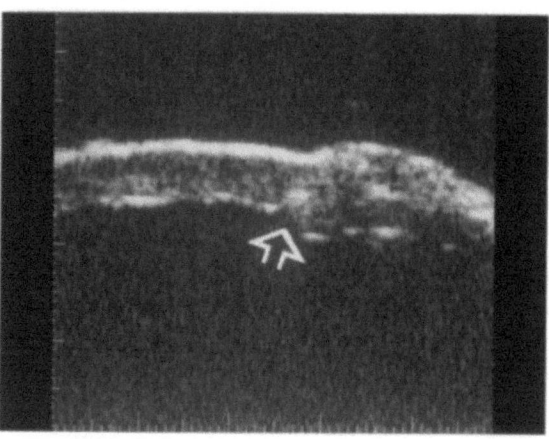

Abb. 533. Zustand nach Keratoplastik vor 5 Tagen. UBM-Bild mit kleiner Kerbe (*Pfeil*) im Wundrand zwischen Spendergewebe und dem deutlich dickeren, dekompensierten Empfängergewebe

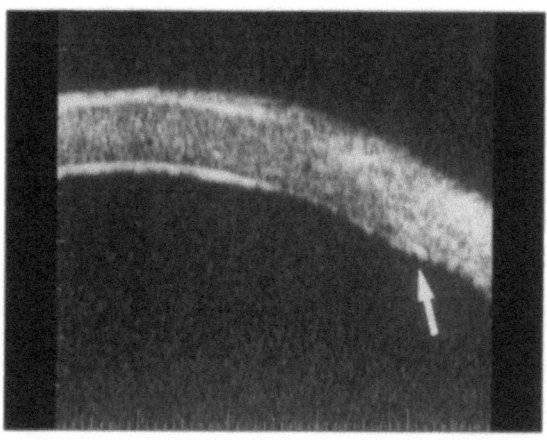

Abb. 534. UBM: hier umgekehrt: dekompensierte, aufgequollene Spenderhornhaut und kompensierte getrübte Empfängerhornhaut (*rechts*). Der Wundrand (*Pfeil*) weist eine Quellung (Richtung Spendergewebe) auf

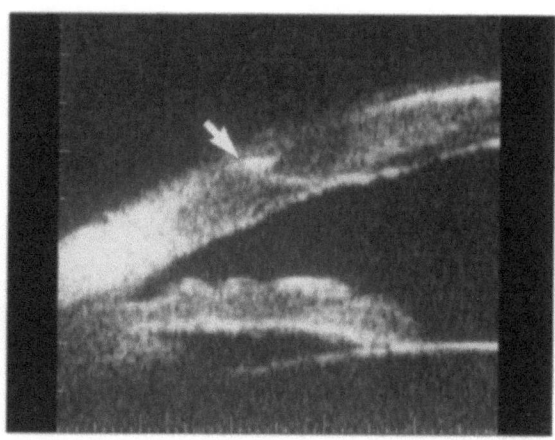

Abb. 535. Unregelmäßiger und nicht glatter Trepanationsrand im UBM nach perforierender Keratoplastik (*Pfeil*). Das Spendergewebe hat sich trotzdem stufenlos eingefügt

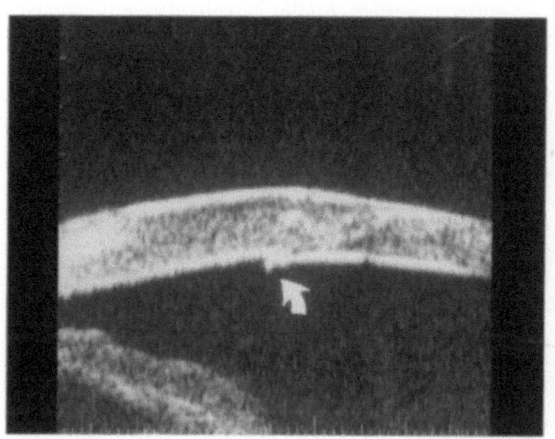

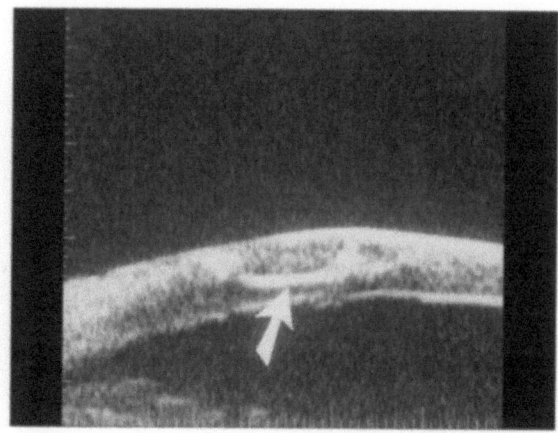

4.5 Zustand nach Glaukomchirurgie

Da die glaukomchirurgischen Eingriffe überwiegend den Kammerwinkel betreffen, kann die intraokulare Flüssigkeitsdynamik direkt postoperativ oder auch später kontrolliert werden. Da die operative Technik nicht standardisiert ist und individuelle anatomische Unterschiede eine Anpassung der operativen Präparation erfordern, sind die Ergebnisse oft unterschiedlich und die Art der Komplikationen und ihre Rate variieren sehr. Die Mechanismen der funktionierenden Operationen können bei gleicher Operationstechnik doch unterschiedlich sein. Die optischen Verlaufsparameter für den Erfolg einer Operation beschränkten sich bislang auf die Gonioskopie und die Filterkissenbeurteilung. Dabei können auch gonioskopisch verschlossene Zyklodialysespalträume in der Tiefe offen sein und das Kammerwasser ableiten [20] und auch prominente Filterzonen können doch verschlossen sein und eine Tenonzystenbildung bedeuten [2]. Mit dem UBM können untersucht werden:

- postoperative Komplikationen (Deszemetolyse, s. Abb. 556, 557) Blutung (**Abb. 538, 539**),
- operative Präparationstiefe,
- die postoperative Relation der intraokularen Strukturen zueinander,
- die Funktionalität der Filtration und
- die Funktionalität von Filterzonen.

Auch die Kontrollen z. B. nach Goniokürettage können durch eine UBM-Untersuchung ergänzt werden (**Abb. 540, 541**).
Auch bei nichtchirurgischen Maßnahmen kann die Durchgängigkeit von Laseriridotomien (**Abb. 542–544**) und die Wirkung von zyklodestruktiven Maßnahmen dokumentiert werden. Die Arbeitsgruppe von Guthoff [42] untersuchte mit dem UBM die sehr unterschiedliche Augendruckreaktion auf die Zyklophotokoagulation. Morphologisch zeigte sich postoperativ eine entzündliche Reaktion im Ziliarkörper – auch z. T. mit temporärer Ziliarkörperabhebung –, deren Ausmaß aber nicht mit der Höhe der Tensiosenkung korrelierte.
Bei fortgeschrittenen Glaukomzeichen und mehrfach vorbehandelten Augen, die insbesondere schon öfter zyklodestruktiven Maßnahmen unterzogen wurden, kann im UBM der unbehan-

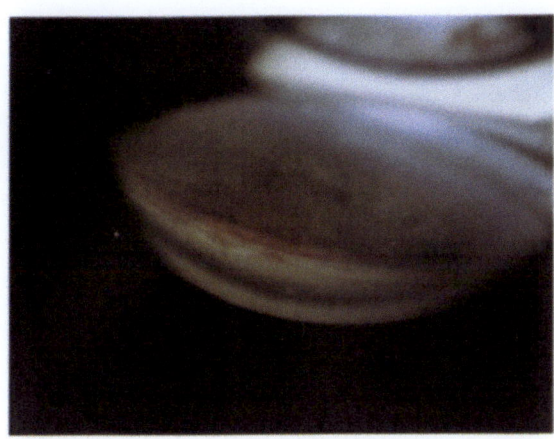

Abb. 538. Zustand nach Trabekelaspiration bei PEX-Glaukom Hier der Blick im Gonioskop bei 6 Uhr, der eine abgesunkene Blutung zeigt

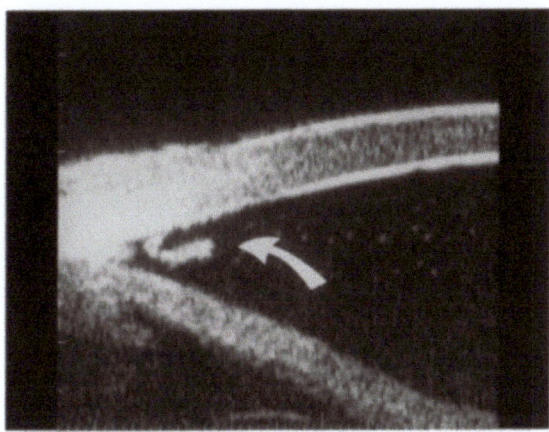

Abb. 539. Im UBM ist ein kleines Blutkoagel aus dem Trabekelmaschenwerk (*Pfeil*) als Zeichen der Refluxblutung auf den Aspirationssog zu sehen – in der Vorderkammer sind noch Sanguiszellen

◁

Abb. 536. Endotheliale Stufe im UBM (*Pfeil*) nach perforierender Keratoplastik vor 6 Monaten

Abb. 537. Fortlaufender Faden im UBM (*Pfeil*) nach Keratoplastik vor 8 Monaten. Je älter die Nylonfäden sind, desto weniger verursachen sie einen Schlagschatten

4 Postoperative Diagnostik

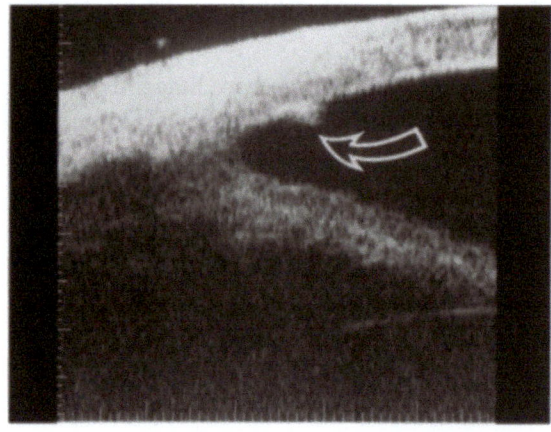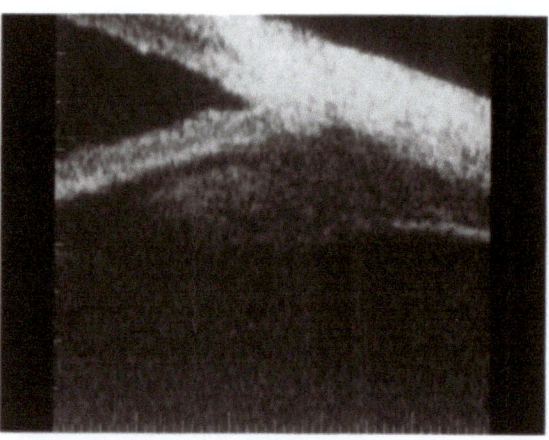

Abb. 540. Goniokürettage in der unteren Zirkumferenz vor 5 Tagen, bei der das Trabekelmaschenwerk mit einem scharfen Löffel oberflächlich abgetragen wird. Der Kammerwinkel ist abgerundet und eine kleine Blutung organisiert sich am Endothel/Schwalbe-Linie (*Pfeil*)

Abb. 541. Die gegenüberliegende Seite im UBM. Der Kammerwinkel ist deutlich spitzer konfiguriert

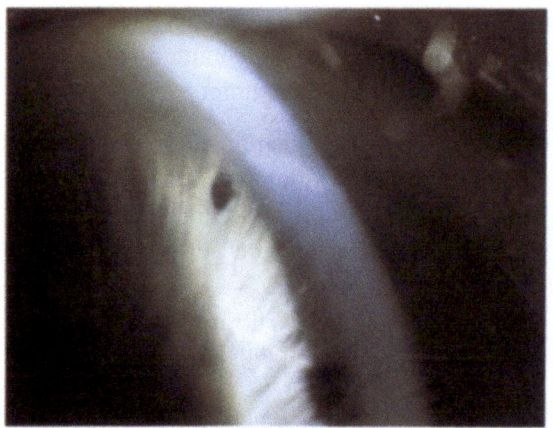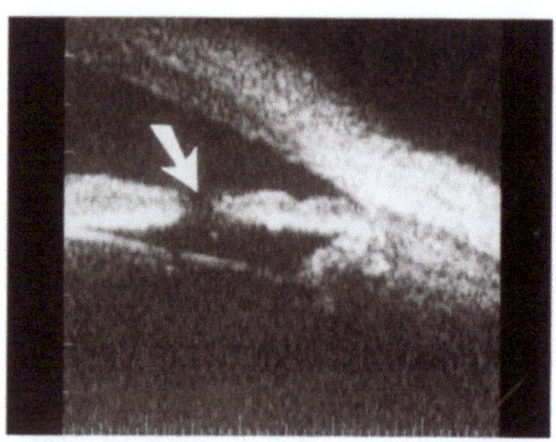

Abb. 542. Laseriridotomie bei Engwinkelsituation

Abb. 543. Das UBM beweist die Durchgängigkeit (*Pfeil*)

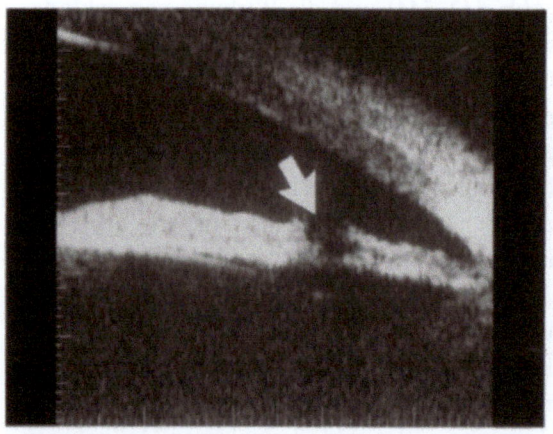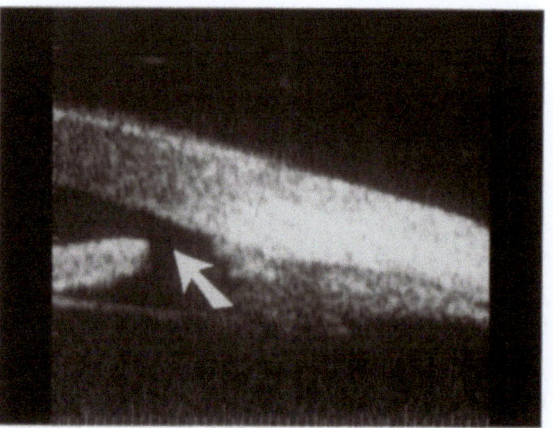

4.5 Zustand nach Glaukomchirurgie

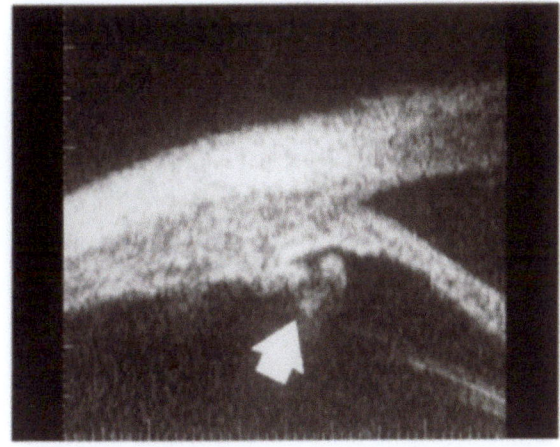

◁

Abb. 546. Zustand nach mehrfacher Zyklophotokoagulation. Mit dem UBM lassen sich noch verbliebene Ziliarkörperzotten lokalisieren (*Pfeil*). Nebenbefund: Pseudophakiebügel bis an den Ziliarkörper reichend

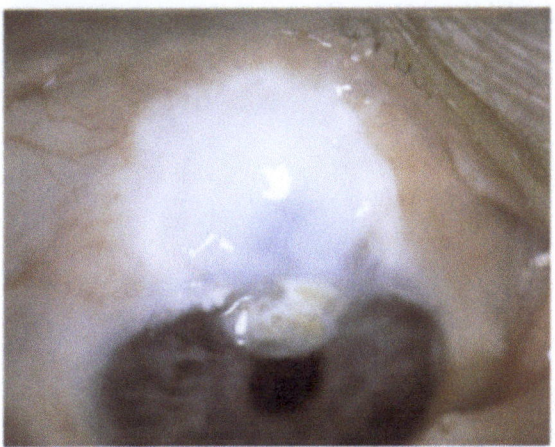

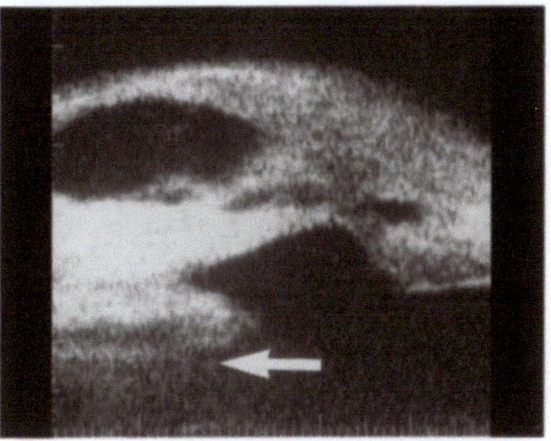

Abb. 547. Hochprominentes, perluzides Filterkissen nach Elliot-Trepanation vor 24 Jahren. Es bildet sich eine lipoide Bindehautdegeneration am Übergang zur Hornhaut mit progredientem Wachstum

Abb. 548. Das UBM zeigt eine große Bindehautzyste mit Verbindung zur Vorderkammer. Am rechten Bildrand wird die hochreflexive Degenerationszone sichtbar. Der *Pfeil* zeigt auf den anterioren Irisansatz

◁

Abb. 544. Im UBM ist das Pigmentblatt der Iris am Partnerauge nicht glatt geöffnet

Abb. 545. Kontrolle der sehr peripher gelegenen, chirurgisch angelegten, basalen Iridektomie im UBM. Freie Durchgängigkeit (*Pfeil*). Nebenbefund: gedehnte Zonulafasern, kaum Ziliarkörperzotten

delte zottige Ziliarkörper vom behandelten atrophischen Bereich unterschieden werden (**Abb. 546**). So kann ganz gezielt eine weitere Zyklodestruktion ergänzt [6] oder auch der therapeutische Effekt nach Zyklodestruktion mit dem morphologischen Ziliarkörperaspekt korreliert werden [32].

Die Untersuchung von hochprominenten Filterzonen schafft einen Überblick über den Kontakt zu intraokularen Strukturen, erkennt eine mögliche Perforationsgefahr (Abb. 551) und erklärt Druckschwankungen, wenn die Penetrationszonen intermittierend verlegt werden (s. Abb. 514, 525). Somit können mit der Ultraschallbiomikroskopie ergänzende Informationen gewonnen werden (**Abb. 547–551;** [14, 23]).

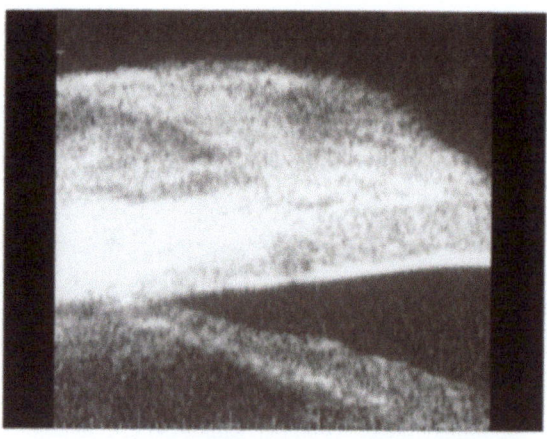

Abb. 549. An einer etwas anderen Stelle im UBM ist die Zyste mittelreflexiv "gefüllt" und die Degenerationszone ohne die hochreflexiven "lipoiden" Anteile sichtbar. So veränderlich ist das Erscheinungsbild wenige Millimeter nebeneinander

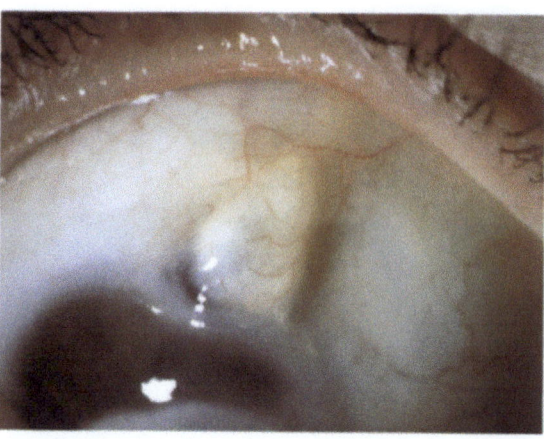

Abb. 550. Filterzone oder perluzide Tenonzyste nach Iridenkleisis-Operation vor 15 Jahren. Der Augendruck beträgt 13 mmHg

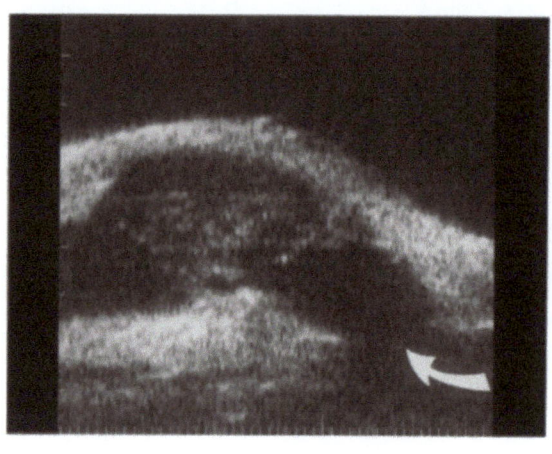

◁

Abb. 551. Das UBM beweist den Kontakt mit der Vorderkammer und dem Kammerwasser (*Pfeil*). Es handelt sich also um eine Filtrationsblase, die mittelreflexive Septen aufweist und eine möglicher Perforationsgefahr birgt

4.5.1 Viskokanalostomie

Die Viskokanalostomie oder auch tiefe Sklerektomie mit Kollagenimplantat bedeutet eine Entdachung des Schlemm-Kanals mit einer tiefen exzidierten Skleralamelle und Auffüllung des präparierten Raums mit einem Viskoelastikum, das mit der Zeit resorbiert wird (**Abb. 552–555**). Die obere Skleralamelle wird zurückgenäht. Die Filtration findet einerseits im subkonjunktivalen Raum (wie bei der Trabekulektomie) und andererseits evtl. auch im suprachorioidalen Raum statt [8]. Komplizierend kann bei der Injektion des Viskoelastikums artifiziell eine Deszemetolyse hervorgerufen werden (**Abb. 556–557**).

▷

Abb. 556 *(links).* Nach Viskokanalostomie zeigt sich in der oberen Hornhauthälfte eine große Deszemetolyse mit beginnenden Hornhautdekompensationszeichen. Eine Endothelmikrokopie gelang in diesem Bereich nicht mehr

Abb. 557 *(rechts).* Im UBM lässt sich das Ausmaß der Deszemetolyse (*Pfeile*) quantifizieren. V. a. intraoperativen Übertritt des Viskoelastikums über die Deszemet-Membran bei Injektion in den Schlemm-Kanal. Keine wesentliche Hornhautdickenzunahme in diesem Bereich.

4.5.1 Viskokanalostomie

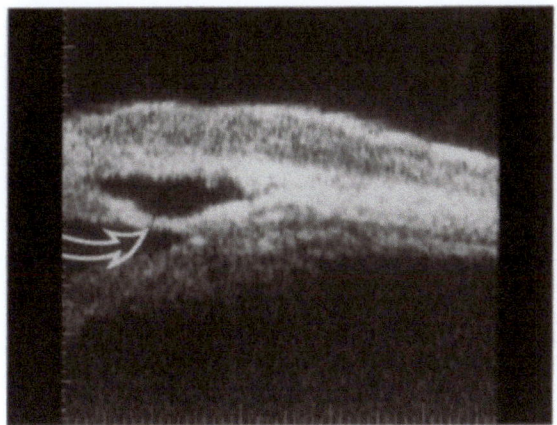

Abb. 552. Kontrolle nach Viskokanalostomie (3. Tag). Im UBM erkennt man die große Kaverne nach Resektion der inneren Skleralamelle – relativ weit anterior präpariert – noch mit Viskoelastikum gefüllt. Keine Eröffnung der Vorderkammer – das Trabekelmaschenwerk steht noch (*Pfeil*)

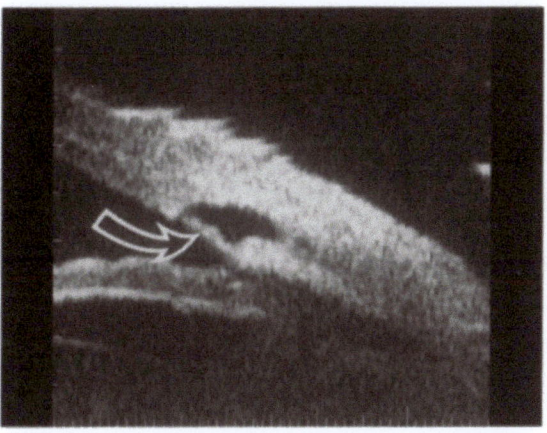

Abb. 553. Bei dieser Viskokanalostomie (10. Tag) wurde weniger weit anterior präpariert. Das UBM-Bild zeigt einen Kontakt in die Vorderkammer minimal im anterioren Bereich des Trabekelmaschenwerks (*Pfeil*) – wahrscheinlich durch Zug bei Resektion der inneren Skleralamelle entstanden

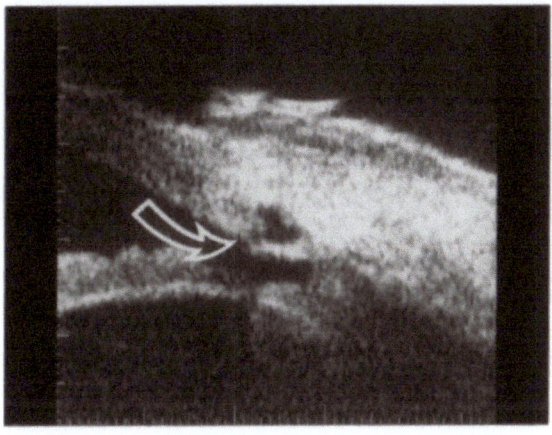

Abb. 554. Nach Viskokanalostomie (6. Woche) besteht im UBM eine freie Verbindung zur Vorderkammer (*transparenter Pfeil*). Die Kaverne ist kollabiert nach Resorption des Viskoelastikums

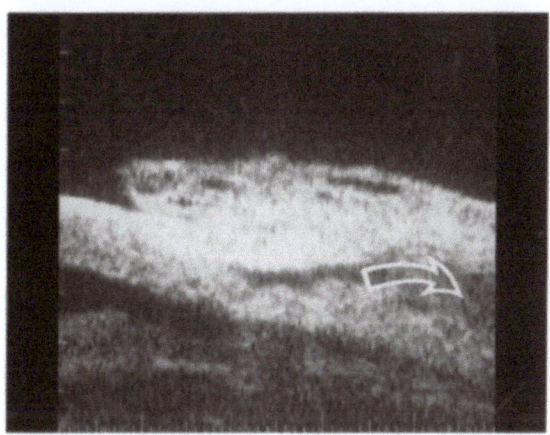

Abb. 555. 3 Monate nach Viskokanalostomie. Das UBM zeigt eine Externalisation unter den Bindehaut-Tenon-Komplex (*Pfeil*)

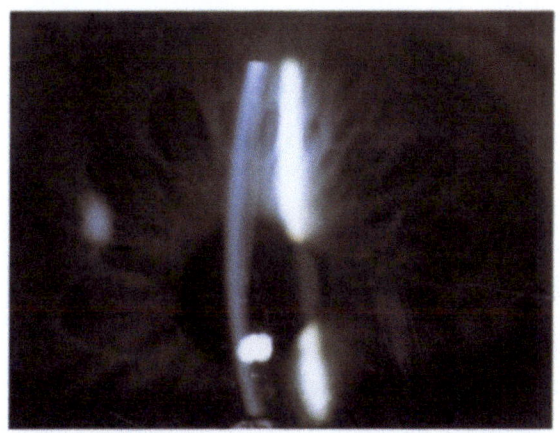

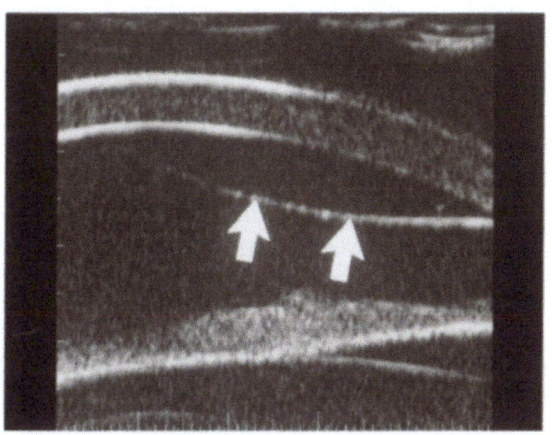

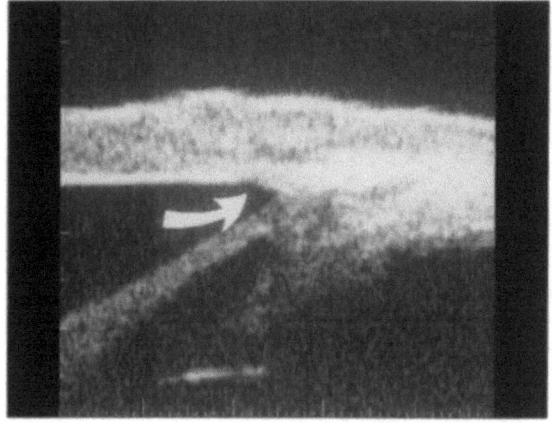

Abb. 558. UBM-Abbildung eines 75-jährigen Patienten am 5. postoperativer Tag nach Viskokanalostomie. Mit dem Verlust des Viskoelastikums ist die innere Öffnung zusammengefallen und erlaubt keinen Kammerwasserabfluss mehr (*Pfeil*)

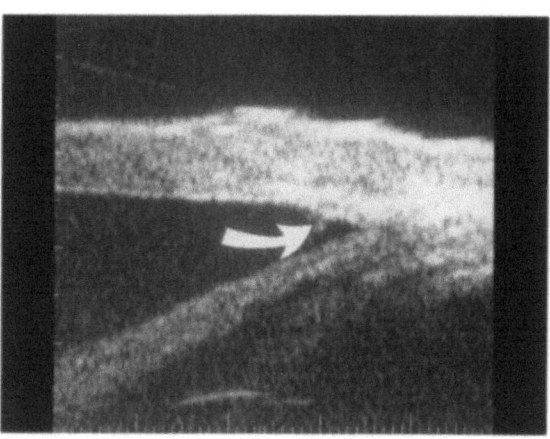

Abb. 559. Zustand nach Versuch das Trabekelmaschenwerk unter der inneren Öffnung mit dem YAG-Laser zu eröffnen um den Abfluss zu erleichtern. Die gelaserte Stelle ist im UBM durch eine kleine Blutfahne zu identifizieren (*Pfeil*)

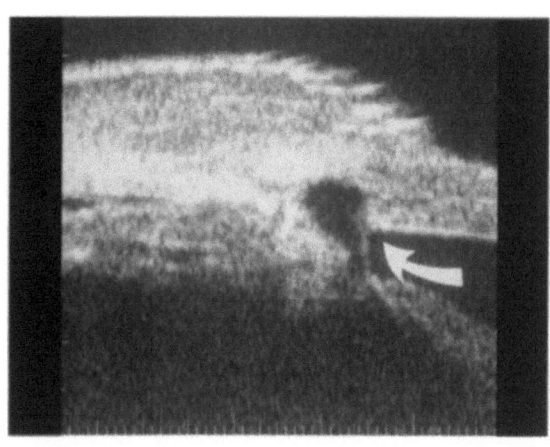

◁

Abb. 560. Zustand nach Revisionsoperation mit Umwandlung in eine Trabekulektomie zur Externalisation des Kammerwassers. Das UBM-Bild zeigt eine freie Abflussmöglichkeit (*Pfeil* auf kleiner Blutfahne) mit breitem Filterkissen

4.5.2 Trabekulektomie

Die Trabekulektomie gehört mit zu den grundlegenden chirurgischen Therapien in der Behandlung des Glaukoms. Trotzdem hat sie eine kleine, aber signifikante Versagerquote.

Es gibt eine statistisch signifikante Korrelation zwischen dem ultraschallbiomikroskopischen Erscheinigungsbild und der Ableitungsfunktion. Avitabile und Mitarbeiter [2], Yamamoto et al. [43] beschrieben in Augen mit niedrigem postoperativen Druck eine gute Sichtbarkeit der Skleralamelle bei niedrig-reflexiven Echo der Filterzone. Die Höhe der Filterzone ließ keinen Zusammenhang mit dem postoperativen Augendruck erkennen (**Abb. 561–563**; [3]).

Das UBM ermöglicht gezieltes postoperatives Problemmanagement. So kann ein Verschluss des Trabekulektomiezuganges sowohl durch Blutkoagel als auch durch frühe Adhäsion und beginnende Vernarbung des Skleradeckels bedingt sein. Nach Resorption des Sanguis oder auch nach erfolgreicher Laser-Suturelysis sieht man in beiden Fällen wieder eine Abgrenzbarkeit des Skleradeckels durch den verbesserten Kammerwasserabstrom (**Abb. 564–566**).

Bildet sich eine Tenonzyste aus, kann ihre Dimension für eine sichere Punktion sichtbar gemacht werden (**Abb. 567–571**).

Die gezielte Diagnostik bei erneutem Augendruckanstieg (**Abb. 572–575**) oder einer Hypotonie (**Abb. 576, 577**) nach filtrierender Operation erlaubt eine problemorientierte Therapie.

4.5.2 Trabekulektomie

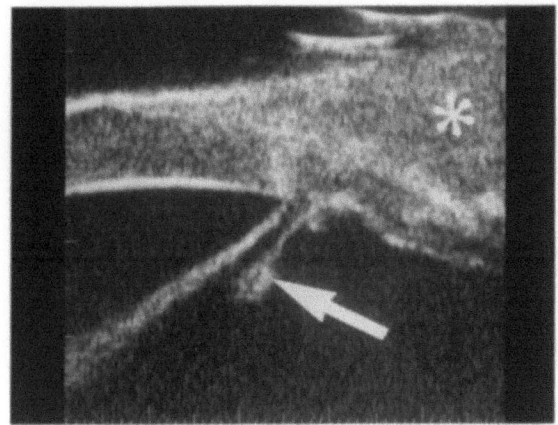

Abb. 561. Postoperative Kontrolle bei einem 11 Tage alten Säugling nach Trabekulektomie (vgl. Abb. 370). Massive Tenonproliferation (*Stern*). Die Trabekulektomieöffnung ist hier nicht dargestellt. Das Hornhautödem ist deutlich geringer, unverändert schmale Irisstruktur – trotz niedriger Augendruckwerte – hoher Irisansatz und lange Ziliarkörperzotten (*Pfeil*)

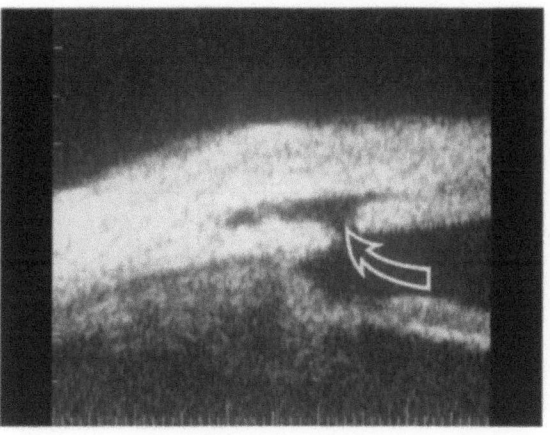

Abb. 562. UBM-Bild einer Trabekulektomie mit flacher, aber funktionierender Filterzone zum Abfluss des Kammerwassers (*Pfeil*)

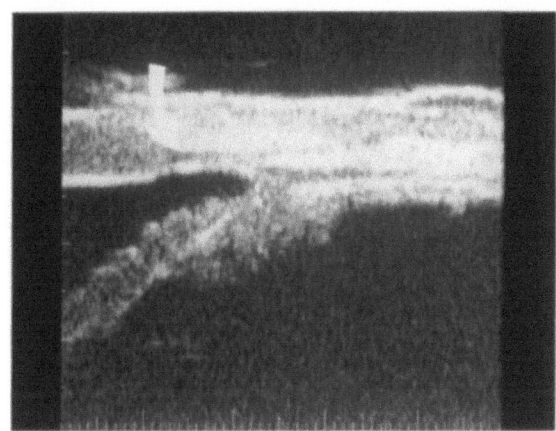

◁

Abb. 563. Zustand nach Trabekulektomie vor 3 Monaten. Die Fistel ist im UBM verschlossen und der Augendruck beträgt 38 mmHg. Die chirurgische Präparation demarkiert sich niedriger reflexiv als das übrige Skleraecho. Die Exzisionsstelle des Trabekelstückes ist durch den Gewebsdefekt eingezogen (*Pfeil*)

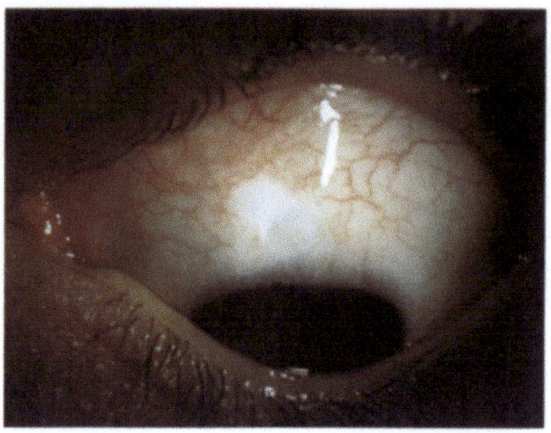

Abb. 564. 27-jähriger Mann 3 Tage nach Trabekulektomie. Nur kleine Filterzone im Abblick sichtbar, perluzide Bindehaut

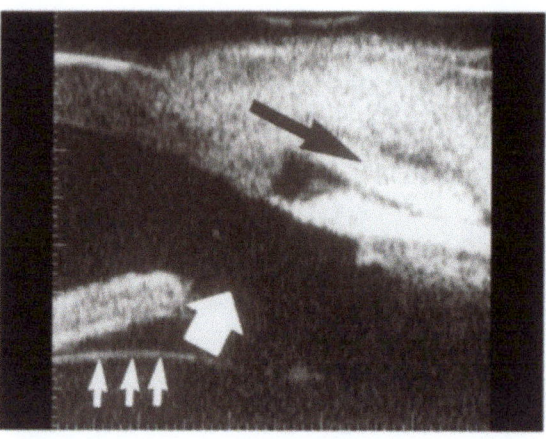

Abb. 565. Augendruckwerte noch um 27 mmHg. Das UBM zeigt ein kleines Sanguiskoagel in der Trabekulektomieöffnung als Ursache des Druckanstiegs (*weißer breiter Pfeil*). Der *schwarze Pfeil* weist auf das Skleraläppchen, die *kleinen Pfeile* auf die Linsenvorderfläche

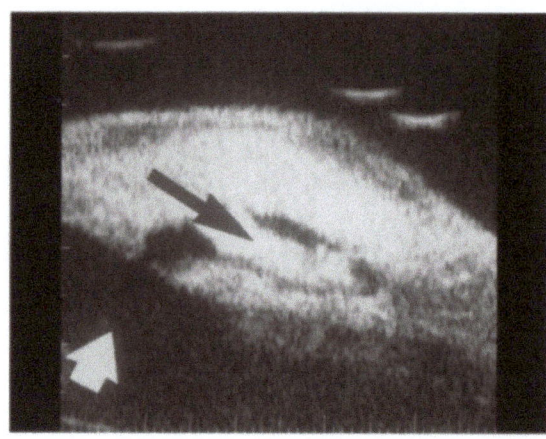

◁

Abb. 566. UBM-Bild 5 Tage nach Trabekulektomie: Das Koagel ist resorbiert. Gut umspültes Skleraläppchen (*schwarzer Pfeil*) mit breiter Trabekulektomieöffnung auf die der *weiße Pfeil* durch die basale Iridektomie zeigt

4.5.2 Trabekulektomie

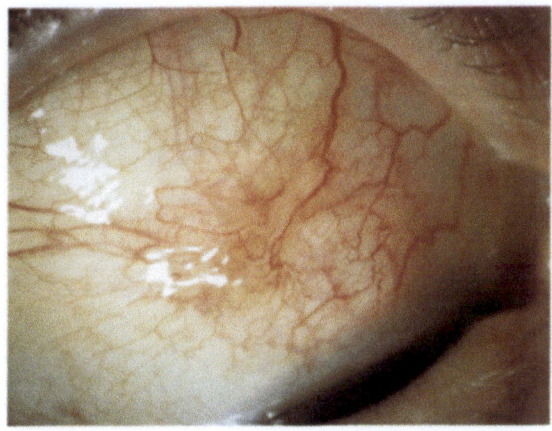

Abb. 567. Trabekulektomie vor 2 Monaten mit sehr flacher Filterzone, auffälliger Aufweitung der zuführenden Gefäße und Augendruckanstieg wieder auf 37 mmHg wie vor der Glaukomoperation

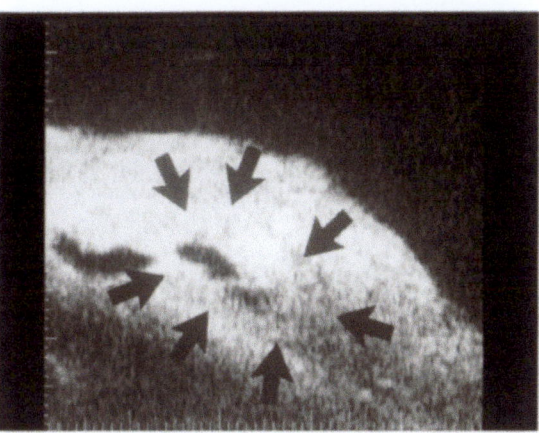

Abb. 568. Das UBM zeigt eine Tenonzyste mit dicker Wandung (*Pfeile*). Es besteht kein sichtbarer Kontakt zur Vorderkammer

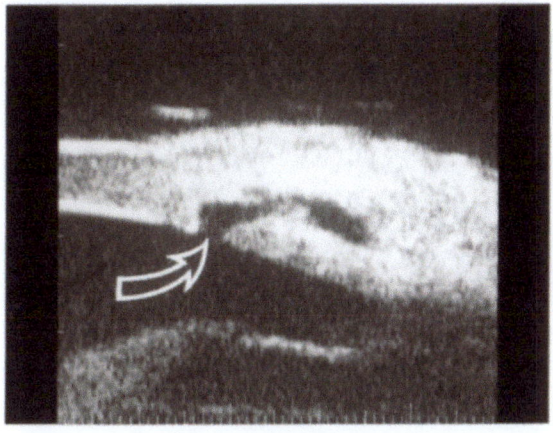

Abb. 569. 2 Wochen nach Needling der Filterzone. Weiterhin auffällige Vaskularisation – der Augendruck ist auf 12 mmHg abgesunken. Im UBM besteht jetzt eine offene Verbindung zur Vorderkammer (*Pfeil*).

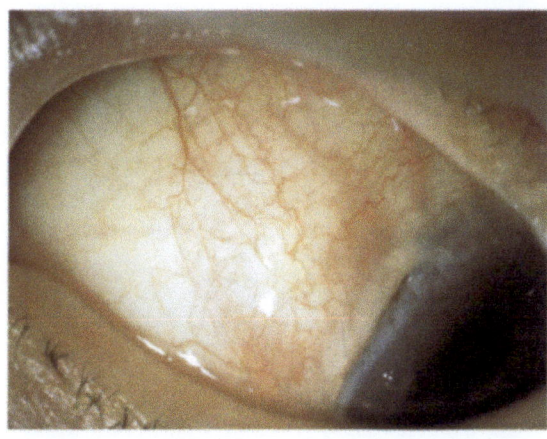

Abb. 570. Große Filterzone nach Trabekulektomie vor 1 Monat. Druckanstieg bis 30 mmHg seit einer Woche

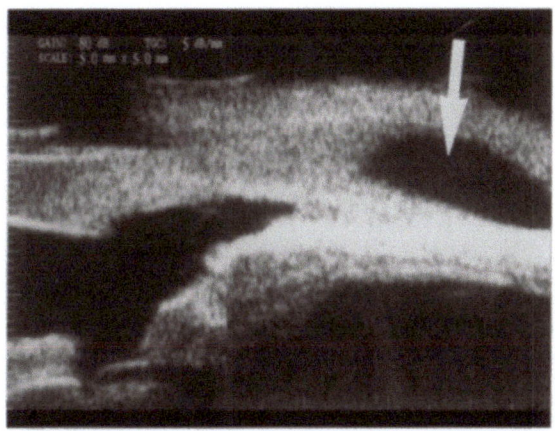

◁

Abb. 571. Das zusammengesetzte UBM-Bild zeigt eine große Tenonzyste (*Pfeil*) ohne Verbindung zur Vorderkammer. Es besteht ein breiter Zugang im Bereich des Trabekelmaschenwerks. Darunter sind die Iridektomie und die Linse zu sehen. Durch den anterotierten Ziliarkörper ist die Hinterkammer nahezu aufgehoben und der Glaskörper drängt gegen die Zonula. Ein Needling der Zyste war hier nicht erfolgreich

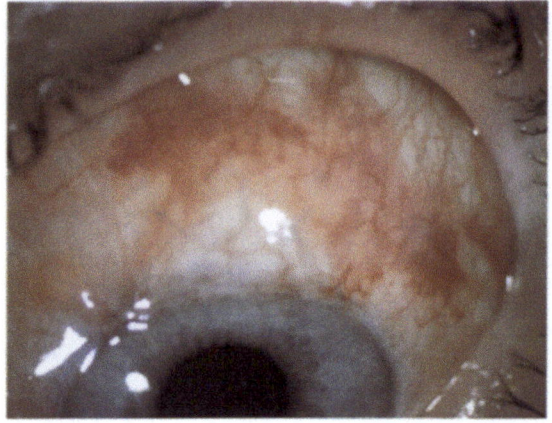

Abb. 572. 63-jährige Patientin mit Nanophthalmus und chronischem Engwinkelglaukom. Zustand nach Trabekulektomie vor 8 Tagen – wieder Augendruckanstieg auf 38 mmHg.

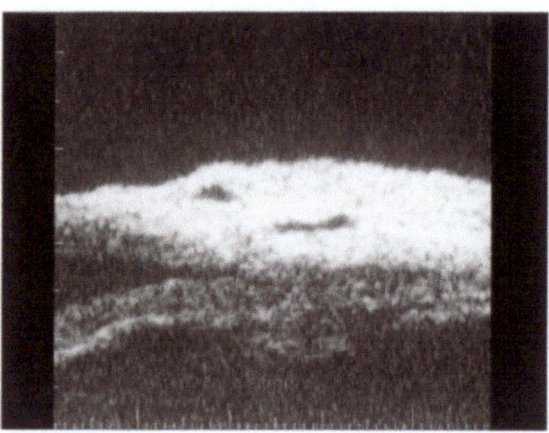

Abb. 573. Im UBM ist ein subtotaler Verschluss des Trabekelwerks durch die Iris zu sehen. Bei vorbestehendem Plateau-Iris-Syndrom ist die Irisbasis wieder vor das Trabekelmaschenwerk rotiert und hat es verschlossen

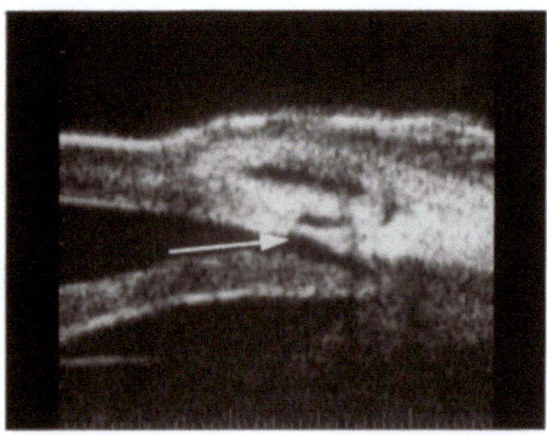

Abb. 574. UBM: Schnelle Normotonie nach Miotikatherapie. Die verbesserte Kammerwasserdurchströmung (*Pfeil*) separiert die obere Lamelle (Schlagschatten im UBM durch die Fäden sichtbar) – der Augendruck beträgt jetzt 9 mmHg. Bemerkenswert ist die jetzt sichtbare Auflockerung der Bindehautschicht

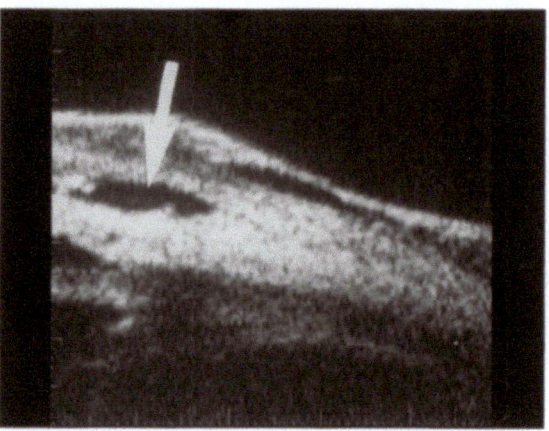

Abb. 575. Weiter peripher zeigt das UBM das Sickerkissen mit Kammerwasser-Depot über der Sklera (*Pfeil*) und deutlicher subkonjunktivaler hyporeflexiver Flüssigkeitszone

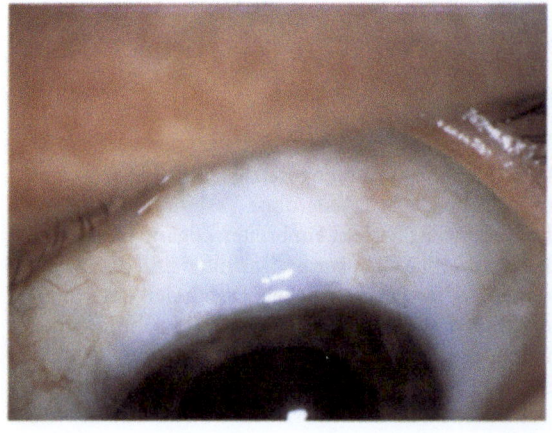

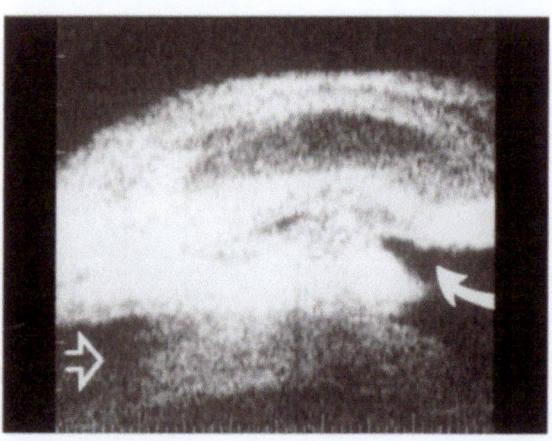

4.6 Vitrektomie

Auch nach der Glaskörper- und Netzhautchirurgie hat sich das UBM als wertvolles diagnostisches Hilfsmittel erwiesen. Nach Vitrektomie können die Sklerotomien auf ihre Dichtigkeit und mögliche fibrovaskuläre Proliferationen mit Ziliarkörpertraktionen untersucht werden (**Abb. 578**); die Ursache für periphere Netzhaut-/ Aderhautdistanzen und für rezidivierende Einblutungen [5] kann in weiterführender Diagnostik – ergänzend zur Ophthalmoskopie – möglicherweise aufgeklärt werden.

Die Unterscheidung, ob es sich um einen peripheren Glaskörperrest (**Abb. 579**) oder eine proliferative Membran handelt, ist oft nicht möglich und man kommt nur zusammen mit dem klinischen Fundusbild zur Diagnose (weitere Re-Proliferationen, Aktivitätszeichen; **Abb. 580**).

Veränderungen im Bindehautbereich können ohne invasive Maßnahmen als zystisch oder solide, als verbliebenes Silikonöl oder als Fremdkörperreaktion (z. B. auf Fadenmaterial) diagnostiziert werden (**Abb. 581–583**). Bei sehr echoreichen granulomatösen Wundheilungsstörungen können die tieferen Strukturen durch die Schallauslöschung nicht mehr beurteilbar sein.

Der Stellenwert des UBM bei der Hypotoniediagnostik – auch nach Vitrektomie [26] – wurde schon behandelt (s. Kap. 4.2). Auch flache Distanzen des Ziliarkörpers von der Sklera, die unterschiedlichen Einfluss auf den Augendruck haben, können nur mit der Ultraschallbiomikroskopie erkannt werden [45]. Reaktive Aderhaut- und Ziliarkörperschwellungen mit Effusionsproblematiken bei Laserbehandlung einer diabetischer Retinopathie [46], nach buckelnder

◁

Abb. 576. Hypotonie nach 3. Trabekulektomie mit Mitomycin C – durchscheinende Bindehaut über der Filterzone

Abb. 577. Das UBM zeigt eine weit offene Trabekulektomieöffnung (*gebogener Pfeil*) mit kleiner Filtrationskaverne und großer Tenonauflockerung. Die aufgeworfene Bindehaut erscheint mittelreflexiv gefüllt. *Links* im Bild ist eine Aderhautamotio bis an den Ziliarkörper sichtbar (*offener Pfeil*). Dieser Befund einer Überfiltration wurde mit 2 Injektionen eines Viskoelastikums, zuletzt mit einer kombinierten Eigenblutinjektion in die Filtrationszone, erfolgreich behandelt

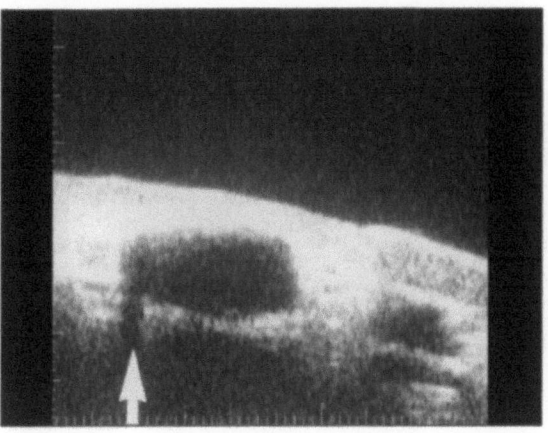

Abb. 578. Im UBM können die Sklerotomien auf Dichtigkeit überprüft werden. Zusätzlich fällt ein Schlagschatten durch das Fadenmaterial auf (*Pfeil*)

Chirurgie [35] und Vitrektomie [15] sind beschrieben und mit der Ultraschallbiomikroskopie sogar quantifizierbar (**Abb. 584–586**).

Da das Silikonöl nur sehr schwer vollständig aus dem Auge zu entfernen ist, ist es häufig an der Rückfläche intraokularer Strukturen (Irisrückfläche, Hornhautrückfläche), hochreflexiv mit den charakteristischen Wiederholungsechos (**Abb. 587**), anzutreffen [4]. Auch bei bestehender Silikonölfüllung sind meist kleinere emulgierte Bläschen sichtbar, die das Trabekelmaschenwerk okkludieren und ein Sekundärglaukom hervorrufen können. Wenn sie nicht durch Membranen oder Fibrin fixiert sind, kann man mit der Augenbewegung ihre entgegengesetzte schwimmende Bewegung auslösen. Schwere Flüssigkeit befindet sich am Grund eines geschlossenen Hohlraums und verursacht einen fremdkörperähnlichen Schlagschatten (**Abb. 588**).

Wenn Silikonöl einmal verwendet wurde, ist es häufig auch im vorderen Augenabschnitt anzutreffen, selbst in phaken oder pseudophaken Augen. Durch ihr auffälliges Reflexverhalten sind die Silikonölbläschen leicht zu identifizieren und von retrokornealen Membranen gut zu unterscheiden (**Abb. 589**).

4 Postoperative Diagnostik

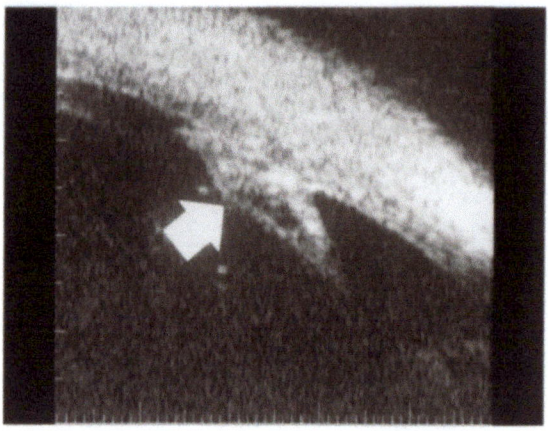

Abb. 579. UBM-Bild 3 Monate nach Vitrektomie bei proliferativer diabetischer Retinopathie mit Glaskörpereinblutung. In der Peripherie – oranah – befindet sich eine präretinale Verdichtung. Da der übrige Fundusbefund ohne Zeichen einer Proliferationstendenz ist, handelt es sich hier eher um Glaskörperrest

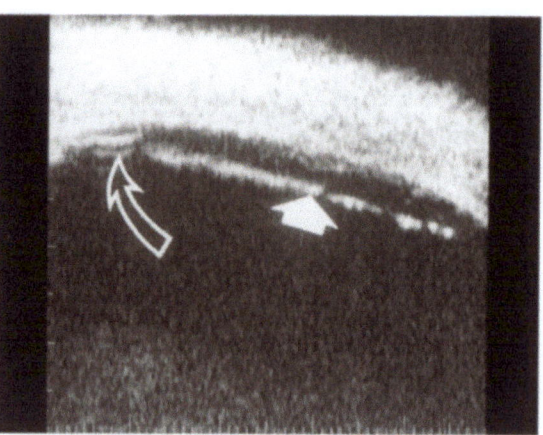

Abb. 580. Zustand nach perforierender Verletzung – zuletzt Silikonölablassung mit zurückgebliebenen Bläschen (*transparenter Pfeil*). Im UBM sieht man eine flache Distanz (*breiter Pfeil*), die aber als reine PVR-Membran nicht von einer traktiven Netzhautdistanz unterschieden werden kann.

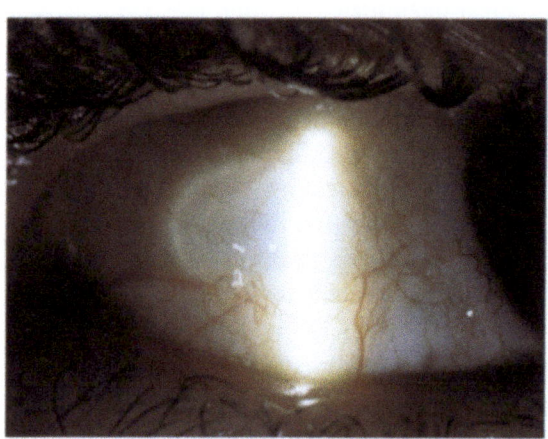

Abb. 581. 12-jähriger Junge nach perforierender Verletzung mit intraokularem Fremdkörper; Zustand nach Vitrektomie mit Silikonöl-Auffüllung. Jetzt störende Bindehautzyste

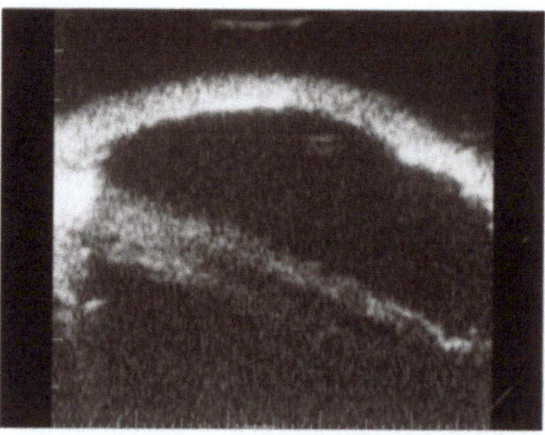

Abb. 582. Das UBM- kann eine Ölfüllung ausschließen – es besteht keine Verbindung zu einer der Sklerotomien. Eine Punktion der Zyste führte zu ihrem Kollaps

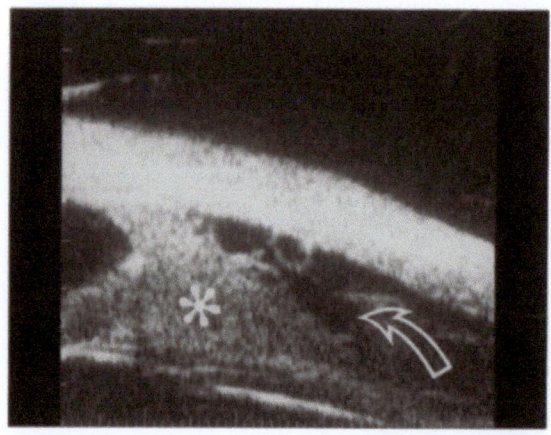

◁

Abb. 583. UBM: Im Verlauf bildete sich eine PVR-Amotio (*Pfeil*) unter Öl mit Ziliarkörperabhebung (*Stern*) und Hypotonie

4.6 Vitrektomie

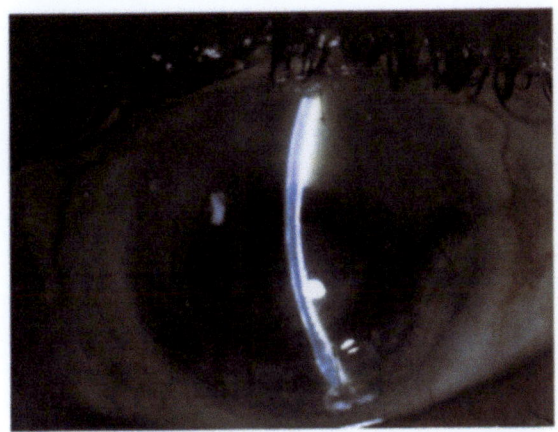

Abb. 584. 35-jähriger Patient nach perforierender Spießungsverletzung durch ein Messer vor 4 Monaten. Jetzt Hypotonie mit PVR-Amotio nach initialer Vitrektomie und Silikonölauffüllung. Die Vorderkammer ist aufgehoben, die Proliferationen verlagern das Öl nach vorne

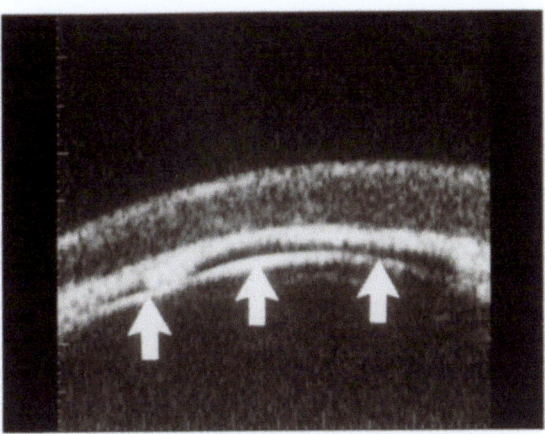

Abb. 585. Im UBM wird die Irisanlagerung an das Hornhautendothel deutlich. Die *Pfeile* markieren die Ölblase. Beginnende Hornhautdekompensation mit Dickenzunahme

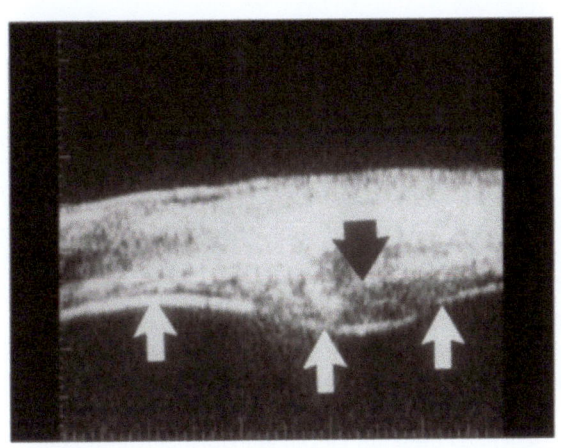

◁
Abb. 586. Der Ziliarkörper liegt im UBM an (*schwarzer Pfeil*). Die *weißen Pfeile* zeigen die Ölblase auf dem Ziliarkörper liegend an, es handelt sich nicht um eine Membranüberwachsung des Ziliarkörpers

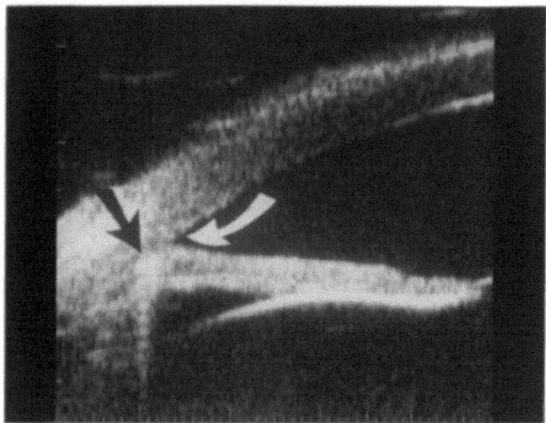

Abb. 587. UBM-Bild nach Vitrektomie mit Silikonölauffüllung bei proliferativer diabetischer Retinopathie. Sekundärer Winkelblock ohne Ziliarblock- oder Pupillarblockmechanismus bei Rubeosis iridis (*weißer Pfeil*). Hohe Reflexivität mit Wiederholungsecho durch eingeschlossenes Silikonöl im Kammerwinkel (*schwarzer Pfeil*). Die Ölblase ist als echoreiche Kontur an der Irisrückfläche zu erkennen

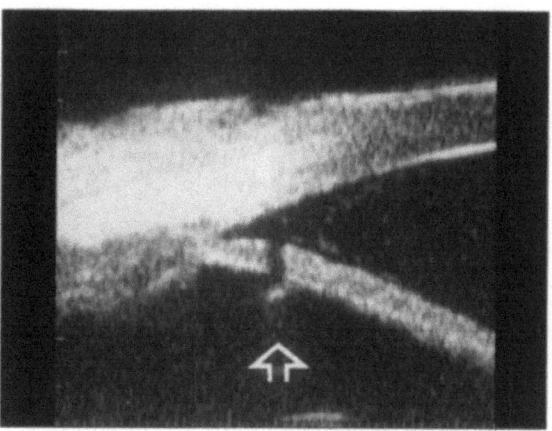

Abb. 588. UBM: Ein Schlagschatten (*Pfeil*) im Kammerwinkel aus dem Trabekelmaschenwerk kennzeichnet eine Okklusion mit einem Fremdmaterial – hier Reste der schweren Perfluorcarbonflüssigkeit nach Vitrektomie bei Aphakie. Im Unterschied zu Silikonöl, das sich überwiegend mit Wiederholungsechos darstellt, entsteht bei schweren Flüssigkeiten ein Schlagschatten

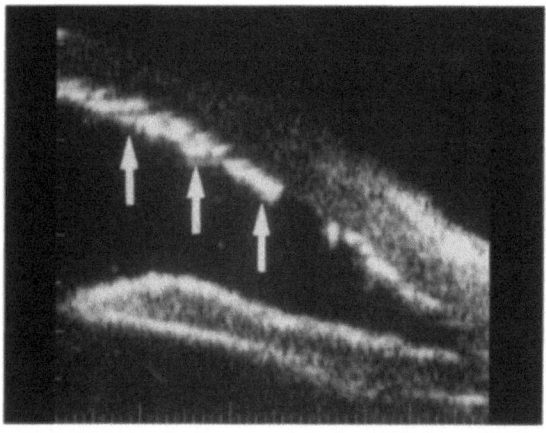

◁

Abb. 589. 6 Monate nach schwerer perforierender Verletzung zeigt sich an der Hornhautinnenfläche im UBM ein hyperreflexiver Belag (*Pfeile*) im Sinne einer retrokornealen Membran. Es sind keine Silikonölbläschen, da diese im Liegen am Hornhautzenit konfluieren und durch Wiederholungsechos – infolge des hohen Impedanzsprunges – auffallen würden

Literatur

1. Anton A, Weinreb RN (1997) Recurrent hyphema secondary to anterior chamber lens implant. Surv Ophthalmol 41(5):414–6
2. Avitabile T, Russo V, Uva MG, Marino A, Castiglione F, Reibaldi A (1998) Ultrasound-biomicroscopic evaluation of filtering blebs after laser suture lysis trabeculectomy. Ophthalmologica 212 Suppl 1:17–21
3. Avitabile T, Uva MG, Russo V, Ott JP, Paulick B, Reibaldi A Evaluation of the filtering bleb using ultrasound biomicroscopy. Klin Monatsbl Augenheilkd 212(2):101–5
4. Azzolini C, Pierro L, Codenotti M, Bandello F, Brancato R (1995) Ultrasound biomicroscopy following the intraocular use of silicone oil. Int Ophthalmol 19(3):191–5
5. Boker T, Spitznas M (1994) Ultrasound biomicroscopy for examination of the sclerotomy site after pars plana vitrectomy. Am J Ophthalmol 118(6):813–5
6. Brancato R, Carassa RG (1996) Value of ultrasound biomicroscopy for ciliodestructive procedures. Curr Opin Ophthalmol 7(2):87–92
7. Chandler PA, Maumanee AE (1961) A major cause of hypotony. Am J Ophthalmol 52:602–618
8. Chiou AG, Mermoud A, Underdahl JP, Schnyder CC (1998) An ultrasound biomicroscopic study of eyes after deep sclerectomy with collagen implant. Ophthalmology 105(4):746–50

9. Coleman DJ (1995) Evaluation of ciliary body detachment in hypotony. Retina 15;4:312–318
10. Crichton AC, McWhae JA, Reimer J (1994) Ultrasound biomicroscopy for the assessment of Molteno tube position. Ophthalmic Surg 25(9):633–5
11. Fries UK, Ohrloff C (1996) Ultrasound biomicroscopy-image of the capsule supporting ring in pseudophakia. Klin Monatsbl Augenheilkd 209(4):211–4
12. Gentile RC, Pavlin CJ, Liebmann JM, Easterbrook M, Tello C, Foster FS, Ritch R (1996) Diagnosis of traumatic cyclodialysis by ultrasound biomicroscopy. Ophthalmic Surg Lasers 27(2):97–105
13. Habib MS, Speaker MG, Tello C, Liebmann J, Ritch R (1995) Ultrasound biomicroscopy of intrastromal photorefractive keratectomy with the Nd:YLF picosecond laser. J Refract Surg 11(6):448–52
14. Häring G, Behrendt S, Wetzel W (1997) Evaluation of laser sclerostomy fistulas using ultrasound biomicroscopy. Int Ophthalmol 21(5):261–4
15. Hikichi T, Ohnishi M, Hasegawa T (1997) Transient shallow anterior chamber induced by supraciliary fluid after vitreous surgery. Am J Ophthalmol 124(5):696–8
16. Hikichi T, Yoshida A, Hasegawa T, Ohnishi M, Sato T, Muraoka S (1998) Wound healing of scleral self-sealing incision: a comparison of ultrasound biomicroscopy and histology findings. Graefes Arch Clin Exp Ophthalmol 236(10):775–8
17. Hudde T, Althaus C, Sundmacher R (1996) Postoperative ultrasound biomicroscopic evaluation of the haptic position in transsclerally sutured posterior-chamber lenses as compared with the intraoperative endoscopic position. Ger J Ophthalmol 5(6):449–53
18. Kaminski S, Barisani-Asenbauer T, Till P, Hauff W, Baumgartner I (1997) Ultrasound biomicroscopy of tangential keratotomy incision depth after penetrating keratoplasty. J Cataract Refract Surg 23(1):54–8
19. Karawatowski W, Weireb R (1994) Imaging of cyclodialysis cleft by ultrasound biommicroscope. Am J Ophthalmol 117:541–543
20. Klemm M, Bergmann U, Guthoff R (1997) Ultrasound biomicroscopy as a criterium of functional assessment of the supra-choroidal cleft after chamber angle surgical interventions. Klin Monatsbl Augenheilkd 210(2):74–7
21. Kurimoto Y, Park M, Sakaue H, Kondo T (1997) Changes in the anterior chamber configuration after small-incision cataract surgery with posterior chamber intraocular lens implantation. Am J Ophthalmol 124(6):775–80
22. Machemer HF, Konen W, Weber J (1995) Chronic hypotony: searching for causes with ultrasound biomicroscopy. Der Ophthalmologe (Suppl.) 1;92:179
23. Mannino G, De Bella F, Bozzoni Pantaleoni F, Pescosolido N, Balacco Gabrieli C (1998) Ultrasound biomicroscopy in the clinical evaluation of ab externo holmium:YAG laser sclerostomies. Ophthalmic Surg Lasers 29(2):157–61
24. Marigo FA, Finger PT, McCormick SA, Iezzi R, Esaki K, Ishikawa H, Seedor J, Liebmann JM, Ritch R (1998) Anterior segment implantation cysts. Ultrasound biomicroscopy with histopathologic correlation. Arch Ophthalmol 116(12):1569–75
25. McWhae J, Willerscheidt A, Gimbel H, Freese M (1994) Ultrasound biomicroscopy in refractive surgery. J Cataract Refract Surg 20(5):493–7
26. Minamoto A, Nakano KE, Tanimoto S, Mizote H, Takeda Y (1997) Ultrasound biomicroscopy in the diagnosis of persistent hypotony after vitrectomy. Am J Ophthalmol 123(5):711–3
27. Morinelli EN, Najac RD, Speaker MG, Tello C, Liebmann JM, Ritch R (1996) Repair of Descemet's membrane detachment with the assistance of intraoperative ultrasound biomicroscopy. Am J Ophthalmol 121(6):718–20
28. Nagy ZZ, Nemeth J, Suveges I, Csakany B (1996) Examination of subepithelial scar formation after photorefractive keratectomy with the ultrasound biomicroscope. Klin Monatsbl Augenheilkd 209(5):283–5
29. Park M, Kondo T (1998) Ultrasound biomicroscopic findings in a case of cyclodialysis. Ophthalmologica 212(3):194–7
30. Pavlin CJ, Harasiewicz K, Foster FS (1994) Ultrasound biomicroscopic analysis of haptic position in late-onset, recurrent hyphema after posterior chamber lens implantation. J Cataract Refract Surg 20(2):182–5
31. Pavlin CJ, Harasiewicz K, Foster FS (1994) Ultrasound biomicroscopic assessment of the cornea following excimer laser photokeratectomy. J Cataract Refract Surg 20 Suppl:206–11
32. Pavlin CJ, Macken P, Trope GE, Heathcote G, Sherar M, Harasiewicz K, Foster FS (1995) Ultrasound biomicroscopic imaging of the effects of YAG laser cycloablation in postmortem eyes and living patients. Ophthalmology 102(2):334–41
33. Pavlin CJ, McWhae JA, McGowan HD, Foster FS (1992) Ultrasound biomicroscopy of anterior segment tumors. Ophthalmology 99(8):1220–8
34. Pavlin CJ, Rootman D, Arshinoff S, Harasiewicz K, Foster FS (1993) Determination of haptic position of transsclerally fixated posterior chamber intraocular lenses by ultrasound biomicroscopy. J Cataract Refract Surg 19(5):573–7
35. Pavlin CJ, Rutnin SS, Devenyi R, Wand M, Foster FS (1997) Supraciliary effusions and ciliary body

thickening after scleral buckling procedures. Ophthalmology 104(3):433–8
36. Rutnin SS, Pavlin CJ, Slomovic AR, Kwartz J, Rootman DS (1997) Preoperative ultrasound biomicroscopy to assess ease of haptic removal before penetrating keratoplasty combined with lens exchange. J Cataract Refract Surg 23(2):239–43
37. Saragoussi JJ, Puech M, Assouline M, Berges O, Renard G, Pouliquen YJ (1997) Ultrasound biomicroscopy of Baikoff anterior chamber phakic intraocular lenses. J Refract Surg 13(2):135–41
38. Schweykart N, Reinhard T, Engelhardt S, Sundmacher R (1999) Postoperative ultrasound biomicroscopic evaluation of the tangible position of black diaphragm posterior chamber lenses in congenital and traumatic aniridia in comparison with gonioscopy. Klin Monatsbl Augenheilkd 214(6):386–90
39. Trindade F, Pereira F, Cronemberger S (1998) Ultrasound biomicroscopic imaging of posterior chamber phakic intraocular lens. J Refract Surg 14(5):497–503
40. Tucker SM, Hurwitz JJ, Pavlin CJ, Howarth DJ, Nianiaris N (1993) Scleral melt after cryotherapy for conjunctival melanoma. Ophthalmology 100(4):574–7
41. Walther J, Blum M, Strobel J (1997) Haptic position of iris-fixed posterior chamber lenses. Determination by ultrasound biomicroscopy. Ophthalmologe 94(9):651–4
42. Werner A, Vick HP, Guthoff R (1998) Cyclophotocoagulation with the diode laser. Study of long-term results. Ophthalmologe 95(3):176–80
43. Yamamoto T, Sakuma T, Kitazawa Y (1995) An ultrasound biomicroscopic study of filtering blebs after mitomycin C trabeculectomy. Ophthalmology 102(12):1770–6
44. Yasukawa T, Suga K, Akita J, Okamoto N (1998) Comparison of ciliary sulcus fixation techniques for posterior chamber intraocular lenses. J Cataract Refract Surg 24(6):840–5
45. Yoshida S, Sasoh M, Arima M, Uji Y (1997) Ultrasound biomicroscopic view of detachment of the ciliary epithelium in retinal detachment with atopic dermatitis. Ophthalmology 104(2):283–7
46. Yuki T, Kimura Y, Nanbu S, Kishi S, Shimizu K (1997) Ciliary body and choroidal detachment after laser photocoagulation for diabetic retinopathy. A high-frequency ultrasound study. Ophthalmology 104(8):1259–64

Sachverzeichnis

Amerikanische Vereinigung für Ultraschall in der Medizin 9
Abbildungsqualität 11, 12, 15
Abzeß 28, 31
Aderhautabhebung 80, 117, 143-145, 151, 152
Aderhauthämorrhagie 118
Aderhautmelanom (s. auch Melanom) 39, 79, 84, 85, 134
Aderhauttumor 5
AIDS-Syndrom 118
Akkommodation 4, 20, 22, 23, 55, 109
A-Scan 1, 6, 7
Amotio retinae 80, 82, 111
Amplitudenlinien 6
Aniridie 147
Ankoppelungsmedium 1, 9, 12, 14, 27
Anterior-Cleavage-Syndrom 114
Aphakieglaukom 89
Arteriosklerose 32-34
Atropin 102
Auflösung 1-6, 27, 126
Auflösungsvermögen (s. Auflösung)
AV-Fistel 118

Basaliom 28
Benignität 58, 62, 65, 71, 74
Bildausschnitt 6, 30
Bildaufbau 2
Bildaufbaufrequenz 16, 24
Bindehautaufwerfungen 14, 142
Bindehautmelanose 35
Biometrie 9
Biopsie 32, 33, 41
Blutflussmessung 5
Blutstrombewegung 32
Bowman-Membran 47
Buphthalmus 49, 112, 121
Brimonidine 93
Bruch-Membran 21

Canaliculus lacrimalis 30, 31
Carzinoma in situ 46
Chalazion 28, 29
Cholesterineinlagerung 28
Circulus iridis major 123

Dacryostenose 30
Dacryozele 30
Dacryozystitis 30, 31
Delay (s. auch Sicherheitsabstand) 6, 7, 12, 15
Dermoid 28, 42, 44
Deszemet-Membran (s. auch Hornhaut-Deszemet-Membran) 18, 42, 47, 50, 51
Deszemetolyse 50, 153, 154, 157, 160
Diaphanoskopie 77, 80
Dignität 57, 74, 81
Dilatationsgeschwindigkeit (s. auch Iris-Dilatationsgeschwindigkeit) 93
Dopplersonographie 32
Drainageröhrchen, supraziliar 152, 153
Dunkeladaptation 24
Dystrophie, endothelial (s. auch Hornhaut-Dystrophie) 50
-, granulär (s. auch Hornhaut-Dystrophie) 52

Echomuster 1, 12, 42, 66, 77, 83, 135
Eindringtiefe 2, 3, 4, 27, 31, 39, 42, 43, 47, 52, 69
Ektropium uveae 24, 54, 55, 57, 63, 65, 68
Elliot-Trepanation 159
En-Bloc-Resektion (s. auch Endoresektion) 67, 135, 141
Endoresektion 75, 139-141
Endotheldekompensation (s. auch Hornhautdekompensation) 51, 109, 144, 146, 151, 154, 169
Endotheliopathie 50, 51
Endothelpräzipitate 49, 170
Epikeratophakie 154
Epithelblasen 47, 51
Epithelinvasion / -implantation 56, 71, 131, 133
Epitheliolyse 50
Epithelödem 49, 51
Eximer-Laser-Behandlung 47

Fadengranulom 132
Feldtiefe 4
Fettprolaps 42, 47, 132
Fibrosierung 41
Filterzone 157, 159, 162, 165, 166, 167
Fistel 27, 41, 131, 148, 151, 163
Fokusabstand 2, 4, 6, 7, 15, 21, 22, 62, 69
Fokuslänge 4
Fokuslinie 15

Fokussierung 4
Fornix 42
Fremdkörper 8, 27, 42, 46, 126-128
Fremdkörperreaktion 167
Füllung 41, 56, 72
Fußschalter 6

Gain-Funktion (s. auch Verstärkung) 2, 7, 16, 47
Gas 14
Gates 4, 7, 19, 47, 54, 65, 136, 137
Gelenkarm 5, 9, 11
Gewebestruktur 1, 27
Gewebeverzerrung 17
Gewebsdiagnostik 17
Gewebsverlust 38
Glaskörperadhärenz 21
Glaskörpergrenzmembran 21, 27, 80, 81, 89, 102, 103, 106, 107, 116, 118, 121, 126, 148, 150
Glaskörperinfiltration 115, 143
Glaskörperseparation 36, 82
Glaskörpertraktion 21, 80
Glaukomanfall 51
Goniodygenesie 111
Goniokürettage 157, 158
Gonioskopie 20, 57, 57, 71-74, 76, 84, 110, 122, 123
-, sonographisch 89-93
Grenzflächen 2, 11-13

Hämangiom 27, 65
Handpult 6
Haab-Linien 111
Haarbälge 11, 18, 31, 32
Haptik 147-151
Hautanhangsgebilde 18
Hinterkammer 19
Histiozytom 142
Histologie (s. Histopathologie)
Histopathologie 5, 17, 20, 29, 40-46, 49, 65, 66, 75-79, 84, 138, 142
Hornhaut
-, Bowmann-Schicht 18, 47, 48, 50
-, Deszemetfalten 18, 50
-, Deszemet-Membran 18, 42, 47, 49, 50, 51
-, Endothelzelllage 18, 49
-, Epithel (s. auch Epithel) 18, 47, 48
-, Stroma 18, 49, 51
Hornhautdekompensation 51, 109, 144, 146, 151, 154, 169
Hornhautdicke 19, 50, 51
Hornhautdystrophie 50-52
Hornhautnarben 47
Hornhautödem 111, 112, 122, 154, 155, 163
Hornhautquellung (s. auch Hornhautödem) 154, 155
Hyperkeratose 28, 46
Hyphäma 119, 120
Hyposphagma 39, 40
Hypotonie 52, 71, 83, 115, 117, 123, 131, 142-146

Immersion 10
Immunglobulin-A-Nephropathie 118
Impedanzsprung 1, 2, 18, 21, 47, 128, 147, 170
Impedanzwechsel (s. Impedanzsprung)
Implantate 50
Impulsdauer 1, 4
Infiltration 5, 15, 21, 27, 28, 30, 32, 43, 54, 62, 68, 71, 74, 76, 77, 81, 83, 136-138
Intraokulare Kontaktlinse 147
Intraokularlinsen 98, 100, 146-151
-, Implantation 20
-, Acryl 147
-, PMMA 19, 147
-, Silikon 147, 149
Iridektomie 49, 51, 70, 94, 95, 96, 97, 99, 101-103, 105-107, 109, 111, 132, 159, 164
Iridenkleisis 160
Iridodialyse 120, 122, 123, 124
Iridodonesis 124
Iridokornealer Kontakt (s. auch Iris-Hornhaut-Kontakt) 93, 97, 101
Iridotomie 94, 108, 146, 157, 158
Iridozyklitis 115, 117, 118
Iris
-, Dilatationsgeschwindigkeit 93
-, Hornhaut-Kontakt 93, 97, 101
-, Linsen-Kontaktstrecke 24, 65, 68, 90, 94, 95, 109-111
-, Linsen-Winkel 90
-, Retraktionssyndrom 118
-, Ziliarkörper-Strecke 90, 93
-, Zonula-Strecke 90
Irisadenom 65
Irisansatz 20, 23, 24, 93, 97, 110, 111, 112, 113, 114
Irisbasis 22-24, 53, 60, 65, 73, 75, 80, 95, 99, 106, 108, 113, 122, 140, 166
Irisblendlinsen 147
Irisbombata 98
Irisdiaphragma 84, 96, 97, 103, 147
Irisdicke 24, 54-59, 63, 64, 66, 90, 95, 110, 113
Irisinkarzeration 131
Iriskonkavität 55, 90, 91, 109, 110, 111
Iriskonvexität 17, 23, 53, 54, 57, 58, 63, 68, 91, 93, 94, 96-98, 100, 107, 127
Irismelanome (s. auch Melanome) 5, 54, 55, 65-68, 75, 139, 140
Irisnävus 17, 53-60, 63, 68
-, aufgelagerte Plaques 59, 60
-, diffus 63
-, oberflächlich 60-62
-, schrumpfend 64-65
-, spindelzellig 65
Irisneoplasien 53, 66-68
Irissektorresektion 5, 135, 139
Irisvarix 55
Iriszyste 14, 16, 56
Iritis 69

Kammerwinkeleinriß 122, 123
Kammmerwinkelöffnungsfläche (s. Kammerwinkel-
 tiefenfläche) 20, 92
Kammerwinkelöffnungsstrecke 71, 90-92
Kammerwinkeltiefenfläche 20, 92
Kalzifizierung 8, 27, 34, 35, 52, 54, 74
Kapsel 36, 39, 40, 84
Kapselphimose 144
Karposi-Sarkom 42
Karunkeltumor 43
Karzinom 42
Katarakt 69, 115
Kataraktextraktion / - operation 70, 98, 100, 104,
 119, 131, 141, 144-146, 149, 150
Keratitis 49
Keratokonus 48, 51
Keratoplastik 40, 50, 52, 155, 156, 157
Keratektomie, photorefraktiv 154
Keratotomie 154
Kontaktgel (s. auch Ultraschallgel) 9-13, 27, 31, 38
Kontaktlinse 11, 12, 50
Kontaktmedium (s. Ankoppelungsmedium)
 1, 9, 12, 14, 27
kontraktile Gewebe 16, 54, 127
Kontraktionsgeschwindigkeit (s. auch Iris-Kon-
 traktionsgeschwindigkeit) 93
Kontrastmittel 30
Kontrastverstärkung 8
Kryokoagulation 135, 136, 143
Kutis 18, 28, 29, 31, 119

Laserkoagulation 118, 135, 136
Leakage (s. auch Fistel) 27, 41, 131, 148, 151, 163
Leiomyom 65
Lidhämatom 124
Lidheber 18, 28
Lidphlegmone 29
Ligamentum pectinatum 111
Limbus 18-20, 44, 45, 48, 50
Linsenbügel (s. auch Haptik) 147-151
Linsenchirurgie 51
Linsensubluxation 125, 126, 149
Linsentrübung (s. Katarakt) 115
Luftartefakte 11, 12, 28, 32, 39, 150
Lymphom
-, Bindehaut 41, 42
-, Aderhaut 85

M. ciliaris 20, 22
M. dilatator pupillae 20
M. levator 18
- aponeurose 28, 30
M. sphincter pupillae 20, 24, 63, 96
M. tarsalis 18
Malignität 45, 66-68, 71, 74, 78
Marfan-Syndrom 69
Melanom
-, Aderhaut 39, 79, 84, 85, 134
-, Bindehaut 42, 43, 44
-, Ziliarkörper 15, 42, 75, 77-79, 140

-, Iris 5, 54, 55, 65-68, 75, 139, 140
Menüleiste 6
Messpunkte (s. auch Gates) 4, 7, 19, 47, 54, 65, 136,
 137
Metastasierung 67
Methylzellulose 12, 27
Miosis 17, 57, 60, 96, 115, 139
-, standardisiert 53, 54, 57, 60, 63
Miotika 24, 96, 98, 99, 100, 102, 106, 109
Molteno-Röhrchen 152
Morbus Horton 32, 33, 34
Muskelansatz 21, 22, 35, 82
Mydriasis 17, 20, 71, 74, 94, 98, 106, 108, 117, 127, 151
Mydriatika 100

Nävus (s. auch Bindehautnävus, Irisnävus)
 17, 42-45, 53-60, 59, 60
Nanophthalmus 102, 105, 108, 118, 119, 166
Nekrosen 42, 44, 54, 55, 66, 71, 78
Netzhautlochbildung 80
Neurofibrom 66

Oberflächenanästhesie 27
Opazität 47
Oradialyse 80, 124
Ora serrata 5, 80, 81
Orbitafettloge 18
Orbitaseptum 18, 29
Ortsauflösung (s. auch Auflösung) 1-6, 27, 126

Pachymetrie 19, 50
Papillom 28
Parazentese 14
PCX-Format 3
PEX-Syndrom 69, 148, 157
Perforansgefäß (s. auch V. Perforans) 15, 20, 34, 35,
 136
Peters-Anomalie 114
Phakodonesis 124
Piezoelektrischer Kristall 1, 3
Pigmentierung 34
Pilokarpin 17, 53, 54, 60, 93
Pingueculae 39, 40
Plica 41, 42
- nävus 43
Plicatumor 46
präseptaler Oberlidanteil 18, 29
Presbyopie 4
proliverative (Vitreo-) Retinopathie 80, 82, 168
Provokationstestung 89
Prozessor 2
Pseudozysten 80, 82
Pterygium 48, 52
Ptosis 30
Pupillengröße / -weite 16, 20, 24, 57

Radiatio 134, 135, 137, 138, 141
Real-time-Verfahren 1, 10
Reflektion 1, 11
Reflektionsamplitude 4

Reflexivitätsunterschied (s. Impendanzsprung) 18, 19
refraktive Chirurgie 51
Retentionszyste 27
Retinoschisis 80, 81
retrokorneale Membran 155, 167, 170
rheumatoide Arthritis 39
Riesenzellen 33
ROP 80
Rubeosis 55, 109, 170

Satellitenbildung 54, 67, 71
Scanning-Elektronenmikroskopie 19
Schallabschwächung 2, 7, 11-13, 16, 27, 31, 42, 43, 70, 77
Schallauslöschung 13, 42, 44, 167
Schallgeschwindigkeit 1, 8
Schallfeld, fokussiert 4
Schallkopf 1-16, 20, 21, 27, 47, 54
Schallkopfkerbe 10-12
Schallkopfmotor 3, 13
Schallleitfähigkeit 1, 2, 8
Schallloch (s. auch Schlagschatten) 2, 13
Schallschatten (s. auch Schlagschatten) 2, 8
Schallstrahl 4, 75
Schallwellen 1, 6
Schallwiderstand 4
Schlagschatten 2, 8, 13, 14, 17, 27, 28, 30, 34, 42, 52, 54, 75
Schlemm-Kanal 20
Schokoladenzyste 27, 28
Schwalbe-Linie 20
schwere Flüssigkeit 170
seborroische Keratose 28
Sicherheitsabstand, zeitlich 6, 7, 11, 15
Sicherheitslaufstopp 11
Sickerkissen (s. auch Filterzone) 157, 159, 162, -167
Siderose 128
Silikonöl 14, 139, 141, 167, 168, 170
Skleraauflockerung 37, 38
Skleradicke 34, 35, 37, 75
Sklerainfiltration 36, 37, 133
Sklera-Iris-Winkel 90
Sklerastaphylom 42
Skleraverdünung 34, 38, 39
Sklera-Ziliarkörper-Winkel 90, 94
Skleralsporn 3, 5, 20, 22, 24, 65, 67, 71, 80, 90-92, 94, 99, 102, 110, 111, 119, 123, 143, 150
Skleritis posterior 118
Sklerotomie 131, 168
Sphärophakie 69, 70, 95
standardisierte Pupillenweite 16, 54, 57
Staphylom 39
Stenose, arteriell 33
Strahlendivergenz 13
Strahlentherapie (s. Radiatio) 70, 77, 85, 132, 134, 135
Strahlenquelle, kohärent 4
Streustrahlung 1, 2
Sturge-Weber-Glaukom 118

subkutanes Gewebe 18, 28
subretinaler Raum 34
Sulcus ciliaris 20, 23, 99, 100, 104, 106, 107, 109
- scleralis 20, 90
Suturelysis 162
Symblepharon 46
Synechien 49, 50, 55, 94, 98, 109, 120, 121, 147, 155, 156

Tarsus 18, 28, 42
Tenonzyste 157, 160, 162, 165
TGC-Schaltung (Time-Gain-Control) 2, 7
Topographie 51
Toxocariasis 80
Trabekel-Iris-Winkel 90
Trabekelschädigung 120
Trabekel-Ziliarkörperstrecke 71, 90
Tränendrüse 30
Tränendrüsenprolaps 12
Tränenwegsverschluß 30
Transferfunktion 7
Transplantatdekompensation 155
Transplantatversagen 154
Trichter (s. auch Untersuchungstrichter) 9-11, 14, 21, 27, 39, 47, 80, 83, 142
Tumorform 54
Tumorlokalisation 54
Tumornekrosen 42, 44, 54, 55, 66, 71, 78
Tumorsatelliten 54, 67, 71

Überstrahlung 16, 47
Ultraschall-B-Bild 1
Ultraschall-Biomikroskopie
-, qualitativ 8
-, quantitativ 4, 8
Ultraschall, konventionell 3, 10, 81, 126, 132
Ultraschallfrequenz 2-5
Ultraschallgel 9-13, 27, 31, 38
Ultraschallgeschwingigkeit 8, 51
Ultraschallsignalabschwächung 7, 12, 34, 36, 39
Ultraschallsignalschädigung 9
Ultraschallsignalverstärkung 7
Umwidmung 1
Untersuchungsmedium 13
Untersuchungsposition 11, 13
Untersuchungstrichter 9-11, 14, 21, 27, 39, 47, 80, 83, 142
Untersuchungswinkel 8

V. perforans (s. auch Perforansgefäß) 15, 20, 34, 35, 136
Vasa privata 42, 45, 54, 71
Verbundnävus 40
Verkippung 8
Verstärkung 2, 7, 16, 47
Verzerrungen 13, 14
Video, UBM 93
Videomonitor 1
Videoprinter 3
Videorecorder, VCR 3

Videosequenzanalyse 22
Vis-a-tergo 150
Vitrektomie 104-106, 117, 131, 139, 141, 167-170
Vogt-Koyanagi-Harada-Syndrom 118
Vorderkammertiefe 8, 19, 69, 90, 93, 96, 97, 108, 110, 119
Vorlaufstrecke 9

Warnton 6
Weill-Marchesani-Syndrom 70, 113
Wiederholungsechos 8, 10, 13, 14, 18, 29, 47, 52, 70, 128, 147, 170
Wundprobleme 131

Xanthelasmen 28
Xanthogranulom 65

Ziliarkörperband 22
Ziliarkörper
-, Linsenäquator-Distanz 69
-, Sklera-Distanz 144
Ziliarkörperabhebung 143, 144, 168
Ziliarkörperatrophie 39, 116, 117, 143, 146
Ziliarkörperentzündung 143
Ziliarkörpermelanom 15, 42, 75, 77-79, 140
Ziliarkörperrefixation 145
Ziliarkörpertraktion 144, 167
Ziliarkörperzyste 14, 71-74, 84
Ziliarmuskelfläche 71
ziliolentikulärer Block 95, 101
Zonula 19-22, 69, 89, 100, 103, 106, 109, 125, 126, 165
Zonulolyse 124
zyklitische Membranen 146
Zyklodialyse 122, 123, 124, 125, 157
Zyklophotokoagulation 159
Zykloplegika 100, 102
Zyste 27, 28, 30
-, Bindehaut 41
-, Iris 14, 16, 56
-, Ziliarkörper 14, 71-74, 84

If you have any concerns about our products,
you can contact us on
ProductSafety@springernature.com

In case Publisher is established outside the EU,
the EU authorized representative is:
**Springer Nature Customer Service Center GmbH
Europaplatz 3, 69115 Heidelberg, Germany**

Printed by Libri Plureos GmbH
in Hamburg, Germany